U0288014

本书由国家中医药管理局第五批全国中医临床优秀
人才研修项目、河南省中医药科学研究专项课题资助

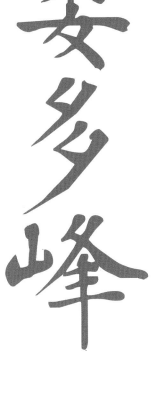

娄多峰

论治风湿病

第2版

娄玉铃 娄高峰 李满意 编著

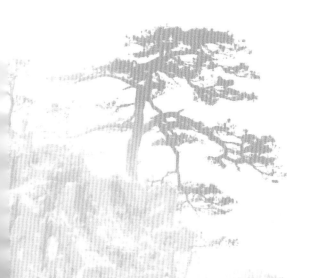

人民卫生出版社
·北京·

图书在版编目（CIP）数据

娄多峰论治风湿病 / 娄玉钤，娄高峰，李满意编著.
2版. -- 北京：人民卫生出版社，2025. 3. -- ISBN
978-7-117-37760-7

Ⅰ. R259. 932. 1

中国国家版本馆 CIP 数据核字第 2025ZE2375 号

| 人卫智网 | www.ipmph.com | 医学教育、学术、考试、健康，购书智慧智能综合服务平台 |
| 人卫官网 | www.pmph.com | 人卫官方资讯发布平台 |

娄多峰论治风湿病
Lou Duofeng Lunzhi Fengshibing
第 2 版

编　　著：娄玉钤　娄高峰　李满意
出版发行：人民卫生出版社（中继线 010-59780011）
地　　址：北京市朝阳区潘家园南里 19 号
邮　　编：100021
E - mail：pmph @ pmph.com
购书热线：010-59787592　010-59787584　010-65264830
印　　刷：北京汇林印务有限公司
经　　销：新华书店
开　　本：710×1000　1/16　印张：15　插页：8
字　　数：253 千字
版　　次：2007 年 3 月第 1 版　2025 年 3 月第 2 版
印　　次：2025 年 4 月第 1 次印刷
标准书号：ISBN 978-7-117-37760-7
定　　价：62.00 元

打击盗版举报电话：**010-59787491**　E-mail：**WQ @ pmph.com**
质量问题联系电话：**010-59787234**　E-mail：**zhiliang @ pmph.com**
数字融合服务电话：**4001118166**　E-mail：**zengzhi @ pmph.com**

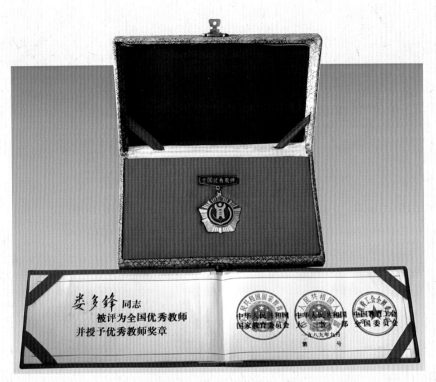

娄多峰教授被评为"全国优秀教师"

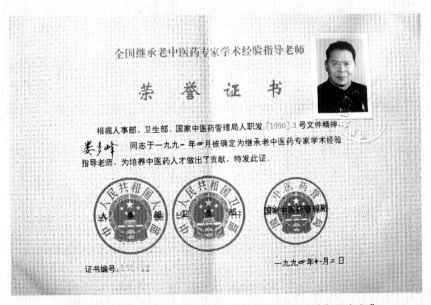

娄多峰教授被评为"全国继承老中医药专家学术经验指导老师"

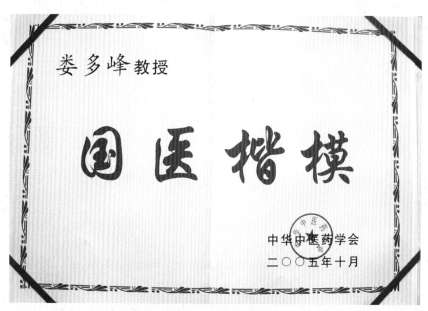

娄多峰教授被授予"国医楷模"称号

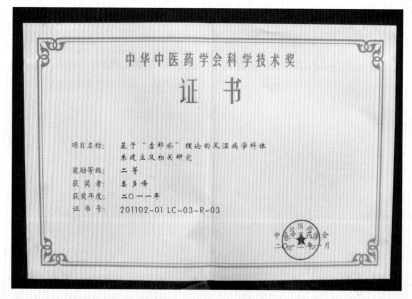

娄多峰教授主持的"基于'虚邪瘀'理论的风湿病学科体系建立及相关研究"荣获
中华中医药学会科学技术奖二等奖

娄多峰教授被授予"河南省中医风湿病学术最高成就奖"

"河南娄氏风湿病学术流派"被评为河南省首批优质中医学术流派

内容提要

本书共 5 篇。学术思想篇、医案精选篇、独特医疗技术篇由娄多峰教授的学术经验继承人整理而成,全面而客观地介绍了娄老在中医风湿病方面的理论建树、治疗思路、成功案例与分析及内外用经验方等。精辟医论篇和巧趣医话篇均为娄老提出,经本书编者编次并修润而成。

娄多峰教授研究风湿病 70 余年,临床经验丰富,理论自成体系,治疗效果突出,为现代著名风湿病专家。本书内容丰富,实用性强,可为风湿病专业人员提供很好的临床参考。

娄多峰简介

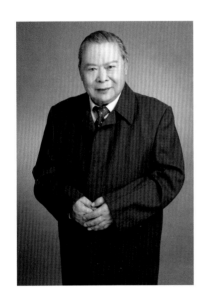

娄多峰(1929—2021)，河南省原阳县祝楼村人。教授，主任医师，河南风湿病医院创始人，名誉院长，《风湿病与关节炎》杂志原主编，享受国务院政府特殊津贴专家，首批全国老中医药专家学术经验继承工作指导老师。河南娄氏风湿病学术流派第三代代表性传承人，郑州市非物质文化遗产"娄氏中医风湿病疗法"第三代代表性传承人。中华中医药学会终身理事，世界中医药学会联合会风湿病专业委员会顾问，中华中医药学会风湿病分会顾问，中国中西医结合学会风湿类疾病专业委员会顾问。

娄多峰出身于中医世家，自幼随祖父娄宗海习医，曾任原阳县七区医联会主席，原阳县人民医院院长。1961年洛阳平乐正骨学院毕业后，分配至河南中医学院（现河南中医药大学）从事医疗、教学与科研工作，历任外伤科主任、骨伤系主任、类风湿病研究所所长等职。在长达70余年的中医临床、教学与科研生涯中，娄多峰对中医风湿病的治疗进行了深入研究，逐渐形成了以"虚邪瘀"理论为基础的风湿病学术思想,这一理论对现代中医风湿病学的发展产生了深远影响。他不仅在临床上取得了显著疗效,还致力于风湿病的科研和教学工作,创立的中医风湿病"虚邪瘀学说"被纳入全国中医药教材,著有中医风湿病专著《痹证治验》,主编和协编教材多部,并开发出"寒痹停片""消伤痛搽剂"等一系列治疗风湿病的新药。

娄多峰主持的"痹苦乃停和痹隆清安治疗顽痹"研究荣获国家中医管理局(现国家中医药管理局)颁发的 1986 年度全国(部级)中医药重大科技成果奖乙级奖。1989 年被国家教育委员会、人事部、中国教育工会全国委员会评为"全国优秀教师",1991 年被河南省中医管理局评为"河南省中医药优秀科研工作者",1997 年被河南省卫生厅、河南省中医管理局授予中医事业发展"特别贡献奖",2005 年被中华中医药学会授予"国医楷模"称号,2006 年被授予"中华中医药学会首届中医药传承特别贡献奖",2008 年被中国中西医结合学会风湿病专业委员会授予"推动风湿病学术发展特别贡献奖",2015 年被河南省中医药学会授予"河南省中医风湿病学术最高成就奖"。

娄多峰毕生致力于推动中医风湿病学科的建设和发展,在临床实践、理论突破、科学研究、学科建设、人才培养等方面取得了非凡成就。他坚持德术并进、努力贡献、传承发展的理念,为新时代中医药人才的培养和中医药事业的繁荣发展提供了重要启示。

前言

中医风湿病（即痹证）是一类以肢体疼痛为主要表现的常见病、疑难病。就现今研究结果看，大体与西医风湿病概念类同。其病因病机复杂，临床呈多学科、边缘性表现，给诊断与治疗带来困难。随着社会的进步，人们对健康要求的提高，风湿病在人类疾病谱中的位置显得越来越重要，越来越引起国内外医学家们的重视，尤其近年来已成为医学界研究的热门，并取得可喜成果。然而这类严重威胁人类健康的疾病，仍有很多问题令医学界感到棘手。人们一直在寻找行之有效又无毒副作用的治疗方法，中医药以其独特的优势而备受青睐。

业师娄多峰教授，在其祖父娄宗海启蒙、教诲下，自幼熟读医典，承袭家传诊疗内儿温病医技；17岁独立应诊，名噪乡里；32岁从洛阳平乐正骨学院毕业，得平乐郭氏正骨真传；后在河南中医学院从事骨伤、风湿病临床与教学工作。读经典、拜名师、早临床，使之成为一代名医；全科临证，撷百科之长，由博而专，使之打破了以内科研究风湿病的传统思维模式，结合骨伤、解剖等多学科理论，从不同角度展开对中医风湿病的深入研究。在中医风湿病领域创立"风湿病虚邪瘀理论"，包括风湿病"虚邪瘀"病因病机和风湿病"虚邪瘀"辨证，总结出部分治疗顽固性风湿病的有效方药和康复、调摄方法，形成了一套理法方药完备的中医风湿病诊疗体系，是中医风湿病学科的重要奠基人。

本书作者先后入选全国老中医药专家学术经验继承工作继承人、全国中医临床优秀人才研修项目，跟业师习医做人。在"读经典，做临床，跟名师"的研修过程中，再参师襄诊，更有新识。2007年在业师指导下，对其临床医案、学术思想进行整理，出版《娄多峰论治风湿病》。转眼之间，已近20年，业师亦已离开我们4年。为缅怀业师，进一步传承其学术思想，启迪后人，遂将本书再版。再版内容又充实了业师的一些医论医话、医案和治疗方法。

由于水平有限，学艺不精，书中内容未必能全面、准确地反映业师学术思想，难免有错误和不足之处，敬请同仁及广大读者批评指正。

娄玉钤　娄高峰　李满意
2025 年 1 月于郑州

目录

| 巧趣医话篇 |

| 医案精选篇 |

| 独特医疗技术篇 |

学术思想篇

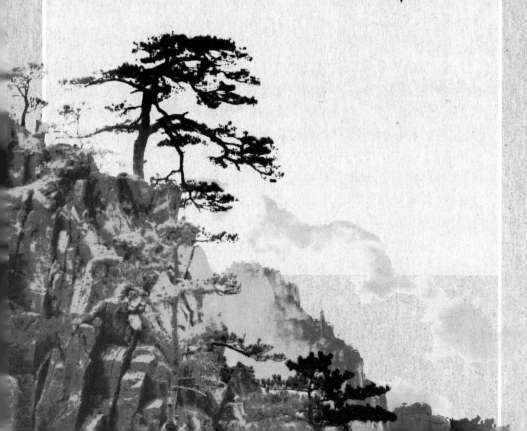

业师娄多峰教授,幼年承袭内科、温热杂证诊疗家技;而立之年得正骨真传;后长期从事骨伤科临床与教学工作,重点研究风湿骨病,对内外妇儿杂证也有涉猎。其勤求古训,博采诸家百科,结合多年诊疗风湿病经验,认真探索,临证揣摩,创立虚邪瘀(痰)说,提出虚邪瘀(痰)辨证,从而逐渐形成自己独具特色的中医风湿病理论体系。

立虚邪瘀(痰)说

业师认为,虚邪瘀(痰)三者是风湿病的三大致病因素,在风湿病病理演变中起着主导作用。临床以虚邪瘀(痰)阐释风湿病的病因、病机,可执简驭繁,把握本质;循虚邪瘀(痰)选药组方治疗风湿病,能得心应手,无失法度。因之创立了风湿病"虚邪瘀学说",其包含虚邪瘀(痰)病因说与虚邪瘀(痰)病理说。

一、虚邪瘀(痰)病因说

虚邪瘀(痰)作为风湿病三大致病因素,其可由许多具体原因所致,这些具体原因,直接或间接地成为风湿病的病因。

(一)虚

虚,即正气亏虚。正气以精气血津液物质及脏腑经络组织的功能活动为基础。因此,虚是人体精气血津液物质不足及脏腑经络组织功能失调低下的概括。就风湿病而言,导致虚的因素主要有以下几种:

1. 禀赋不足 临床上类风湿关节炎、强直性脊柱炎,遗传倾向分别占患者的 3% ~ 10% 和 30% 左右,系统性红斑狼疮有明显的家族聚集倾向,这些都提示风湿病的病因与禀赋不足有关。禀赋不足表现为营卫、气血不足,脏腑经络组织功能低下。以脏腑言,肾虚较为突出,符合"肾为先天之本"说。

2. 劳逸过度 即劳累过度或安逸过度。

(1)劳累过度:有劳力、劳神、劳精过度。劳力过度,主要伤及营卫气血,多见脾、肺、肝亏虚。劳神过度,即思虑过度。如"气痹者,愁忧思喜怒过多,则气结于上,久而不消则伤肺,肺伤则生气渐衰……注于下,则腰脚重而不能行"(《中藏经·五痹》)。思虑过度,气机郁结,脾失健运,痰浊内生;恚怒伤肝,肝郁气滞,气滞血瘀,痰瘀互结,也可致风湿病。劳精过度,主要由房劳过度引起,临床上以腰、膝痹较为多见。劳精男女皆可得之。老年易患风湿病,与少壮房劳有关。

(2)安逸过度:"久卧伤气,久坐伤肉"(《素问·宣明五气》)。若长期过逸(不劳动,不锻炼),易使脾胃功能减弱,气血运动迟缓,导致气血亏虚,五体失养,筋骨脆弱;还可使痰浊瘀血内生,脉络阻滞。此时若受风邪侵袭,极易引发本病。

3. 病后、产后 病后,无论患何种疾病,都是机体内外环境平衡失调的反映,病瘥之后,多阴阳未和,正气亏虚,或正虚邪恋,机体防御能力下降,而易感风湿病。产后,主要表现为气血亏虚。因产后而得者,古代医籍多称为"产后身痛"。

当然,正虚还可由饮食失调、外伤等引起。

(二)邪

邪,即邪侵,指外感六淫之邪,侵袭人体。邪侵主要与季节气候异常,居处环境欠佳,起居调摄不慎等因素有关。

1. 季节气候异常 如"六气"发生太过或不及,或非其时而有其气(春天当温反寒,冬天当寒反热),超越了人体的适应和调节能力,而成为六淫,引发风湿病。

2. 居处环境欠佳 主要是指居住在高寒、潮湿地区,或长期在高温、水中、潮湿、寒冷野外等环境中生活工作。业师通过对 3 753 例风湿病患者的病因学调查,发现因居处环境欠佳而得者占 63.5%,在风湿病诸多病因中占重要位置。

3. 起居调摄不慎 即日常生活不注意防护,如睡眠时不着被褥,夜间单衣外出,病后和劳后居处檐下及电扇、空调下受风,汗出入水中,冒雨涉水等。

六淫邪气中,主要责之风寒湿三邪杂至,三邪中尤以寒邪为重。"温度速降因素"是感受寒邪的本质。

(三)瘀(痰)

瘀(痰),即瘀血(痰浊)。此作为风湿病的病因,前人有所提及。如清代王清任《医林改错》有"瘀血致痹说",喻昌《医门法律·中风》曰:"风寒湿三痹之邪,每借人胸中之痰为相援。"但对这些仅泛泛而谈,附和者也鲜。业师进行了较深入的研究,指出瘀血(痰浊)的形成主要与下列因素有关:

1. 七情致瘀 以怒思为多。怒则气逆,思则气结,均可使气机郁滞,气滞血瘀。瘀血既成,阻滞脉络,而发风湿病。

2. **跌仆外伤** 闪挫暴力,引起局部组织经络损伤,血溢脉外,留滞局部,形成瘀血。瘀血不去,新血不生,局部筋脉失养,抗御外邪能力下降,风寒湿邪乘虚而入,导致风湿的发生,如外伤性关节炎。

3. **饮食所伤** 包括暴饮暴食,恣食生冷,过食肥甘,饮酒过度。饮食失节,伤及脾胃,脾不运化,水液失布,聚而为痰,阻滞经络,而发风湿病。

综之,虚邪瘀(痰)病因说,是以虚邪瘀(痰)为纲,对风湿病复杂病因所作的高度概括。言简意赅,揭示了风湿病的病因本质。

二、虚邪瘀(痰)病理说

虚邪瘀(痰)作为风湿病的致病因素,相互作用于机体后,使机体产生不同的病理变化,以此解释风湿病的发病、发展、变化,即形成了娄氏虚邪瘀(痰)病理说。

(一)发病

1. **正虚是发病的内在因素** 在风湿病的发病机制中,一般来说正气亏虚是发病的内因,起决定性作用。当正气亏虚之时,外来风寒湿热之邪才可乘虚侵袭机体,使经络气血闭阻不通,而发为风湿病。在其病机中,正虚有营卫不和、气血亏虚、脏腑虚衰、阴阳失调四种表现形式。

(1)营卫不和:《素问·痹论》曰:"荣者,水谷之精气也,和调于五脏,洒陈于六腑,乃能入于脉也,故循脉上下,贯五脏,络六腑也。卫者,水谷之悍气也,其气慓疾滑利,不能入于脉也,故循皮肤之中,分肉之间,熏于肓膜,散于胸腹,逆其气则病,从其气则愈,不与风寒湿气合,故不为痹。""逆其气"即指破坏了其正常的运行规律和功能,亦即营卫不和。营卫不和,则致腠理疏松,藩篱不固,风寒湿乘虚内袭,正气为邪所阻,不能宣行,气血凝滞,久而成痹。

(2)气血亏虚:气血为人体生命活动的重要物质基础。气血亏虚,机体失于濡养,则抗邪、防御、适应能力低下,外邪乘虚侵及,发为风湿病。正如汉代张机《金匮要略·中风历节病脉证并治》曰:"少阴脉浮而弱,弱则血不足,浮则为风,风血相搏,即疼痛如掣。"当然,就风湿病而言,气血亏虚也必然先见营卫不和。

(3)脏腑虚衰:主要责之脾、肝、肾三脏。脾主肌肉、四肢,为气血生化之源;肝主筋,主藏血;肾主骨,主藏精。风湿病的病位主要在肌肉筋骨。若脾肝肾虚损,则肌肉筋骨失养,风寒湿热之邪乘虚侵入。临床上一脏虚弱,日久往往累及他脏。根据"至虚之处,便是受邪之处"的理论,病邪往往直接深入虚者所主的机体组织或直接犯及内脏,引起五体痹或五脏痹。

(4)阴阳失调：为脏腑、气血、营卫等功能失调的概括。其作为风湿病的发病机制之一，常有阳盛、阴盛、阳虚、阴虚等。阳盛，即阳热亢盛，"气有余便是火""无火不招风"。此易感热邪，或感寒也易化热，病发热痹。相应，阴盛多与外界寒湿之邪相招而成风湿病寒湿证。阳虚必见卫阳虚弱而成风湿病虚寒证；阴虚则阳亢，得病易化热伤津而成风湿病虚热证。

2. **邪侵是发病的重要条件**　正邪是相对的，在强调正虚的同时，也不能否认在一定条件下，邪气致病的重要性，有时甚至起主导作用。如身体强壮之人，长期工作在冷库或高寒地区，尽管正气不虚，也易发风湿病。

3. **"不通"是发病的病理关键**　"不通"，指经络气血运行不利，甚则闭塞不通。一般风湿病初期邪气偏盛：风为六淫之首，风袭肌表，扰乱经气，经气盛满，壅而不通；寒为阴邪，寒气入经而稽迟，涩而不行，客于脉外则血少，客于脉中则气不通；湿为水气所化，其性黏滞，阻遏气机，经脉不通；火（热）为阳邪，充斥经络，或伤津灼阴，脉涩不通。临证往往诸邪"合而为痹"。所以风湿病初起，邪气充斥，经络壅塞，"不通"为病理关键。

（二）发展变化

业师认为，在风湿病发展变化过程中，虚邪瘀（痰）相互搏结，"不通""不荣"并见，为病理关键。其主要有四种形式：

1. **邪随虚转，证分寒热**　风寒湿热邪气侵袭人体，根据患者体质的阴阳盛衰不同，其阳气少，阴气多，与病相益寒也；其热者，阳气多，阴气少，病气胜，阳遭阴，故为热痹。因此，临证常将风湿病分为寒痹、热痹两类。

2. **邪瘀（痰）搏击，"不通"尤甚**　风寒湿热之邪充斥经络，气血运行不畅，久病必瘀血（痰浊）内生。瘀（痰）阻滞经络，壅遏经气，与邪相搏，致使经络气血"不通"尤甚，而见关节疼痛、肿胀加剧，屈伸不利，或成畸形。

3. **因邪致虚，"不通""不荣"并见**　一般来说，既病之后，正气尚能与邪抗争，表现为实证。邪正抗争，正不胜邪，则耗伤正气。如风为阳邪，其性开泄，汗出易耗气伤津；寒为阴邪，阴胜阳病，损伤阳气；湿邪困脾，脾不运化，气血乏源；热性炎上，耗气伤津，灼伤阴液；瘀痰内阻，新血不生，局部失养。综之，实则"脉满"而"不通"；虚则失养而"不荣"，久则"不通""不荣"互见。如慢性风湿病患者，除肢体疼痛、肿胀、屈伸不利等症状外，往往兼见倦乏无力，肌肤干燥，形体消瘦，面色萎黄，或肌萎筋缩。治疗宜攻补兼施，通荣相益，往往较单用祛邪效果要好。

4. **因虚致瘀（痰），交结难解**　风湿病因虚而病，久病不愈，正虚尤加。阳气虚，经脉失温而挛缩，津血不行为瘀（痰）；阴血虚，经脉失濡，血黏不流,为瘀(痰)。正如清代林珮琴《类证治裁·痹症》所言:痹久"必有湿痰败血,瘀滞经络"。终则深入骨骺,交结难解,致人畸残。

在风湿病发展过程中,正因为虚邪瘀相互为患,"不通""不荣"并见,形成恶性循环,而使该病病理错综复杂,变证丛生,缠绵难愈,成为顽症。

创虚邪瘀(痰)辨证

风湿病作为一大类疾病,既然有自身病因病理特点和演变规律,其辨证也应该有规律可循。然而对风湿病的辨证,至今多借用八纲、脏腑、病因、卫气营血辨证等方法。每个医家又因为习惯或认识不同,各有偏重。尚未形成像六经辨证用于伤寒、卫气营血辨证用于温病那样的,适合于风湿病自身规律的辨证方法。随着对风湿病研究的深入,业师提出了虚邪瘀(痰)辨证,并经过临床反复验证,修改补充,渐成雏形,现作为风湿病辨证纲领提出,供大家参考。

一、正虚候

正虚候指以正虚为主的一类风湿病证候,也称"正虚痹"。多见于风湿病经久不愈,因劳反复发作,或年老体弱、产后、久病患痹者。临床辨证以虚寒、虚热为纲,气血阴阳及脏腑亏虚为目。

(一)虚寒证

虚寒证,即正虚痹未有热象者。

1. 营卫不和

症状:肌肉、筋骨、关节疼痛,肌肤麻木不仁;汗出,微恶风寒,或有身热头痛,项背强急,咳嗽痰白,舌质淡,苔薄白,脉浮缓。

病机:营卫不和,开阖失司,络脉郁滞。

治法:调和营卫,解肌通络。方用桂枝汤、桂枝加青藤汤(娄氏经验方)。

2. 气虚

症状:关节肌肉酸痛,活动后加剧,局部肿胀、皮色苍白,或肢体麻木不仁,抬举无力,关节畸形,少气乏力,懒言声低,面色不华,头晕目眩,心悸自汗,纳少,舌淡胖嫩,苔薄白,脉虚弱无力。

病机:气虚不荣,络失温养。

治法:益气健脾,温养经络。方用四君子汤加味,或补中益气汤。

3. 血虚

症状:关节肌肉酸痛,活动后加重,或肢体麻木不仁,筋惕肉瞤,挛缩,肌萎,关节变形,面色萎黄,唇淡,头晕目眩,心悸失眠,女子月经量少,或经闭,舌淡脉细。

病机:血虚感邪,或久痹伤血,经脉失濡。

治法:养血柔筋,通络濡脉。方用当归鸡血藤汤(娄氏经验方)、四物汤。

4. 气血两虚

症状:关节肌肉酸痛无力,活动后加剧,或肢体麻木,筋惕肉瞤,肌肉萎缩,关节变形,少气乏力,自汗,心悸,头晕目眩,面黄少华,舌淡苔薄白,脉细弱。

病机:气血衰少,正虚邪恋,百骸失养。

治法:益气养血,通络祛邪。方用顽痹形羸饮(娄氏经验方)、独活寄生汤,或三痹汤。

5. 阳虚寒凝

症状:肢体关节肌肉筋骨冷痛,肿胀,抬举无力,屈伸不利,局部皮色苍白,四肢欠温,神疲乏力,男子阳痿,女子宫寒诸症,小便频数色白,舌淡苔白,脉沉迟无力。

病机:阳虚寒凝,经脉闭阻。

治法:温阳散寒,通脉宣痹。方用顽痹寒痛饮(娄氏经验方)、阳和汤、附子汤。

6. 脾虚湿阻

症状:肌肉关节酸楚疼痛,沉重,肿胀,肌肤麻木不仁,肌软无力,面色苍黄或浮肿,纳呆,口淡无味,脘腹胀满,大便稀溏。舌淡胖,舌边有齿印,苔白腻,脉沉缓。

病机:脾虚失运,痰湿留滞,闭阻经脉。

治法:益气健脾,除湿蠲痹。方用升阳益气汤。

7. 脾肾阳虚

症状:肢体关节肌肉酸软、冷痛、抬举无力,腰膝部位为甚,活动后疼痛加重,静卧则舒;局部肿胀,畏寒、喜暖喜按,少腹拘急,腹胀便溏,面色淡白虚浮,四肢欠温,小便清长,舌淡胖,苔薄白,脉沉迟无力。

病机:脾肾阳虚,脉失温养,痰湿痹阻。

治法:温补脾肾,壮阳通络。方用消阴来复汤或真武汤。

8. 肝肾阳虚

症状:关节冷痛、肿胀,昼轻夜重,屈伸不利,腰膝酸软无力,足跟疼痛,畏寒喜暖,手足不温,面色苍白,自汗,口淡不渴,毛发脱落或早白,齿松或脱落,面浮肢肿,或小便频数,男子阳痿,女子月经后延量少,舌质淡胖嫩,舌苔白滑,脉沉弦无力。

病机:真阳虚弱,筋骨失养,邪恋脉闭。

治法:温补肝肾,祛风散寒,除湿通络。方用附子汤。

(二)虚热证

虚热证即正虚痹有热象者,临床多以阴虚为主。

1. 燥伤阴津

症状:关节肌肉疼痛拘急,皮肤干燥瘙痒,或麻木不仁,口、鼻、咽、目干涩,大便干结,形体消瘦,或干咳,胸痛,或干呕,舌质红瘦,或红绛而干,无苔或花剥苔,脉细数。

病机:津伤阴亏,经络失濡。

治法:滋阴生津,润燥濡脉。方用一贯煎或清燥救肺汤加减。

2. 阴虚内热

症状:骨节烦痛,昼轻夜重或活动后加重,肌肉酸楚,局部红肿变形,甚则屈伸不利,筋肉挛缩,局部皮肤潮红或黯红,触之微热而痛。伴形体消瘦,长期低热,五心烦热,盗汗,咽痛,口干喜冷饮,头晕耳鸣,双目干涩或目赤齿衄,虚烦不寐,大便干结,舌质红或红绛,舌体瘦小有裂纹、少津,苔少或苔薄黄,脉细数。

病机:阴虚内热,经脉失濡。

治法:滋阴清热,活血通络。方用清骨散、青蒿鳖甲汤或知柏地黄汤加减。

3. 气阴两虚

症状:关节肌肉酸楚疼痛,抬举无力,屈伸不利,局部肿胀,甚则僵硬、变形,筋肉挛缩,皮肤不仁或呈板样,无泽,或见皮肤结节瘀斑。伴形体瘦弱,两颧潮红,倦怠乏力,心悸气短,汗出,眼鼻干燥,口干不欲饮,舌胖质红或有裂纹,苔少或无苔,脉沉细无力或细数无力。

病机:气阴两虚,筋骨失荣。

治法:益气养阴,活血通络。方用生脉散加味。

4. 肝肾阴虚

症状:筋肉关节烦疼,入夜尤甚,肌肤麻木不仁,步履艰难,筋脉拘急,屈伸不利,腰膝酸软无力,日久则关节变形,形体消瘦;或头晕目眩,咽干口燥,耳鸣如蝉,或失眠多梦,健忘,盗汗,五心烦热,两颧潮红。男子遗精,女子月经量少,舌红少苔,脉细数或弦细数。

病机:肾水亏虚,水不涵木,筋脉失养。

治法:滋肾养肝,柔筋通脉。方用滋水清肝饮加减。

5. 阴阳两虚

症状:肢体关节肌肉酸痛,抬举无力,局部肿胀、僵硬或畸形,或筋肉挛缩,不能屈伸,皮肤不仁或呈板样,无泽;伴形体消瘦,潮热盗汗,精神委顿,少气懒言,形寒肢冷,动则发热汗出,心悸,目眩,头晕耳鸣。舌淡而少津,或有齿痕,或光剥,脉微细而数。

病机:阴阳两虚,经脉失养。

治法:扶阳育阴,益肾通络。方用左归丸加减。

二、邪实候

邪实候指以病邪充斥、经脉不通为主的一类风湿病证候,也称"邪实痹"。多见于风湿病初、中期,或发作期。临床辨证以寒热为纲,以六经、卫气营血及脏腑实候为目。

(一)寒证

寒证,即邪实痹而无热象者。

1. 风湿痹阻

症状:肢体关节肌肉游走痛,沉重,肿胀,天气变化加重,恶风不欲去衣被,头痛,恶寒发热,肌肤麻木不仁,或身体微肿,肢体沉重,小便不利,舌质淡红,舌苔薄白或腻,脉浮缓或濡缓。

病机:风湿侵袭,经脉闭阻。

治法:祛风除湿,通络止痛。方用羌活胜湿汤、防风汤,或苏羌达表汤加减。

2. 寒邪痹阻

症状:肢体关节冷痛,遇寒痛剧,得热痛减,局部皮色不红,触之不热,关节屈伸不利,畏风寒,舌质黯,舌苔白,脉弦紧。

病机:寒邪闭阻,凝滞经脉。

治法:祛风散寒,温经通络。方用乌头汤,或桂附姜术汤或麻黄附子细辛汤加味。

3. 湿邪痹阻

症状:肢体关节沉重,肿胀或痛,面垢,身困如裹,纳呆,舌质淡胖,舌苔白腻,脉濡。

病机:湿邪留滞,经脉闭阻。

治法:淡渗利湿,健脾通络。方用薏苡仁汤、防己汤,或海桐皮汤加减。

4. 风寒湿痹阻

症状:肢体关节冷痛沉重,痛处游走不定,局部肿胀,关节屈伸不利,气候剧变则疼痛加剧,遇寒痛增,得温则减,恶风畏寒,舌质淡红或淡黯,苔薄白或白腻,脉浮紧或沉紧。

病机:三气杂至,闭阻经脉。

治法:祛风散寒,利湿通络。方用通痹汤(娄氏经验方),或蠲痹汤加减。

(二)热证

热证,即邪实痹有热象,或寒热错杂者。

1. 风热痹阻

症状:关节、肌肉游走性疼痛,局部灼热红肿,肌肤可见红斑或结节,痛不可触,遇热加重,得冷稍舒,屈伸不利。伴汗出,恶风发热,咽痛、口渴,舌边红、苔黄,脉浮数。

病机:风热侵袭,闭遏经络。

治法:疏散风热,活血通络。方用大秦艽汤,或银翘散加减。

2. 湿热痹阻

症状:关节或肌肉局部红肿、疼痛、重着,触之灼热或有热感,口渴不欲饮,烦闷不安,溲黄,或有发热,舌质红,苔黄腻,脉濡数或滑数。

病机:湿热互结,闭阻经脉。

治法:清热除湿,宣痹通络。方用宣痹汤,或二妙散加味。

3. 风湿热痹阻

症状:关节肌肉游走性疼痛、重着,局部灼热红肿,或有热感,痛不可触,遇热则痛重,得冷稍舒。伴口渴、不欲饮、烦闷不安、溲黄,或有恶风发热,舌红苔黄腻,脉濡数或浮数。

病机:风湿热邪侵袭机体,闭阻经络。

治法:祛风除湿,清热通络。方用加减防己汤,或当归拈痛汤。

4. 热毒痹阻

症状:关节疼痛,灼热红肿,痛不可触,触之发热,得冷则舒,关节屈伸不利,或肌肤出现紫红色斑疹及皮下结节,高热烦渴,心悸,面赤咽痛,溲赤便秘,甚则神昏谵语,舌红或绛,苔黄,脉滑数或弦数。

病机:热毒痹阻,波及营血。

治法:清热解毒,凉血通络。方用清热地黄汤加减。

5. 寒热错杂

症状:肢体关节疼痛、肿胀,自觉局部灼热,关节活动不灵,涉及一个或多个关节,全身畏风恶寒,脉象紧数,舌苔黄白相兼;或关节红肿热痛,伴结节红斑,但局部畏寒,喜热,遇寒痛增,苔黄或白,脉弦或紧或数;或关节冷痛,沉重,局部喜暖,伴身热不扬,口渴喜饮;或肢体关节疼痛较剧,逢寒更甚,局部畏寒喜暖、变形,伸屈不便,伴午后潮热,夜卧盗汗,舌质红,苔薄白;或寒痹症状,但舌苔色黄;或热痹表现,但舌苔色白而厚。

病机:寒热错杂,邪闭经络。

治法:清热除湿,温经散寒。方用桂枝芍药知母汤,或白虎加桂枝汤。

三、瘀血(痰)候

瘀血(痰)候指以瘀血(痰)闭阻为主的一类风湿病证候。辨证时以寒热为纲,瘀血(痰)的成因为目。

(一)寒证

寒证,即瘀血(痰)证未有热象者。

1. 寒凝血瘀

症状:肢体关节肌肉疼痛剧烈,如刀割针刺,逢寒加剧,得热痛减,痛处固定不移,日轻夜重,关节不可屈伸,痛处不红不热,常有冷感,皮色紫,舌质淡有黯瘀斑,苔白,脉弦紧。

病机:寒凝血瘀,脉络闭阻。

治法:活血化瘀,温经散寒。方用身痛逐瘀汤合乌附麻辛桂姜汤。

2. 湿阻血瘀

症状:肢体关节肌肉刺痛,痛处固定,有重着感,肌肤麻木不仁,或患处表现为肿胀,皮色黯,行动不灵便,得热得按则痛可稍缓,舌质黯淡,苔白腻,脉濡缓涩。

病机:湿阻血瘀,经脉闭阻。

治法:除湿化瘀,通络蠲痹。方用桃红四物汤合苏羌达表汤,或湿痹汤加减。

3. 瘀痰胶结

症状:肢体关节肌肉疼痛,关节常为刺痛,痛处不利,甚至关节变形,屈伸不利或僵硬,关节、肌肤色紫黯、肿胀,按之稍硬,有痰核硬结或瘀斑,肢体顽麻,面色黯黧,眼睑浮肿,或胸闷痰多,舌质紫或黯有瘀斑,苔白腻,脉弦涩。

病机:瘀痰胶结,经脉闭阻。

治法:活血行瘀,化痰通络。方用化瘀通痹汤(娄氏经验方),或二陈汤合桃红四物汤加减。

4. 气滞血瘀

症状:肢体关节、肌肉刺痛胀痛,痛处不移,日轻夜重,局部肿胀或有硬结,瘀斑,或身痛某部发冷发热感。精神抑郁,性急躁,头痛,失眠,胸胁胀痛,善太息,舌质黯紫,或有瘀点,脉弦或涩。

病机:气滞血瘀,经气失和,闭阻筋骨肌肉。

治法:疏肝理气,活血化瘀。方用血府逐瘀汤,或复元活血汤加减。

5. 气虚血瘀

症状:患者肌肉关节刺痛,痛处固定,拒按,往往持久不愈,或局部有硬结、瘀斑,或关节变形,肌肤麻木,甚或肌萎着骨,肌肤无泽,面色黧黑或有斑块,气短乏力,头晕汗出,口干不欲饮,妇女可见闭经、痛经,舌质淡黯有瘀斑或瘀点,脉沉涩或沉细无力。

病机:气虚血瘀,脉络瘀阻。

治法:益气养血,化瘀通络。方用补阳还五汤,或独活寄生汤。

6. 阳虚血瘀

症状:痹证日久不愈,骨节刺痛,关节僵硬变形,冷感明显,筋肉萎缩,肌肤板硬,局部皮色滞黯,面色黯淡无华,形寒肢冷,畏风自汗,弯腰驼背,腰膝酸软,尿多便溏,或五更泄,舌淡嫩黯,脉沉弱涩。

病机:阳虚血瘀,肢节失养,脉痹闭阻。

治法:温阳祛寒,活血通络。方用补肝汤,或附子汤合桃红四物汤。

(二)热证

热证,即瘀血(痰)证见热象者。

1. 瘀热痹阻

症状:关节肿热疼痛呈针刺状,部位固定,肌肤有红黯色斑疹,手足瘀点累累,两手白紫相间,双腿网状青斑,口糜口疮,身热汗出,烦躁多怒,小便短赤,舌红苔黄或有瘀斑,脉弦数或涩数。

病机:瘀血(痰)化热,阻闭经络。

治法:清热凉血,活血散瘀。方用清痹汤(娄氏经验方)。

2. 痰热互结

症状:肢体关节疼痛灼热,局部红肿、拒按,肌肤结节,甚则关节畸形,伴发热,咳喘,烦热胸闷,口苦咽燥,小便短赤,大便结,舌红,苔黄厚腻,脉滑数。

病机:痰热互结,留滞关节,闭阻经脉。

治法:清热化痰,宣通经络。方用宣痹汤加减。

3. 血瘀阴虚

症状:肢体关节肌肉筋骨刺痛,昼轻夜重,关节变形,甚则屈伸不利,筋肉挛缩,局部红、有热感。低热,手足心热,形体消瘦,头晕,目干涩,心胸、胁肋或胃脘部刺痛。舌质黯红,有瘀点或瘀斑,苔少,脉弦细数。

病机:阴虚血瘀,经络闭阻。

治法:活血通络,滋阴清热。方用活络效灵丹合青蒿鳖甲汤,或大黄䗪虫丸化裁。

以上证候分型,针对风湿病一般规律而言,具体某一种风湿病,不可能出现单一证候,或以上所有证候。

临床应根据实际情况,灵活应用。

行杂合以治

杂合以治,即综合治疗。《素问·异法方宜论》曰:"圣人杂合以治,各得其所宜,故治所以异而病皆愈者,得病之情,知治之大体也。"明代张景岳《类经·论治类》释曰:"杂合五方之治而随机应变,则各得其宜矣。"此治疗原则,针对疾病多因素、多属性的特点,综合来自各方面不同的治疗方法,还意味着从整体、全程上把握疾病变化,站在战略高度,把各种具体方法有机地联系起来,进行全面治疗。风湿病是一个范围较广、致病因素多样、病变部位深浅不一、病理属性复杂的疾病,临床用单一疗法,很难取得满意效果,所以要强调杂合以治。业师甚至认为,对这一治疗原则,应提高到与"辨证论治"的同等高度加以重视。

以顽固性风湿病(类风湿关节炎、强直性脊柱炎)为例,严格说杂合以治包括:中药西药、内科外科、内治外治、休息运动、心理物理治疗,等等。彼此之间应相互结合,不可偏废。可以说,以上综合治疗的任何一种方法,都会对该病有一定效果,同时无论任何强有力的治疗方法,也总会对有些患者无效。这正是风湿病强调杂合以治的依据。

当然,杂合以治不是将所有治疗方法,不分青红皂白地用得越多越好,而是要依据病情,综合分析、合理选用,为患者制订出一个"综合治疗方案"。合理的综合治疗方案能使很多目前感到棘手难治的疾病有所好转,至少不亚于单一的所谓的"神效良方"。怎样为患者制订一个合理的杂合以治方案,临床上没有一个固定的模式。还以顽固性风湿病为例,一般来说,在其急性、亚急性期关节明显肿胀、疾病严重时,可选强有力的中药煎剂或配合1～2种抗风湿病西药,并可适当配合一些中药外敷熏洗等外治方法,其目的在于急则治标,尽快控制急性炎性症状,减轻病痛。如果遇到患者出现持续性高热、严重血管炎、内脏损害,应适当给予激素或免疫抑制性治疗和对症治疗。此时要注意休息,减少病变关节活动。当急性、亚急性期炎性症状缓解后,要继续按上法治疗一段时间;此时要注意关节活动,不能将关节长期固定在一个位置上;还可配合理疗、针灸、按摩等。慢性期患者,应选用1～2种中成药和/或中药辨证治疗,重点在于扶助正气,巩固治疗效果,预防急性发作。此期要加强体育锻炼,配合理疗和外用疗法。若此时患者有关节畸形或强直,要注意康复医疗指导,并可考虑手术治疗。缓解期和稳定期患者,重点在于增强体质,增加抗病能力,预防或减少复发。应加强体育锻炼,如练气功、打太极拳等,还可配合中药调补脏腑功能和气血阴阳。

在杂合以治过程中,内服中药治疗,仍不失为主要治疗手段,为中医治疗风湿的精髓。辨证论治是内服中药选方用药的基本原则。在辨证论治的同时,要注意如下用药规律。这些规律又同样可以指导杂合以治,进而更有利于杂合以治方案的制订。

一、攻补兼施

(一)攻邪为主

攻邪为主,即运用攻逐邪气的药物或疗法,以祛除病邪,达到邪去正安的目的。此适于邪盛,正虚尚不明显者。以内服药为例:风盛,祛风为主,选防风、羌活、海风藤;寒盛,散寒为主,选桂枝、川乌、草乌;湿盛,祛湿为主,选防己、苍术、薏苡仁;热盛,选石膏、忍冬藤、败酱草;瘀血,选桃仁、乳香、没药;痰浊,选半夏、芥子、陈皮等。其常用祛邪方剂有羌活胜湿汤、乌头汤、白虎加桂枝汤、清痹汤(娄氏经验方)、化瘀通痹汤(娄氏经验方)。以外治法为例:风盛,用蒸汽疗法;寒盛,用蜡疗、电疗、日光浴;湿盛,用砂疗;热盛,用桃核承气汤外洗等。

(二)补虚为主

补虚为主,即是运用补益正气的药物或其他方法,以扶助正气,增强体质,提高机体抗病能力,达到邪祛正安的目的,以治疗正虚为主的风湿病。风湿病中常见有气虚、血虚、阴虚、阳虚、肝肾虚损、脾胃虚弱证候。以内服药和饮食疗法为例,相应地运用补气、养血、滋阴、温阳、补益肝肾、健脾益胃为主治疗。其中,较常用的补益方剂为补中益气汤、黄芪桂枝五物汤、四物汤、六味地黄汤、左归丸、龟鹿补肾丸等。

运用攻补兼施治则时，除应根据邪正之盛衰消长情况，分清主次，还应根据具体情况采用先补后攻，或先攻后补，或攻补并重治法。一般在发作期，以祛邪为主，静止期以扶正为主。扶正时不可峻补，祛邪时不可过缓。

二、以通为用

通，即宣散邪气，疏通经络。风湿病的基本病机是经络气血闭塞"不通"，在宣通法则指导下，运用相应药物和疗法，使邪气散除，经络通畅，营卫复常，风湿病方能痊愈。临床要根据"不通"的具体病因病机，选用不同的通法。如邪闭：风胜者，用辛散祛风，发汗通络；寒胜者，用辛温散寒通络；湿胜者，用除湿通络；热胜者，用清热通络；痰瘀者，用化痰活血通络。如正虚：气虚者，用益气通络；血虚者，用养血通络；阴虚者，用滋阴柔筋通络；阳虚者，用温阳通络。以外治法为例：熏洗、电疗、运动、牵引、针灸、推拿都是通法。临床忌不问虚实寒热，不加辨证，盲目宣通。正如明代张景岳《景岳全书》言："是以治痹之法，最宜峻补真阴，使血气流行，则寒邪随去。若过用风湿痰滞等药，而再伤阴气，必反增其病矣。"

在运用"通"法时，还应区别病邪痹阻的深浅部位，病程的久暂，正邪的胜衰情况，区别对待。如病初，邪痹肌表经络，病位浅，聚而不凝，用草木藤类药物祛邪宣通，选防风、羌活、桂枝、青风藤、忍冬藤、桑枝；病久，邪痹深入筋骨，病位深，邪与瘀痰胶结者，选虫类及坚果类药物祛邪宣通，如蜂房、全蝎、蜈蚣、水蛭、马钱子。但这些药物多克伐正气，不可过用、久用。在运用时，又应注意佐以理气（如香附、香橼）、活血（如当归、丹参、鸡血藤）之品，效果尤佳。

三、依部选药

主要体现在以下三个方面：

（一）循经选药

多循清代张璐《张氏医通·诸痛门》之说。如："臂痛者，有六道经络，各加引经药乃验……臂臑之前廉痛者属阳明，升麻、白芷、干葛为引经；后廉属太阳，藁本、羌活；外廉属少阳，柴胡、连翘；内廉属厥阴，柴胡、当归；内前廉属太阴，升麻、白芷、葱白；内后廉属少阴，细辛、当归。"又曰："腿痛亦属六经，前廉为阳明，白芷、升麻、干葛为引经；后廉太阳，羌活、防风；外廉少阳，柴胡、羌活；内廉厥阴，青皮、吴茱萸；内前廉太阴，苍术、白芍；内后廉少阴,独活、泽泻。"

（二）循病位上下选药

痹着项背者,用葛根、桂枝、羌活;痹着上肢者,用桂枝、姜黄、威灵仙、白蒺藜、忍冬藤、桑枝;痹着腰背者,用桑寄生、狗脊、独活、熟地黄、杜仲;痹着两胁者,用柴胡、青皮;痹着下肢者,用牛膝、木瓜、五加皮、苍术、防己。

（三）循病位深浅选药

以卫气营血辨证论治为例,卫者病浅,选金银花、连翘、忍冬藤、防风;气者较深,选石膏、知母;营血者更深,选生地黄、牡丹皮、玄参、水牛角等。

此选药原则,符合中医药物归经理论。大量临床资料表明,在辨证施治原则指导下,依部位选药,确能提高治疗效果。现代药理学理论认为,疗效可能与药物吸收后,分布在组织器官内的浓度,以及药物与器官的亲和性等因素有关。

（四）守方变方

守方指谨守病机,用药要专,坚持长期服药;变方指随机应变,用药随证灵活变化。两者是相辅相成,缺一不可的。一般来说,风湿病非急暴之病,多缠绵难愈,病势相对稳定,病理变化,证候演变,一般较慢。因此一旦认准证候,选定方药,多需要较长时间坚持应用,有的甚则数月、数年。在辨证无误的情况下,患者服药治疗大致出现三种转归:即药后症减,药后平平,药后痛增。对前者守方较易;中者守方较难,往往因求救心切而变方;后者守方更难,往往医者和患者均感迷茫,杂药乱投,而后患无穷。

在顽固性风湿病的治疗过程中,为了便于守方,业师积极开展治疗系列中成药及其剂型的开发研究。将有效的经验方,经过筛选、提取、浓缩,制成糖衣片剂、浓缩丸等,此既便于患者守方,长期服用,又保持了药效的稳定性,受到患者的欢迎。

主张守方,不是呆板死守,而是对于药后症减者,针对次要症状,通过成药的相互配伍,或临时配合汤剂,施以食疗、药引。如山药粥、甲鱼汤、生姜汤、白茅根汤、黄酒,进行及时调整。对于药后平平者,若病重药轻,遵守原方,重其剂而用之,集中优势以攻顽克坚,将功效相似的成药、汤剂合用,或在汤剂中加重主药用量。药后痛剧者,若为药力生效,外邪欲透;或突然停用激素等止痛药者,可守方继进,以待佳效。若辨证有误,应及时更药变法,以免犯"虚虚实实"之戒。

重调护预防

调,即调摄,俗称"调养"。护,即护理。

一、调摄

业师主张从如下方面着手:

(一)保持心情怡悦

心情怡悦即精神愉快。《金匮要略》指出:"千般疢难,不越三条。""情志所伤"为其一。人们在认识周围事物或与他人接触的过程中,不可能对任何人、事、物,都无动于衷、冷酷无情,而是表现出相应的情志变化,这是健康的表现。但若外界刺激引起情志太过,则直接损伤内脏,引起气机逆乱,阴阳失调,而发疾病,或使既病者病情加重,不利于治疗和康复。因此保持心情怡悦是预防本病及确保取得疗效的重要环节。告诉患者,要愉快生活,勿过于激动或压抑,善于自我节制,努力学习,积极工作,积极治疗,有一个良好的心理状态,才能取得好的疗效。

(二)坚持身体锻炼

生命在于运动。脾主肌肉四肢,四肢运动,可促进脾胃的消化吸收,使气血化源充足,肌肉、筋骨强健,进而增强体质,提高抗病能力。锻炼的方法很多,可坚持每日练习八段锦、太极拳,或进行快走、慢跑、跳健身操等运动。临证时,还要为患者拟定一个锻炼处方。患者通过活动肢体,使全身气血流畅,体内阴阳平衡,达到增强体质,减少疾病的目的。锻炼要根据个人的身体情况,选择适当的方法。开始活动不要过久过猛,以后逐步有所增加,循序渐进,贵在坚持。锻炼时间春夏宜早,严冬适当推迟。

(三)防范风寒、潮湿

未病之时,要防范风寒、潮湿侵袭,尤其是当身体虚弱时更应注意。天气寒冷时,应随时增添衣服以防风寒;夏日炎热之际,不可睡于风口,或露宿达旦。因为入睡之后,卫阳之气静潜,毛孔开放,风寒湿邪易乘虚而入;不可席地而卧(尤其是水泥地及砖石地),以防寒湿之气侵袭筋骨经脉。新产妇,切忌睡卧当风,如吹电扇、空调。因产后百脉空虚,毛窍开放,易招外邪。

经常同水打交道的人,应在工作完毕之后,立即用干毛巾擦干身体,换上干燥衣服;居处地避免潮湿;床上被褥经常暴晒,以祛潮气;天晴时经常开窗,以通气祛湿。

(四)注意营养

补充营养有利于身体健康。但应根据患者的体质及亏虚等具体情况,辨证施补。素体内热者,不宜服红参、鹿茸;脾胃虚弱,运化乏力者,食银耳会引起脘腹胀闷,食阿胶更使胃中饱胀,饮食不香;胃酸过多者,食牛奶、豆浆后易泛酸胀气,舌苔黏腻;湿阻者,胃脘痞塞,胃呆少纳,不能进补肥甘。

二、护理

在正确治疗风湿病的同时,一定要有恰当的护理相配合,才能取得良好的疗效。对风湿病患者,除做好生活护理、药物护理、辅助治疗护理、并发症护理外,还要做好情志护理、姿态护理、功能锻炼护理。

(一)情志护理

风湿病的病程较长,病情反复,患者的情绪变化更为复杂,如疾病急性发作,或病情严重,行动不便,生活不能自理时,常会感到悲观失望,有的甚至厌世;在疾病好转或病情逐步减轻时,心情愉快,对疾病缺乏正确的认识,又易产生急于求愈、心情急躁、疗效期望值过高等情绪。

风湿病的病程很长,有时患者的子女或爱人,稍稍露出一些厌烦的情绪,即会引起患者的忧郁、怨恨,甚至认为自己已成为家庭的累赘,病情往往随之增剧,亦有为之而产生轻生之念者,这种精神状态严重影响疗效,此时虽有"灵丹妙药"也难满意。因此,对风湿病患者要做好情志护理。指导和帮助患者正确对待疾病,减轻患者心理上的压力,并争取亲属积极配合,以达到预期疗效。

(二)姿态护理(亦称体位护理)

风湿病患者的姿势、体态异常,往往会影响患者今后的活动功能、生活与工作。姿态护理的目的是注意纠正患者不良的姿态、体位,有利于今后恢复健康。

风湿病患者常常采取种种不正确的姿态和体位,以图减轻疼痛。如膝关节屈曲比伸直时疼痛减轻,患者平卧时就在膝窝下垫一小枕头,虽然这样感到舒服,但久而久之,膝关节便固定于屈曲位,不能伸直,行走时变成屈膝或呈鸭步;肘关节因炎症引起疼痛,向内屈曲可以减轻,因之不敢伸直,造成肘关节屈曲挛缩,日久之后,肘关节僵硬固定,刷牙、洗脸动作受限,甚至持筷不能将饭送进口内;有些患者喜坐在沙发之中,晚上喜睡软床垫,最后形成驼背伛偻、肌肉萎缩。因此,在护理时对患者不良的坐、立、站、行走、睡眠姿态均须注意,及时纠正,防止功能受限及畸形。

要注意生理姿态的保持。如为了预防强直性脊柱炎患者脊柱、髋、膝关节发生畸形、僵直,尤其在急性发作时更须注意(因为大多数患者的严重畸形,都是在急性发作时产生和迅速发展的)。一般要求患者站立时应尽量挺胸、收腹和两手叉腰,避免懒散松弛的驼背姿态。坐时尽量挺直腰板,写字时椅子要低,桌子要高,不宜睡太软的床垫。睡眠时忌用高枕,不可只向一侧卧,易引起一侧的髋、膝关节发生挛缩畸形,屈曲不能伸直。卧床时采取俯卧位,可预防驼背和髋、膝关节屈曲畸形。当关节因病理改变或手术难以避免强直的时候,应使关节固定于有利于自理生活的功能位置,例如能用筷子或汤匙自己把饭送到口中,手能抓握,下肢能持杖步行,肩关节有一定程度的外展、前屈、内旋、外旋,这样可以满足日常生活的最低功能,有利于患者生活自理。

(三)功能锻炼护理

风湿病患者进行功能锻炼,目的是通过活动关节,避免出现僵直挛缩,防止肌肉萎缩,恢复关节功能,即"以动防残"。通过锻炼还能促进机体血液循环,改善局部营养状态,振奋精神,加强体质,促进早日康复。

给予风湿病患者必要的休息,可使整个机体及病变关节在一段时间内得到充分休养,减轻因活动引起的疼痛。但是,让风湿病患者长期卧床休息,对疾病利少弊多。另外,只注意药物治疗,而忽略肢体的功能锻炼,往往亦因活动过少而使关节固定于某一位置,最终导致关节畸形、僵直、粘连,给生活、工作带来很大的不便。因此,在风湿病的治疗过程中,将休息与锻炼、静与动密切结合,对病情是有利的。风湿病患者的功能锻炼,切勿操之过急,超过自己的耐受力,要适可而止,量力而行。锻炼的活动量也要逐步增加,循序渐进,切勿一开始活动量过大,这样不仅起不到预期的作用,反而造成筋骨酸痛,体软乏力。如此动静结合,持之以恒地锻炼,方能带来良好效果。

三、预防

对于风湿病的预防,业师主张从三方面入手。

(一)未病先防

本着"正气存内,邪不可干"的思想,主动积极地进行运动锻炼、饮食调养、情志调摄;顺应四时,躲避邪气,注意保暖。通过这些具体措施,内养正气,以提高机体的抗病能力,以避外邪的侵袭,从而预防风湿病的发生。

（二）既病防变

风湿病发生后,由于体内正邪斗争,病情处在不断地变化中。针对疾病发展过程中可能出现的恶化趋势,采取各种有效措施,以阻止或逆转病情,促使其向痊愈的方向转化,此即既病防变。如为了防止风湿病患者致残,在风湿活动期要尽快地控制病情,交代清楚注意事项。早期医疗干预,早期康复治疗,如功能锻炼、体位处理、心理辅导,促进身心功能恢复,防止功能受限。

（三）慢病防残

风湿病大多病程迁延难愈,日久则成"尪痹""大偻""鹤膝"等病证,导致肌肉萎缩、关节变形;或痹病日久,复感于邪,内舍脏腑而致脏腑功能不全,谓之"身残";或病久导致心理障碍,谓之"志残"。所以,对于风湿病而言不仅要早诊断、早治疗,避免风湿病内舍脏腑,还要把预防残疾或减轻残疾程度贯穿于整个治疗过程之中。

防"身残":身残包括肢体残疾、脏腑功能下降等。防身残除以上治疗外,还应包括适当的姿势和运动。另外,重视脏器的损伤,如合并有心、肺、肾等病变,应及时控制;个别患者出现反复发作的虹膜睫状体炎时,应尽早到眼科处理,以防失明。防"志残":多数风湿病患者心理活动丰富,当久病尤其是出现某种身残表现时,更易出现明显的心理反应。严重的心理反应易促使病情发展,造成更严重的后果。因此,对"志残"者应积极进行心理治疗、疏导和康复。总之,在治"身"的同时不忘治"心"。

（四）瘥后防复

风湿病瘥后(初愈)者,往往阴阳未和,正虚邪恋。阴阳未和,即机体阴阳气血营卫虽基本平复,或接近平衡,但极不稳定,稍劳即倦,动辄汗出,乍寒乍热,时或疼痛。正虚邪恋,由于病时饮食减少,精神折磨,消耗增多,病中与瘥后,又需要对机体的恢复,故而正虚;正气亏虚,脏腑气化功能减弱,源于体内代谢的各种内生邪气,留恋不解。正虚邪恋的瘥后病理状态若失于调治,可延续日久,并随时使疾病复发。因此,此时应扶正护卫,加强营养,多晒太阳,调服玉屏风散,以及避免风寒、潮湿,增减衣被。防止瘥后劳复,包括防止劳神、劳力、劳精,防止食复,注意合理施养,谨食油腻肥甘、生冷不易消化之物,注意忌口,避免偏食等。

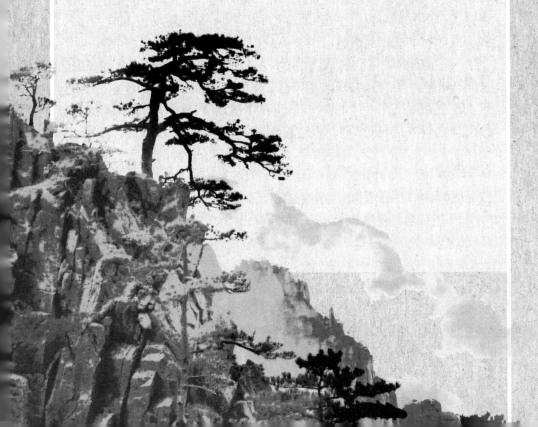

精辟医论篇

"痹"字渊源及"痹"义辨析

一、渊源

"痹"字在中医文献中出现很早。据考原作"畀""腜""踂"。马王堆汉墓出土的我国目前发现最早的古医书《足臂十一脉灸经》中,有"疾畀(痹)"之称,帛书《导引图》称:"引畀(痹)痛。"《张家山汉简》中有:"(病)在身,颜(原作'毅')毅然,□之(缺文),不知(原作'智')人,为痹(原作'踂',根据所述症状,应系《素问·本病论》所说的'卒中''偏痹',即中风)。"〔马继兴.张家山汉简《脉书》中的五种古医籍[J].中医杂志,1990,31(5):44-47〕这些都说明至少在《黄帝内经》成书以前,"痹"字的雏形在医学文献中已经流行,那时已认识到"痹"作为一类疾病,多以疼痛为主要表现。

现今所用"痹"字,最早见于《黄帝内经》。其中《素问》81篇,就有17篇81处;《灵枢经》81篇,亦有25篇90处,出现论"痹"之章节或字句。汉代司马迁《史记·扁鹊仓公列传》有"扁鹊名闻天下……过洛阳,闻周人爱老人,即为耳目痹医"的记载。这些都说明,至少在汉代以前,"痹"字作为医学用词已广泛流行。

"痹"的异体字:①痹,《说文解字》曰:"痹,足气不至也。"五代南唐《说文系传》曰:"今人言久坐则足痹也。"《辞源》该字条曰:"今本《高士传》作'痹'。"②痺,《辞源》"痺"条下注:"痿痹之痹,俗作'痺'。"《辞海》曰:"痺,痹之异体。"可见"痹"字源远流长,为较早的医学文字。

二、含义

"痹"字在中医文献中,含义主要有六。

1. **指病名** 泛指以经络气血不通,或脏腑气机闭塞为病机的多种病证。《素问·痹论》曰:"痹之安生?岐伯对曰:风寒湿三气杂至,合而为痹也。其风气胜者为行痹,寒气胜者为痛痹,湿气胜者为着痹也。"《素问·宣明五气》曰:"五邪所乱,邪入于阳则狂,邪入于阴则痹……"《说文解字》曰:"痹,湿病也。"宋代王贶《全生指迷方》曰:"若始觉肌肉不仁,久而变生他证,病名曰痹。"这里"痹"为名词,指病名而言。

"痹"作为病名,其有广义、狭义之分。①广义:泛指机体为病邪闭阻,而致气血运行不利,或脏气不宣所发生的各种病证。如五体痹、五脏痹、喉痹、食痹、水瘕痹、血痹、孟春痹等。②狭义:即指今所称之"痹病",风湿病。是因风寒湿邪杂合,侵袭人体,闭阻气血,所发生的肢体关节肌肉疼痛、重着、麻木、肿胀、屈伸不利,甚则关节变形,或累及脏腑的一类病证。如五因痹(行痹、痛痹、着痹、热痹、久痹),五体痹(皮痹、肌痹、脉痹、筋痹、骨痹)。"痹"作为"痹病"的名称,一直延至清代。很多医籍设"诸痹门""痹门"专篇讨论。所不同于《黄帝内经》者,后世有将本属"痹"的"身痛""历节病""肩凝症"及"痛风"等内容,从"痹"中分出,另作一类病证讨论。

2. **指体质** 《素问·逆调论》曰:"人身非衣寒也,中非有寒气也,寒从中生者何? 岐伯曰:是人多痹气也,阳气少,阴气多,故身寒如从水中出。"此所谓"痹气",就是指阳气少、阴气多的寒盛体质,这种体质的人具有易于罹患痹病的潜在倾向性。

3. **指症状** 《灵枢·经脉》曰:"喉痹,卒喑。"指喉不能发声的症状。清代《医学心悟·喉痹》曰:"痹者,痛也。"指疼痛之症状。明代《普济方·脚痹》曰:"夫脚气痹弱者,荣卫俱虚也。《黄帝内经》云,荣气虚则不仁,卫气虚则不用,荣卫俱虚,故不仁不用,其状令人痹不知痛,弱不能举。"此指麻痹、麻木不仁的症状。又如耳痹指听不到声音,目痹指看不到物体的症状,等等。

4. **指服药后的感觉** 《金匮要略·痓湿暍病脉证治》白术附子汤方后曰:"分温三服,一服觉身痹,半日许再服。"《诸病源候论》寒食散服法云:"药力行者,当小痹。"这里的"身痹""小痹"均指服药后药力窜通的"苏苏"感。

5. **指病因病机** 《素问·痹论》曰:"痹在于骨则重,在于脉则血凝而不流,在于筋则屈不伸,在于肉则不仁,在于皮则寒。"《中藏经·论痹》亦曰:"五脏六腑,感于邪气,乱于真气,闭而不仁,故曰痹。"《景岳全书·杂证谟·风痹》曰:"盖痹者,闭也,以血气为邪所闭,不得通行而病也。"郑玄《易经通注》称:"痹,气不达为病。"明代秦景明《症因脉治·痹证论》曰:"痹者,闭也,经络闭塞,麻痹不仁,或攻注作疼,或凝结关节,或重着难移,手足偏废,故名曰'痹'。"清代高学山《高注金匮要略·血痹虚劳病脉证并治》曰:"痹者,卑也,着也。正气卑弱,而血液有沉着之象,故曰痹。"由此可知,这里的"痹"指风寒湿邪侵袭机体,脏腑经脉气血闭阻不通这一病理机制。

6. **指病程或心理状态** 明代马莳《黄帝内经素问注证发微》曰:"痹者,卑也,有病则日降日深之义,又有不得自如之义,故曰痹。"这里前者指病程长久,后者指心理状态。

综上所述,"痹"之含义较为丰富,在不同语言环境中,其含义不尽相同。它既可表示为某一病名(证)、某一症状、某一感觉,也可表示痹之病机、体质等。而其本义指病名,属名词,其他则为引申义。

中医有关"风湿病"的名称

一、痹证与痹病

痹证,原作"痹症",见明代徐彦纯《玉机微义·痹症门》,即指狭义之"痹",如《玉机微义·痹症门》曰:"痹,感风寒湿之气则阴受之,为病多重痛沉着,患者易得难去。"清代林珮琴《类证治裁·痹证》曰:"诸痹,风寒湿三气杂合,而犯其经络之阴也……或肌肉麻顽,或肢节挛急……或偏身走注疼痛。"近代均称为"痹证",以区别症状之"症"与证候之"证"的不同,认为以病证名之,应该用"证"字。如《医林改错》中指出:"凡肩痛、臂痛、腰疼、腿疼,或周身疼痛,总名曰痹证。"痹证的提出使"痹"作为病名有了进一步发展,接近现今的命名。此称目前也在使用,如《中医内科学》《痹证通论》《痹证治验》等,均称"痹证"。

痹病一词,首见于宋代窦材《扁鹊心书·痹病》。其曰:"风寒湿气合而为痹,走注疼痛,或臂腰足膝拘挛,两肘牵急,乃寒邪凑于分肉之间也。方书谓之白虎历节风……痹者,气血凝闭而不行,留滞于五脏之外,合而为病。"此称谓自宋代以后的医书中很少见到,而渐被"痹证"所代替。这种情况的产生,主要和中医学发展史上,宋代以后辨病被辨证所取代有关。其原因一是长期战乱,人民生活极端困苦,疾病丛生,原有病名不能完全包括当时的疾病,单纯辨病已不能满足诊断的需要。在治疗上,"古方不能尽治今病"的见解,已成为多数医学家的共识。二是以金元四大家为代表的医学家均极力提倡辨证,反对机械地套用《太平惠民和剂局方》和滥用辛燥药物等不良风气,提倡革新。这些思想渐为医学界所接受,也促使中医病名诊断被忽视,故本应为"病"者,也冠之以"证"。近年来,一些专家建议把"痹证"改称为"痹病",并于1985年第三次全国痹证学术研讨会上确定下来。因此,"痹病"与"痹证"的概念是相同的。

二、白虎风与痛风

白虎风原作"白虎病",首见于唐代王焘《外台秘要》,其云:"白虎病者,大都是风寒暑湿之毒,因虚所致,将摄失理,受此风邪,经脉结滞,血气不行,蓄于骨节之间,或在四肢,肉色不变,其疾昼静而夜发,发即彻髓,酸疼乍歇,其病如虎之啮。"其在痹证、历节病之外,提出"白虎病"的说法,为其独到之处。

痛风一词,见于金元时期朱丹溪的《格致余论》:"彼痛风者,大率因血受热,已自沸腾,其后或涉冷水,或立湿地,或扇取凉,或卧当风,寒凉外搏,热血得寒,污浊凝涩,所以作痛,夜则痛甚。"丹溪弃"痹证"之名而立"痛风",在《格致余论》《丹溪心法》《丹溪治法心要》等书中均有"痛风"专论。痛风之名对其后一段时期影响颇深,如李东垣等都沿用其名;《医学正传》提到痛风,也是传承了丹溪的论述;《医级》论述:"痹(即痛风也),流经脉,则痛牵上下,风伤筋而胜气归肝(此为行痹,即筋痹,风胜之候)。逗关节,则着肌肿疼,湿伤肉而患生中土(此为着痹,即筋痹,湿胜之候)。寒伤骨而归肾,则为彻骨酸疼(此为骨痹,即痛痹,寒胜之候)。"认为痹与痛风等同。

后世医家则认为痛风、白虎风和痹证为异名同病。如《杂病源流犀烛》曰:"白虎历节风,痛痹之一证也,以其痛循历遍身百节,故曰历节;以其痛甚如虎咬,故曰白虎历节。"《医学传灯》认为:"痛风者,遍身疼痛,昼减夜甚,痛彻筋骨,有若虎咬之状,故又名为白虎历节风。"论述了痛风即白虎历节风的主要症状。《时方妙用》论述为:"痹者,闭也,风寒湿杂至,合而为痹,与痛风相似。"以上著作对痛痹、痛风、白虎历节进行了详细论述,认为痹证、痛风、白虎历节实为同病异名。

明代部分医家鉴于前贤所论,病名纷杂,其说不一,所以多主张统一痹证、痛风等病名。故痛风之名在明代以后只被很少医家所沿用。

三、风湿

关于中医"风湿"的名称,自古有之。在中医文献中,凡提到"风湿"者,其含义有二:一是指病因,二是指疾病的名称。长沙马王堆汉墓出土的《五十二病方》中就有关于"风湿"的记载,《神农本草经》中记载"风湿"有26处之多;《黄帝内经》中除痹论篇外,以"风湿"单独出现者有17处;汉代张仲景《伤寒论》一书很少言"痹",而重点论"风湿"。如云:"病者一身尽疼,发热,日晡所剧者,名风湿。""风湿,脉浮,身重,汗出恶风者,防己黄芪汤主之。"隋代巢元方《诸病源候论》一书,将"痹"隶属于"风候"

项下,或散布于其他诸候论中。如在"风候"项下列有"风痹候""历节风候""风身体疼痛候""风湿痹候"等,散在其他诸候论中的有"腰痛候""风湿腰痛候""脚气痹候"等。在每候下,论及其病因,皆由风寒湿毒所致。及至清代喻嘉言《医门法律》则更以"风湿"作为专论,详尽论述风湿为患引起肌肉、关节病证的机理及处方,可谓独具匠心。由此可见,"风湿"一名,已有两千年历史。之所以后世未能沿用仲景之说的"风湿"命名,我们分析可能历代医家多为儒家,善用简、奥词语,避用民间用语,奉《黄帝内经》痹论为经典,约定成俗,沿袭《黄帝内经》的习惯称谓,故以"痹"取代了"风湿";其次受历史条件所限,对风湿病缺乏系统深入的研讨;另外,也有人认为从《金匮要略》中记载的病因"伤于汗出当风,或久伤取冷所致"以及症状表现"病者一身尽疼,发热,日晡所剧者"来分析,"风湿"最多仅能作为"痹证"的一种证型,而不能作为病名代替痹证,也是原因之一。

从"痹证"到"风湿病"的病名演变

一、痹证

20世纪80年代初,中医风湿病研究开始深入。由于历代医家对风湿病的认识不尽相同,加之中医学命名依据的多样性,反映在古医籍中的风湿病名称繁杂不一。笔者曾组织全国70余位学者对历史上的2 000余册中医药文献进行普查,收集到有关风湿病的病名400余个,包括一级病名(如痹证、痹病、风湿病等)、二级病名(如五体痹、五脏痹等)和三级病名(如皮痹、脉痹、肌痹等)。有些病名符合疾病的命名原则,有重要临床价值;而有些病名概念不清、内涵不明、界限混淆、歧义较多,最突出的是一病多名或一名多病。历史上也曾有医家力倡统一认识,但由于历史原因,终未遂愿。社会及医学发展至今,理应规范之,而且从规范一级病名开始。由于"痹证"之名来源于《黄帝内经》,尔后唐、宋、元、明、清沿袭下来用其命名者居多,至中医五版教材《中医内科学》仍沿用"痹证"名称;《实用中医内科学》也以"痹证"之名总揽大多数风湿病类,足见其影响之深远。所以把痹证作为一级病名,是沿用历史习惯。1983年9月,中华全国中医学会(现中华中医药学会)内科分会成立"痹证学组",以"痹证"命名学术组织。

二、痹病

痹证学组成立以后,积极开展学术交流。随着中医界再度强调"辨病与辨证"相结合,对中医病名和疾病诊断标准化的研究日益深入,痹证学组也取得了很大成绩。在第三次全国痹证学术研讨会上,根据本病的证因脉治特点,与会专家认为"痹证"以"证"作为命名,已不符合疾病诊断规范化要求,鉴于"痹病"名称古亦有之,遂一致同意把"痹证"改为"痹病"。"痹病"作为一级病名,比"痹证"更能代表一类疾病,可以囊括更多风湿病,便于学术交流。痹证学组也于1989年升格为中国中医药学会(现中华中医药学会)痹病专业委员会。

三、风湿病

近年来,中西医学术交流日益增多,许多专家逐渐认识到"痹病"的名称,虽较"痹证"命名更合理,但仍有不足之处。认为把"痹病"改为"风湿病"作为一级病名,才能"名定而实辨""因名认病""因病识证,而治无差误"。其主要依据有:

1. **"风湿病"是中医名称** "风湿"一名,在中医学里已有几千年历史,并非受近代西医学的启迪而得名。《汉书·艺文志》记载:《五脏六腑痹十二病方》三十卷,颜师古注曰"痹,风湿之病"。《金匮要略·痉湿暍病脉证治》首创以"风湿"为病名,明确把"风湿"作为一种疾病来命名,对风湿病病名起到了奠基的作用。

2. **"风湿"命名符合本类疾病的特征** 痹病的发病,"风"和"湿"等邪侵袭是其主要原因。风为百病之长,常兼夹其他五淫之邪致病;而湿邪重着黏腻,有病则迁延难愈,感受风湿寒之邪又常为本病的原因,所以用"风湿"命名符合本类疾病的特征。正如《医林绳墨》所言:"此是以病因为其病名也。"

3. **"痹病"不能囊括所有子病种** "痹证""痹病"之名虽沿用多年,但作为一个大的病类命名,仍不能囊括所有子病种。如在《诸病源候论》《丹溪心法》《丹溪手镜》等医籍中,就把"痛风""历节""腰痛""身痛""鹤膝风"等单独名篇,但这些病应属"风湿病"范畴。相反,有些病虽名之为"痹",如胸痹、喉痹等,而实为另外的病种。如果将痹病改为"风湿病",就可以把以上具有相似病因、病机、证候表现的疾病归为一类疾病,避免了痹病分类上的混乱。

4. **民间易于接受,国际易于接轨** 在民间,自古至今,仍广泛使用"风湿"二字,并且对之有约定成俗的概念,即肢体疼痛、酸困等,多遇风寒湿或阴雨天及劳累加重,症呈发作性、游走性。从近30年的理论和实践来看,风湿病越来越得到当今世界的公认。以"风湿病"命名更易实行标准化研究,有利于与国际标准接轨,能为风湿病的进一步研究打下良好的基础。

综上所述,以中医"风湿病"之名替代"痹病"之名,是有理论、文献和临床依据的,这种命名,不但没有淹没中医学术特点,而且可补"痹病"命名之不足。1993年第七届全国痹病学术研讨会上,在王承德教授的倡导下,经全体与会代表认真讨论,一致同意将"痹病"改为"风湿病",并对其概念的内涵和外延制定出明确的标准。1994年12月,中国中医药学会痹病专业委员会更名为中国中医药学会风湿病专业委员会(1995年改为中华中医药学会风湿病专业委员会)。从"痹证"到"痹病"再到"风湿病"的命名,可以说是中医学术发展史中,对同一类疾病在命名研究上的再提高。

风湿病作为一级病名,包括一大类疾病,由于历代医家在面对它们时所处的角度不同,就可能产生不同的认识,其命名也会丰富多彩,再加上前贤受当时条件限制,信息交流不便,更容易使居于某区域的医者展开想象,使风湿病命名个人化、地域化。一个好的病名应既能名副其实地反映该疾病的本质属性,指导临床治疗,有利于提高疗效,便于临床应用与交流,又能与其他病名在概念的内涵和外延方面有显而易见的区别,避免病名之间概念不清或混淆。结合临床实践,通过对"痹—痹证—痹病—风湿病"一级病名确立的梳理和认识,能够清晰把握中医风湿病病名的变迁。中医"风湿病"一级病名的确立更具有科学性、实用性,为风湿病进一步规范化研究奠定了基础。但由于历史、习惯等原因,在今后相当长的一段时间内,"痹"可能还会被使用。然而,为了学科的发展和规范化建设,在不违背科学原旨的情况下,应尽量使用"风湿病"一名。

中医风湿病的分类

一、五淫痹

五淫痹是风痹、寒痹、湿痹、热痹、燥痹的总称,是指以风、寒、湿、热、燥等五邪中某一淫邪为主所导致的一类风湿病。

自《黄帝内经》"风寒湿三气杂至,合而为痹"的经典论述之后,历代医家对外邪致痹又有所发挥。东汉华佗《中藏经》提出暑邪致痹。宋代《圣济总录》明确列出热痹之名,并进行论治。明代王肯堂在《证治准绳》中说"凡风寒湿所为行痹、痛痹、着痹之病,又以所遇之时,所客之处而命其名。非此行痹、痛痹、着痹之外,又别有骨痹、筋痹、脉痹、肌痹、皮痹也",强调了外邪致痹的主导性。明代张介宾《景岳全书》更将痹病分为风、寒、湿、热四类,每类再进一步分型论治,开创了以外邪命名进行辨证论治的先河。现代路志正提出燥痹及理法方药,进一步完善了外邪致痹的内容。六淫皆可致痹,然暑、火二者皆属热邪,故可将其合并,称为风、寒、湿、热、燥五邪致痹。另外,由于脏腑功能失调,内生五邪致痹在临床上也不少见(虽为内生,但与外淫五邪相似)。因此从病因学角度,淫邪致痹可分为风痹、寒痹、湿痹、热痹、燥痹等五种,称为五淫痹,或五因痹,或五邪痹。

　　五淫痹主要是从病邪的角度对风湿病进行分类论治的。其临床特征是某一病邪为主,累及部位较广,多见于风湿病的早中期。在五淫痹中,风痹较易治,预后较好;湿痹病程较长,缠绵难愈;寒痹痛重;热痹较急;燥痹复杂。按五淫痹分类论治,历代医家积累了丰富的经验,对于临床有重要意义。

　　五淫痹可归属于三因三候痹中广义的邪实痹。但五淫痹以某一种淫邪为主,而邪实痹一般为两种或两种以上淫邪均较突出;五淫痹可有虚证,而邪实痹以实证为主。

二、五体痹

　　五体痹是皮痹、肌痹、脉痹、筋痹、骨痹的总称,是指病位主要在皮、肉、脉、筋、骨等五体组织之一的一类风湿病。

　　《素问·痹论》根据病邪所侵袭部位的深浅不同,分为皮痹、肌痹、脉痹、筋痹和骨痹,又称为五痹,并提出五体痹的最早治疗原则。宋代严用和主张从五体痹的角度去认识风湿病,其在《济生方·诸痹门·五痹论治》中提到:"大率痹病,总而言之,凡有五种:筋痹、脉痹、皮痹、骨痹、肌痹是也。"明代马莳说:"五痹之生,不外于风寒湿之气也……肾气衰则三气入骨,故名之曰骨痹……肝气衰则三气入筋,故名之曰筋痹……心气衰则三气入脉,故名之曰脉痹……脾气衰则三气入肌,故名之曰肌痹……肺气衰则三气入皮,故名之曰皮痹。然犹在皮脉肌筋骨,而未入于脏腑。"清代翁藻在《医钞类编·痹病门》中也指出:"邪中五深五浅,不可不察。"其中"五浅"即指五体痹。现代李济仁在《痹证通论》中认为从病因角度认识风湿病固然重要,但是五体痹病位的诊断亦不能忽视。中华中医药学会风湿病分会重视五体痹的诊疗,并制定了有关标准。不少药物都有一定的作用部位,明确风湿病的病位,有利于遣方用药。

现代中医认为,西医弥漫性结缔组织病中的系统性硬化病、多发性肌炎、某些血管炎等,以及纤维肌痛综合征、骨关节炎等,应按五体痹论治。随着研究的不断深入,五体痹在临床上的地位愈来愈重要。

五体组织是风湿病的主要病变部位。五体痹又各有其好发季节。春多筋痹,夏多脉痹,长夏多肌痹,秋多皮痹,冬多骨痹。五体痹之间可以互相传变,更可传入相应的脏腑。因此临证时,应处理好五体痹的传变问题。

三、脏腑痹

脏腑痹是肺痹、脾痹、心痹、肝痹、肾痹、肠痹、胞痹、三焦痹等的总称,是指病位主要在某一脏腑组织的一类风湿病。

《素问·痹论》认为,脏腑痹多是五体痹日久,复感外邪,内舍于脏腑而成。《圣济总录·诸痹门》继《黄帝内经》后首列脏腑痹理法方药。清代秦之桢在《症因脉治·痹症论》中将脏腑痹列入内伤痹证的范畴。其后费伯雄的《医醇賸义·痹》在前贤论述的基础上,对脏腑痹又加以发挥和补充。其以脏腑痹论治风湿病,体现了中医"以脏腑为中心"的理论特点。

现代中医认为,西医弥漫性结缔组织病中的系统性硬化病、多发性肌炎、某些血管炎、系统性红斑狼疮等,以及其他风湿病如纤维肌痛综合征、强直性脊柱炎、赖特综合征、肠病性关节炎等出现或合并脏腑痹表现时,应按脏腑痹论治。随着研究的不断深入,脏腑痹在临床上的地位也愈来愈重要。

一般来说,五体痹在其发展过程中,只要出现了相应的脏腑病变表现,即应按脏腑痹论治。另外也可见到邪气直中脏腑,先出现脏腑病变,后渐累及五体组织的。

脏腑痹多继发于五体痹之后,是一种内外合痹,两者是一内一外的关系。脏腑痹之间也可相互传变。《素问·玉机真脏论》中记载:"今风寒客于人,使人毫毛毕直,皮肤闭而为热,当是之时,可汗而发也;或痹不仁肿痛,当是之时,可汤熨及火灸刺而去之。弗治,病入舍于肺,名曰肺痹,发咳上气。弗治,肺即传而行之肝,名曰肝痹。"因此,对于脏腑痹应积极治疗,尽早控制病情发展,体现"治未病"原则中"既病防深"的思想。

四、经筋痹

经筋痹即十二经筋痹,是因劳逸不当、外邪侵袭,经筋痹阻、筋脉失养而致,以十二经筋所属的某处筋骨、肌肉、关节等发生疼痛、活动不利为主要表现的风湿病。

《黄帝内经》详细阐述了经筋痹的临床特点、病因病机及诊疗方法。《灵枢·经筋》对于十二经筋疾病分别名曰"仲春痹""孟春痹""季春痹""孟秋痹""仲秋痹""季秋痹""仲夏痹""季夏痹""孟夏痹""仲冬痹""孟冬痹""季冬痹"等,总括为十二经筋痹,简称经筋痹。

根据本病的临床特点,结合西医学对经筋的认识,本病可涉及肌腱、韧带、滑膜、关节、周围神经及其他肌肉附属组织等,主要表现以肢体肌肉、关节的疼痛、活动不利为主,病变部位除了具有明显的痛点外,还常有诸如结节、条索、团块等明显的阳性体征。西医学的各种腱鞘炎、肌腱炎、滑囊炎以及第三腰椎横突综合征、梨状肌综合征、颞下颌关节紊乱、腕管综合征、三叉神经痛、肋间神经痛、坐骨神经痛等,以及其他疾病如强直性脊柱炎、纤维肌痛综合征等,均可有本病表现。

五、肢体痹

肢体痹是按肢体部位命名的一类风湿病,一般表现为某肢体部位疼痛,如颈痹、肩痹、臂痹、手痹、腰痹、骶痹、髋痹、膝痹、足痹等。

《黄帝内经》有腰痛、腿痛的记载。《诸病源候论》《千金要方》及《外台秘要》对肢体痹又有较多论述。《针灸甲乙经》等针灸著作对肢体痹的论治更多。明代王肯堂《证治准绳·诸痹门》设颈项强痛、腰痛、脊痛背强、肩背痛、臂痛、身体痛等以肢体部位为纲的风湿病,每病辨风、寒、湿、痰饮、气血等进行论治。至清代王清任《医林改错》更是提出一个崭新的概念:"凡肩痛、臂痛、腰痛、腿痛,或周身疼痛,总名曰痹。"张锡纯将风湿病归入"肢体疼痛门"。肢体痹与现代解剖学关系密切,由于现代解剖学的进步,促进了肢体痹在病因学、病理学、治疗学、康复学等方面的快速发展。

不少肢体痹与损伤有关,表现为肢体某一病变部位疼痛、活动不利。肢体痹与现代中医骨伤科及颈肩腰腿痛科关系密切,诊断应重视体格检查及影像学检查,治疗应重视针灸、推拿、外治、运动等疗法。

对于腰痛,历代医家有两种认识,一是将其独立于痹病之外,另列"腰痛门";二是将其归入"痹门"。本书将腰痛归入风湿病。有些肢体痹看似重复,如背痹、腰痹与脊痹等,但均有不同的临床实用价值。肢体痹与经筋痹同为按病痛部位命名的风湿病,两者大体为一纵一横的关系。纵横就有交叉重叠,在关节部位多交叉,在躯干部位多重叠。颈痹、腰痹等与经筋痹的关系更为密切,而且颈痹、腰痹往往伴有颈部经筋痹、腰部经筋痹,应注意鉴别。躯干部位的痹痛若既是肢体痹又是经筋痹者,为了尊重长期以来的临床习惯,归入肢体痹讨论。

本书医案是按肢体痹进行论述的。

六、三因三候痹

三因三候痹是正虚痹、邪实痹、痰瘀痹的总称。

关于虚、邪、瘀致痹,早在《黄帝内经》已有之,如《素问·评热病论》曰:"邪之所凑,其气必虚。"《素问·痹论》曰:"所谓痹者,各以其时,重感于风寒湿之气也""痹在于骨则重,在于脉则血凝而不流。"之后历代医家多有发挥。宋代许叔微《普济本事方》曰:"此病多胸膈生痰。"金代李杲《脾胃论》论腰痛曰:"血络中有凝血作痛。"明代徐彦纯《玉机微义》设"痹因虚所致"专论。明代王肯堂《证治准绳》认为外邪致痹占主导地位。清代吴谦《医宗金鉴》将痹病分为虚、实两类论治。清代王清任在《医林改错》中立论"痹证有瘀血说"。现代娄多峰在《痹证治验》中将痹病病因病机概括为"虚、邪、瘀"三字,三者紧密联系,相互影响,往往是不可分割的。正虚、邪实、痰瘀三者既可以作为痹病的病因病机,又可作为痹病的证候分类,因此可将其称为"三因三候痹"或"三候痹"。

三因三候痹主要是以病因病机或证候进行分类论治的。其临床特征是病位较广,病因病机是"虚、邪、瘀"三者中某一种较突出,另两者兼存,三者缺一不可,且关系密切,互为因果。三因三候痹适用于所有风湿病,但主要用于病程较长、病机复杂、证候错杂、辨证困难、按其他分类辨证效果不佳的疑难风湿病。三因三候痹的治疗首要是抓住病机和证候特点,或扶正为主,或祛邪为主,或通络为主,解决主要矛盾,次要矛盾随之而解。一般来说,三因三候痹中邪实痹多见于风湿病的早中期或活动期,治疗相对较易;正虚痹、痰瘀痹多见于风湿病的中晚期,治疗较为困难。按三因三候痹论治风湿病,具有重要的临床意义。

三因三候痹中的"虚、邪、瘀"三因虽然和五淫痹中的"五淫"同属风湿病的病因,但其含义和内容是不同的。这里虚、邪、瘀作为病因,是概括了风湿病的所有病因;而风、寒、湿、热、燥等五种淫邪只是作为五淫痹的主要病因。因此,作为病因的"五淫"显然属于"虚、邪、瘀"三因中的"邪"的范畴。另外,三因三候痹中的邪,一般是指两种或两种以上淫邪均较突出者。

七、特殊痹

特殊痹是指在临床上有其发生、发展及表现特点，且又不能用上述命名更好地反映其本质特征的一类风湿病，如血痹、历节风、狐惑、尪痹、顽痹、痿痹、产后痹、偏痹、鹤膝风、痢后风、损伤痹、蝶疮流注等。

中医自古至今对特殊痹就有一定的认识。《素问·痹论》之外又有血痹，如《灵枢·九针论》曰："邪入于阴，则为血痹。"汉代张仲景《金匮要略》中除详论风湿外，又有历节、狐惑。清代陈士铎《辨证录》痹证门外另列鹤膝门。现代焦树德将关节变形一类的痹病称为尪痹。这些都是按临床特征命名的风湿病。

产后痹、痢后风、损伤痹发病有特点，蝶疮流注发展有特点，历节风、狐惑、尪痹、偏痹、鹤膝风临床表现有特点，等等。特殊痹在临床上均有各自特有的诊治规律，如产后痹多虚多瘀，治以扶正活血等。有些特殊痹可考虑与西医的某些风湿病相对应，如狐惑与贝赫切特综合征对应，蝶疮流注与系统性红斑狼疮对应等。特殊痹至今仍有重要的临床实用价值。诊断特殊痹关键是要抓住其特点，同时排除其他风湿病。

"六淫"皆致痹

外邪致痹说，始见于《黄帝内经》。《素问·痹论》曰："风寒湿三气杂至，合而为痹也。"千百年来，这已成为痹病病因的定论，认为外感风寒湿邪是引起痹病的重要因素。三者"杂至""合而为痹"，即三者不是孤立的，而是相互复合侵袭人体。但是三者感受次序有先后，感邪程度亦轻重不一，因此有"其风气胜者为行痹，寒气胜者为痛痹，湿气胜者为著痹"的分类方法。三者中，风为百病之长，风邪不能独伤人，风携寒湿来，寒湿借风势；寒湿同属阴邪，同气相感，最易相合。所以隋代巢元方《诸病源候论》之风湿痹身体手足不随候曰："风寒湿三气合而为痹，其三气时来，亦有偏多偏少，而风湿之气偏多者，名曰风湿痹也。"清代陈修园《医学从众录·风痹痿》又指出："虽行痹属风，痛痹属寒，着痹属湿，而三气之合，自当以寒湿为主。"当然亦有许多医家通过长期的临床观察，对"风寒湿三气杂至"之说提出异议，认为风寒湿三气中，但见二气复合侵袭人体，亦可成痹。如汉代张仲景《伤寒论·辨太阳病脉证并治》174条曰："伤寒八九日，风湿相搏，身体疼烦，不能自转侧，不呕，不渴，脉浮虚而涩者，桂枝附子汤主之;若其人大便硬,小便自利者,去桂加白术汤主之。"175条曰:"风湿相搏,骨节疼烦,掣痛不得屈伸,近之则痛剧,汗出短气,小便不利,恶风不欲去衣,或身微肿者,甘草附子汤主之。"此二条论述的病因均为风湿相搏,前条身体疼烦,不能自转侧,乃由于风湿稽留肌表;后一条则为风湿内侵,留着关节,故出现骨节疼烦,掣痛不得屈伸等症。《金匮要略·痉湿暍病脉证治》中亦有"风湿相搏,一身尽疼痛"的论述。

《中藏经·论痹》不仅指出风寒湿三气可以致痹病,并首次提出暑邪亦为致痹因素,是对痹病外因三气说的突破。其曰:"痹者,风寒暑湿之气中于人脏腑之为也。"吴鞠通《温病条辨·中焦篇·湿温》指出"风暑寒湿,杂感混淆",并提出"暑湿痹者,加减木防己汤主之",可见两者观点相同。清代叶天士《临证指南医案·卷七·痹》指出外来湿热之邪可直接致痹,曰:"暑暍外加之湿热,水谷内蕴之湿热。外来之邪着于经络,内受之邪着于腑络。"在临床实践中,更遇到有些热痹,出现关节红肿灼热,疼痛剧烈,痛不可触,伴见壮热、烦躁等"火"毒的证候;亦有些痹病患者,出现涕泪俱干、唇干舌燥等"燥"邪为患之证。因此,目前有人指出"火""燥"也是痹病之外因。可见,随着人们认识的不断深化,对痹病外因的认识已不再局限于风寒湿三气,凡外感六淫皆可致痹,且具有相互复合侵袭的特点。

风湿病与气血的关系

风湿病与气血的关系密切,探讨两者的相互关系,有助于把握风湿病的证治规律,指导遣方用药,有必要进行讨论。

一、发病缘于气血虚弱

《素问·痹论》曰:"荣卫之气,亦令人痹乎? 岐伯曰……逆其气则病,从其气则愈。不与风寒湿气合,故不为痹。"此认为,痹证的发生,虽与风寒湿外邪有关,但机体内在的营卫之气虚弱起决定因素。然而,营卫之气是气的一部分,营气又是血的主要成分。气血温煦、濡养肌肤、防御外邪的功能,是通过营卫之气来实现的。因此,营卫虚弱是气血虚弱在肌表的具体体现,气血虚弱是风湿病的发病内因。对此,明代方隅《医林绳墨》曰:"大率病由气血虚弱、营卫不能和通,邪气乘于腠理之间……"正是由于气血虚弱,营卫功能低下,肌肤失于温煦、濡养,腠理疏松,风寒湿邪乘虚杂至,闭阻经络,而导致风湿病的发生。

二、病理演变致气血失常

经络是气血运行的通路。人之一身,皆气血之循行。风湿病形成后,由于邪闭经络,则最先使气血失常,导致气滞血瘀或气血亏虚。

1. **气滞血瘀** 《素问·举痛论》曰:"寒气入经而稽迟,泣而不行。客于脉外则血少,客于脉中则气不通。"风寒湿邪杂至:风盛经气盈满,寒盛经气凝结,湿盛经气黏滞。三气杂合,经络闭塞,气血运行受阻,而成气滞血瘀。清代林珮琴《类证治裁》曰:痹久"必有浊痰败血,瘀滞经络"。气滞血瘀形成之后,又直接或间接地闭阻经络,如此恶性循环,则邪出无路,气滞血瘀。终则血瘀固结,着筋伏骨。因此在风湿病初期,见到关节肌肉疼痛、肿胀、麻木等的同时,往往还可见到患者舌质黯,脉弦涩;病久见到关节刺痛,皮色紫黯;甚则关节强直、畸形。

2. **气血亏虚** 疾病的过程,就是邪正斗争及其盛衰变化的过程。风寒湿邪杂至:风为阳邪,其性开泄,耗气伤津;寒为阴邪,易伤阳气;湿易伤脾,脾伤气血乏源。因此,风湿病在病理变化中,也必然耗伤气血,导致气血亏虚(治痹惯用风药及克伐脾胃药物,也是导致气血亏虚的原因)。所以患者初期出现肢体酸困,神疲乏力;久则形体消瘦,面色无华。随着病情的进展,肌肉筋骨、脏腑经络失于荣养,正虚邪恋,肢体尪羸,内舍脏腑。

三、治疗风湿病需调补气血

清代喻昌《医门法律》曰:"凡治痹证,不明其理,以风门诸通套药施之者,医之罪也。"临床治疗风湿病,在辨证施治原则指导下,除运用祛风、散寒、除湿、清热、通络等治法外,从调补气血着手,也能取得好的疗效。如:

1. **益气养血法** 适用于风湿病正虚邪恋、筋脉失养的气血两虚,以及妇女产后受风的"血痹"证。代表方:黄芪桂枝五物汤。药用黄芪、白术、当归、白芍、桂枝等。

例1:吕某,43岁。

患类风湿关节炎5年。多方治疗,往往初治有效,复治效罔。体质渐衰,易感冒。观其病历,多用乌头、羌活、青风藤等克伐药。视其面色无华,舌质淡嫩,脉细弱。黄芪桂枝五物汤化裁,服3剂痛减。守方月余,诸症消失,随访6年未作。

2. **益气活血法** 适用于风湿病气虚失荣,瘀血阻络的气虚瘀血证。代表方:补阳还五汤。药用黄芪、当归、丹参、桃仁、红花等。

例 2：某女，38 岁。

手足及面部肌肤板硬 4 年，加重 2 年。多方治疗，效不明显。来诊时，面部肌肤不能捏起，张口困难，双手畸形、麻木，面色淡黯，体倦乏力，脉涩无力。用黄芪 90g，配当归、丹参、桃仁、红花等活血药。治疗 3 个月，面部肌肤可捏起，张口便利，双手麻木消失，关节功能改善。

3. **活血化瘀法** 适用于风湿病素有瘀血，或痹久的瘀血阻络证。代表方：化瘀通痹汤（经验方）。常用药物：当归、丹参、鸡血藤、桃仁、红花、制乳香、制没药、炮山甲等。

例 3：某女，50 岁。

手足关节肿痛 10 年。近 3 年双手畸形，皮色黯，关节刺痛夜间尤甚。久服雷公藤制剂，效不明显。来院服化瘀通痹汤 3 个月，关节刺痛消失，功能较前改善。

4. **养血柔筋法** 适用于风湿病肝血亏虚，筋脉失养的血虚证。代表方：四物汤加制首乌等。

例 4：吴某，男，46 岁。

腰及右下肢沿坐骨神经分布区痛麻 3 年，近半年尤甚，行难。来诊时伴头晕、面色萎黄，脉细。药用制首乌、白芍各 30g，当归、丹参、怀牛膝、独活、桑寄生各 20g，水煎服。6 剂症失，行走如常。

5. **理气活络法** 适用于风湿病情志不遂，肝失疏泄的气滞脉络证。代表方：柴胡疏肝散。药用：柴胡、郁金、香附、川楝子、延胡索、枳壳等。

例 5：刘某，女，34 岁。

全身关节肌肉疼痛 1 年余。服祛风散寒诸药 3 个月效差。依据其以肢节憋胀、走窜痛为主，每情志不遂痛增，善太息，脉弦。柴胡疏肝散化裁。9 剂症状悉除。

此外，尚有理气活血法、益气温阳法、滋补阴血法等。所以治疗风湿病离不开调补气血。如明代李中梓《医宗必读》曰："治行痹者，散风为主……大抵参以补血之剂，盖治风先治血，血行风自灭也……治着痹者，利湿为主……大抵参以补脾补气之剂。盖土强可以胜湿，而足自无顽麻也。"

风湿病与脏腑内伤

脏腑内伤，是风湿病发生、发展的重要原因，同时也是风湿病内传入里的结果。五脏各有所主。肺主皮毛,肺虚则皮腠失密,卫外不固;脾主肌肉,脾虚则肌肉不丰,四肢失养;肝主筋,肝虚则筋爪不荣,筋骨不韧;肾主骨,肾虚则骨髓失充,骨质不坚。五脏内伤,血脉失畅,营卫行涩,则风湿之邪乘虚入侵,发为五体风湿病。

由于风湿病的病位主要在筋骨肌肉,而肝主筋、肾主骨、脾主肌肉,故在五体痹风湿病中,主要表现为肝、脾、肾三脏受累。肾为先天之本,藏精生髓,在体为骨,为作强之官;肝为罢极之本,藏血主筋,统司筋骨关节;脾为后天之本,气血生化之源,主四肢肌肉。若因禀赋不足,或房劳过度、饮食劳倦、起居失常、情志刺激,或胎孕经产等,精血耗损,皆可致三脏亏损,遂使营卫气血俱虚,阴阳失调,外邪则乘虚袭入,而发风湿之病。若以肝肾亏虚为主,则见关节疼痛,筋脉拘急,腰酸足软;若以脾虚为主,则见肌肉关节酸楚疼痛,肌肤麻木不仁,脘腹胀满,食少便溏。

《素问·痹论》认为:“五脏皆有合,病久而不去者,内舍于其合也。”风湿病初起,病位主要在皮肉脉筋骨,称之为五体痹;病久不愈则可内舍于脏,成为脏腑痹。如:

皮痹不愈,肺卫不固,病邪循经入脏,致肺失宣降,气血郁闭,而成肺痹。另外,肺痹也可因形寒饮冷、哀怒失节,房劳,伤及脾、肝、肾,加重肺气的损伤而成。如脾失转输,土不生金;肝气过盛,木火刑金;肾不摄纳,金水失调等。

脉痹不已,复感于邪,内舍于心,则可形成心痹。脉痹反复发作,重感风寒之邪,心阴耗伤,心气亏损,心阳不振,则见心悸、怔忡,甚者可致心血瘀痹,心胸烦闷,心痛心悸,进而心阳虚衰,见胸闷喘促、口唇青紫、脉结代,出现心痹重证。肌痹不已,复感于邪,内舍于脾,可形成脾痹。脾痹的表现,一方面是脾胃生化不足,气血之源虚乏,出现四肢乏力,骨肉消瘦,甚则肢体痿弱不用;另一方面表现为脾湿不运,胃失和降,出现胃脘痞满、食少纳呆、大便溏泄等。筋痹不已,复感于邪,内舍于肝,可形成肝痹。肝主疏泄,喜条达,肝气郁结是肝痹的主要病理表现。肢体痹证久不愈,反复为外邪所袭,肝气日衰,或由于情志所伤,肝气逆乱,气病及血,肝脉气血痹阻则形成肝痹。肝痹者以两胁胀痛,甚则胁下痞块、腹胀如鼓、乏力疲倦为主要表现。

骨痹不已,复感于邪,内舍于肾,可形成肾痹。是指骨痹日久不愈,肾气受损,又反复感受外邪而致肾气亏损而成肾痹。实际上,不仅骨痹,五体痹反复不愈也最终均可出现肾痹,除五体痹不已内伤入肾而形成肾痹外,若劳倦,七情内伤,久病不愈,损及肾元,亦可出现肾痹之证。骨痹者,主要表现为四肢关节和脊柱疼痛变形,筋肉萎缩,僵硬强直,活动受限,或伴面浮肢肿、眩晕耳鸣。西医风湿病的类风湿关节炎、强直性脊柱炎、骨质疏松等,均可以见到骨痹表现。

临床上风湿病中后期脏腑痹并不少见,西医风湿病中系统性红斑狼疮、皮肌炎、硬皮病引起的多脏器损伤,风湿性心脏病、类风湿关节炎伴发的肺炎及胸膜炎,均可见之,往往预后较差。

正因为此,临证风湿病时,必须注意顾护脏腑,有病早治,尽量避免五体痹"内舍其合",形成脏腑痹,成为难治之证。

治疗类风湿关节炎的经验

类风湿关节炎是一种以关节病变为主的慢性全身炎症疾病。好发于青壮年女性。早期表现为游走性关节肿痛,以四肢小关节受累为主,多呈对称性,晨起关节僵;晚期关节变形,致残率在10%以上。此属中医学"痹证"范畴,因其羁久难愈,故而称为"顽痹"。娄多峰教授经过数十年的临床探讨,对该病有如下认识。

一、病因病机

依据患者所述,因劳累过度、病后、产后、精神受刺激,复受风寒湿邪侵袭而发病者占绝大多数。《黄帝内经》云:"邪之所凑,其气必虚。"此病多因正气先虚,气血功能失调,卫外之气不固,外邪乘虚侵袭,而致经络阻塞,气血凝滞而发病。四肢关节,尤其是末梢小关节,平时气血无力畅达四肢,局部抗御外邪能力低下,风寒湿邪就易侵入。正虚邪阻,虚邪交结,凝滞关节,为肿为痛。罹患关节局部的气血运行受阻,则气、血、精、津等供给不足,局部皮肉、筋骨失养,久则肌肉萎缩,筋挛骨枯,关节功能受限,甚至骨关节破坏而肢体废用。该病为什么好发于青壮年女性至今尚乏研究。此可能与女性易内伤七情和生育产后体虚,以及她们的繁忙家务劳累和接触冷水洗涤的机会较多有关。

二、辨证分型

1. **风盛型** 起病较急,多有恶寒发热,肢体关节疼痛游走不定,遇风或气候变化时加重。脉浮,舌淡红,苔薄白。治以祛风除湿,活血养血通络,滋补肝肾。药用:独活 15g,威灵仙 12g,虎杖 15g,海风藤 20g,海桐皮 20g,透骨草 20g,伸筋草 20g,桑寄生 20g,鸡血藤 20g,当归 12g,丹参 15g。

2. 湿盛型 肢体关节疼痛沉重,举动费力,好像带有重物。痛有定处,虽可兼有游走性,但不如风盛型那样明显。以下肢多见。脉濡,舌质淡红,苔白腻。治以健脾益气,疏风除湿,活血通络,滋补肝肾。药用:茯苓 20g,白术 15g,薏苡仁 30g,萆薢 15g,防己 15g,木瓜 12g,五加皮 12g,独活 12g,当归 12g,菝葜 12g,土茯苓 12g。

3. 寒盛型 多因受凉诱发,全身多关节疼痛剧烈,痛有定处,患部怕冷,遇冷加重,得温则减。局部皮肤不红,触之不热。脉弦紧,舌质淡红,苔薄白。治以温阳散寒,祛风除湿,活血通络,滋补肝肾。药用:淫羊藿 20g,首乌 20g,制川乌 9g,制草乌 9g,细辛 3g,桂枝 9g,丹参 15g,青风藤 20g,石楠藤 20g,五加皮 12g。

4. 热盛型 关节热痛肿胀,或局部皮肤发红灼热,或痛处喜凉爽,或伴有发热、恶风汗出、口渴咽干。脉数,舌质红,苔黄。治以清热解毒,滋阴凉血,祛风除湿,活血通络。药用:萆薢 15g,防己 15g,秦艽 12g,忍冬藤 30g,连翘 12g,生地黄 20g,生石膏 30g,丹参 15g,败酱草 20g,香附 15g。

5. 瘀血型 关节刺痛或疼痛固定不移,局部皮肤色黯或有瘀斑瘀点,或关节肿大变形,肌肤甲错。脉细涩,舌质黯或有瘀点,舌苔白或黄。治以活血化瘀,养血通络,祛风除湿,滋补肝肾。药用:当归 15g,丹参 20g,鸡血藤 20g,红花 12g,桃仁 9g,赤芍 12g,制乳香 9g,制没药 9g,透骨草 20g,土鳖虫 12g,炒山甲 9g,首乌 20g,香附 15g。

三、临床体会

1. 扶正乃治本之策 罹患类风湿关节炎,正气虚弱乃先决条件,其主要包括气、血、精、津液等物质之不足和脾、肝、肾三脏虚弱。所以,在治疗时滋补肝肾,益气健脾,滋阴养血为基本法则。各个患者之"虚"不尽相同,临床时应详辨之,有的放矢。一般而言,风盛型勿忘活血养血,乃"治风先治血,血行风自灭"之故,药用当归、丹参、鸡血藤等;湿盛型应注意健脾益气,药用茯苓、白术、党参等;寒盛型应注意温补肾阳,药用淫羊藿、附子、大茴香等;热盛型应注意滋阴凉血,药用生地黄、玄参、石斛、玉竹等;瘀血型应活血养血、滋补肝肾,药用当归、丹参、首乌、怀牛膝等。

2. 辨证准确收效方捷 抓住以下特征,有助于正确辨证:疼痛呈游走性、放射性、闪电样者多属风邪偏盛;疼痛剧烈,局部欠温,得温则舒,多属寒邪偏盛;疼痛重着,属湿;痛处红热,属热;有外伤史,局部皮肤紫黯,或疼痛反复发作,经久不愈,关节强硬,肿大变形,夜痛明显,舌质黯有瘀点,属瘀血。上肢、全身多部位关节疼痛多属风邪偏盛;下肢肿痛多属湿邪偏盛;腰部冷痛多属寒邪偏盛;局部疼痛不移,多属瘀血。气短乏力,四肢懒动,自汗,纳差,面色萎黄,舌淡体胖,脉弱者,为气虚;面色无华,两目干涩,肢体麻木,爪甲枯槁,皮肤干燥者,为血虚;伴潮热盗汗,五心烦热,失眠,咽干,腰膝酸软者,为肾阴虚。

3. **慎守病机,勿轻易更方**　本病非同急暴之病,其病势多相对稳定,病理变化及证候演变一般较慢。尤其久病患者,治疗时即使方药对症,初投也不一定必见成效。个别患者,初服几剂,反而可出现症状加重,此乃药达病所、正邪相搏之佳象。若医者不明病变之规律,加之患者要求速效,必改弦易辙,使前功尽弃。但是,医者也决不能死守一方,证变而药应随更,切忌刻舟求剑。

风湿病的辨病与辨证

辨病与辨证属于中医诊断学范畴。辨病是抓整个疾病的基本矛盾,辨证是抓当前疾病的主要矛盾。临床诊断风湿病应该辨病与辨证相结合,既要辨病,又要辨证。

一、辨病

辨病就是确定病名,诊断出所患何病。就目前医学现状而言,辨病应中西医结合,借助西医诊断,确定西医病名,同时用中医诊断,拟出中医病名。

1. **借助西医诊断**　不可否认,西医诊断有其自身的长处,其依靠现代科技手段,如影像、分子生物学方法,对病变机体的病理生理状态进行精确和直接的了解。一般来说,所作出的诊断病名概念明确,限定清楚。中医诊断有疾病诊断、证候诊断。受历史条件的限制及思维方式不同,以司外揣内,见微知著,以常达变为原理,依据四诊察病,将主症作为诊断依据,并常将主症直接组成病名(如呕吐、咳嗽),而病因与病性、病位诊断多由辨证诊断来完成。因此,往往病、证、症概念混淆,一病多名,或多病同名,病种不全,内涵外延不够明确,临床上多难以"病"的概念进行思维(这也是中医诊断很难被西医学所承认的原因之一)。作为权宜之计,本着洋为中用的原则,临床应首先借助西医手段,作出西医诊断。

2. **拟出中医病名** 诊断是为治疗服务的。根据疾病的命名原则,病名基本反映了该病的病因或病理生理特点,得其名,在治疗上就有相应的措施供医生使用。中西医理论体系不同,临证得出的西医病名,不可能对中医的治疗起到应有的指导作用,甚至会干扰、误导中医的治疗。所以拟定中医病名诊断不可缺少。

鉴于中医风湿病二、三级病名尚不规范,笔者临证一般循清代董西园《医级·杂病》"痹之为病,随所着而命名"的原则,根据如下二者拟出中医病名。

体表上下部位:如风湿病痹着周身多部位者称为"身痹",着颈项者称为"颈项痹",着腰部者称为"腰痹"。如此可将风湿病分为身痹、颈项痹、肩痹、上肢痹(包括肘痹、腕痹),腰痹(包括腰背痹、腰骶痹、腰腿痹),下肢痹(包括髋痹、膝痹、足痹)。不同体表部位的风湿病,有其不同的病因病机及证治规律。如颈项痹、肩痹、上肢痹,病位在上,以风邪侵袭为主,往往兼痰瘀,治疗时注意祛风活瘀(化痰);腰痹病位在中,多由寒湿、瘀血或肾虚引起,治疗注意益肾健脾,散寒祛湿、活瘀;下肢痹,病位在下,湿邪尤甚,治疗注意祛湿。以此诊断,基本上可指导医者按中医思路选方用药。

机体组织部位:即以风湿病所着的主要组织部位命名,此沿用《黄帝内经》分病方法,分为五体痹(皮痹、肉痹、筋痹、骨痹、脉痹)、脏腑痹。临床还可将体表上下部位与五体部位结合考虑,相互补充,如颈部筋痹、骨痹;下肢脉痹、筋痹。另外,有时也根据风湿病痹着经络体表循行的不同部位,命名为某经风湿病。如强直性脊柱炎,以腰脊僵痛甚则畸形为特征,称为督脉痹;痹着四肢内侧者称阴经痹;痹着四肢外侧者称阳经痹,等等。

围绕痹着部位命名,拟作出中医病名诊断,其方法简明实用,便于操作,并有利于指导辨证施治,对于了解风湿病的轻重及预后也有一定意义。符合对疾病的命名原则。西医对风湿病的分类也与之相似,如将风湿病分为颈椎病、关节炎、皮肌炎、腰肌劳损等。

当然,我们并不反对采用病因及其他辨病手段对风湿病进行分类、命名,如分为风痹(行痹)、寒痹(痛痹)、湿痹(着痹)、热痹、虚痹、实痹、瘀血痹等。只是认为它们用于指导辨证,作为证候名较妥。

二、辨证

辨证是中医诊断学的基本特色。辨证着重于从疾病当前的表现中判断病变的位置和性质,是中医学在特定历史条件下,通过机体的外部表现来推测内部的病理变化而创立的诊断和治疗方法,极大丰富了中医学对疾病的认识和处理能力,是中医诊疗疾病最基本的内容。临床如何迅速、准确地对风湿病作出辨证诊断,笔者认为应从如下几方面着手。

1. **把握证候特征**

邪实候:行痹者,痛无定处,四肢游走,上下左右无所留止,常伴恶风发热,舌苔薄白或腻,脉多缓或弦;痛痹者,疼痛似掣,状如虎咬,痛有定处,局部发凉,得温稍适,遇冷尤甚,昼静夜剧,舌苔白,脉弦紧;着痹者,重着疼痛,痛有定处,肌肤麻木不仁,甚则关节肿胀,苔多白润腻;热痹者,疼痛灼热兼有红肿,得冷则舒,关节周围或延及小腿部可见红斑、结节,或发热汗出,烦闷不安,口干渴,舌红、苔黄腻,脉滑数。

正虚候:阴虚者,肢体疼痛而局部常有热感,春夏重,秋冬轻,且形体消瘦,口干咽燥,五心燥热,甚则盗汗,舌质红绛瘦小,脉多细数,女子月经提前,量少色鲜红;气虚者,肢体疼痛,疲软,乏力,少气懒言,面色不华,时时自汗,舌质多淡,脉弱无力;血虚者,肢体疼痛伴有肌肉麻木不仁,面色萎黄,头晕目眩,心悸怔忡,夜间多梦,舌质黯淡,脉多细弱;阳虚者,肢体疼痛发凉,昼轻夜甚,时时畏寒,四肢欠温,口淡不渴,小便清长,甚则阳痿,舌质淡嫩,脉沉迟;肝肾虚者,肢体疼痛多在腰以下部位,屈伸不利,且腰膝酸软无力,舌多淡红苔薄,脉弦细。

瘀血(痰)候:痰痹者,疼痛部位多局限,麻木重着肿胀为主,可有纳少,腹胀,呕恶,舌苔腻,脉滑;瘀痹者,多呈刺痛,夜间痛甚,固定不移,局部皮间黯,唇甲青紫,舌黯或有瘀斑,脉弦涩。另外,凡风湿病日久不愈,用常法止痛效不显者,都应考虑内有痰瘀。其中,关节肿痛多为痰瘀交阻,关节肿大多为有形之痰瘀滞留其间。湿未成痰者多漫肿,按之柔软,疼痛不剧烈;痰瘀互结则按之稍硬,肢体麻木或疼剧。

2. **联系新病久病**　联系新病久病之实际,综合分析,是辨别风湿病属虚实、表里证候的依据之一。风湿病新起,多风寒湿热之邪侵袭人体,阻闭经络气血,以"不通"为主,故多属实证。表现为肢体等部位疼痛、沉重、麻木、屈伸不利或肿胀,较少见虚象。根据邪气之偏胜,机体反应状态之差异,可见风气偏胜,寒气偏胜,湿气偏胜及湿热偏胜等。风湿病日久者,因其反复发作或渐进发展,经络长期为邪气壅闭,营卫不行,气血亏耗,脏腑受损,组织失养,则表现以"不荣"为主,多属虚证,正虚邪恋证及脏腑痹病。风湿病日久也可湿聚为痰,血凝为瘀,痰瘀互结,胶着皮肉筋骨,而"不通""不荣"俱现。症见关节肿大变形或肌肤顽厚不仁等正虚邪实证。

新病多实,久病多虚,此只指一般情况而言。临床上可由于它病之后、产后、禀赋不足等而感受外邪,初期即现虚证,或本虚标实证。也可见久病缠绵,但寒湿久羁,湿热留驻,痰瘀胶结,虚实夹杂,以邪实为主者。因此,虚证实证的辨别,除联系新病久病外,更重要的是审证求因。

3. **结合轻重缓急** 一般来说,病轻者正虚相对不甚,邪多在肌表皮毛,往往时作时止,病位不定,呈游走性痛,称为风邪偏盛,多为风寒湿证或风湿热证;病重者,邪气极甚,或正气大亏,痰瘀凝结,邪着筋骨,内合脏腑。往往疼痛剧烈,或筋缩骨枯,形衰肉消,痛处固定,关节畸形等,称为邪实,或正虚太甚,多为瘀痰凝结证,肝肾亏虚证,脏气衰损证。病缓者,病情相对稳定,证候转化较慢,此时多属虚实夹杂证候,或寒湿证候,脾肾阳虚证;病急者,病情紧迫,痛剧难忍,迅速内陷脏腑。多为热毒(伴高热,关节或肌肉红肿灼热,肌肤红斑等),或正气极衰的亡阳脱阴证候。

4. **考虑患者体质** 一般情况下,正常体质者所见证候多视病邪而定,风胜者为风痹证,寒胜者为寒痹证,湿胜者为湿痹证;晦涩质者所见多瘀血证;腻滞质者所见多湿滞证;燥红质者所见多热证;迟冷质者所见多阳虚证;倦质者所见多气虚证、脾虚证,或气血亏虚证。

在风湿病诊断过程中,辨病和辨证缺一不可,必须结合考虑。具体临证是先辨病或是先辨证,一般情况下,应该先辨病,在辨清病的基础上进行辨证。因为确定了病名,便可根据该病的一般演变规律而推测出常见的证型。但是,在疾病本质反映不充分,一时难以作出确切病名诊断时,则应先辨证,这样不仅有利于当前的治疗,并且通过对证候变化的观察,还有利于作出对疾病本质的揭示,从而确定病名。

历代风湿病治法探微

自《素问·痹论》专篇论痹以来,历代对风湿病治法的探讨就从未停止过,积累了大量宝贵的治疗经验和方法。挖掘整理前人经验,加以提高,为我所用,不失为风湿病的研究方向之一。

汉代张仲景在《伤寒论》和《金匮要略》中,提出风湿病治疗原则在于祛风、胜湿、温经、逐寒,使风寒湿邪从肌表而解。尤其对风湿证治法有独到见解,认为治疗风湿证可以汗解,应微微汗出,使风与湿邪同时俱出。

若出汗太多,风气虽去,而湿邪仍在,病不得愈。他还提出,治疗湿痹证可用利小便的方法,以小便得利,里湿去,阳气通,湿痹亦除。并提出一些有效方剂,如麻黄加术汤、乌头汤主治寒湿痹,防己黄芪汤、甘草附子汤主治风湿痹,白虎加桂枝汤、大青龙汤主治热痹,桂枝芍药知母汤主治风湿热痹,黄芪桂枝五物汤主治血痹,至今仍为临床所常用。隋代巢元方《诸病源候论》主张用汤、熨、针、石、补养、宣导等方法,对风湿病进行综合治疗,对养生导引尤为重视。

唐代孙思邈《备急千金要方》对风湿病主张以药物治疗为主,配合针灸。在药物治疗方面采用汤剂、散剂、酒剂。

宋代《圣济总录》对风湿病有专门论述,是对前人经验的系统总结,收录治疗诸痹处方148个。虽其论多汇集前人之说,但在诸痹中明确地另立热痹一门。治法上亦多用生地黄、升麻、犀角(现已禁用,多用水牛角代)、羚羊角、麦冬、石膏、大黄等甘寒或苦寒类药物。比前人更多地使用了动物药,特别是虫蚁搜剔之品,如蜈蚣、乌梢蛇、白花蛇、全蝎、地龙之类,代表方如所收《太平圣惠方》中卷十的原蚕蛾散(原蚕蛾、僵蚕、蝉蜕、地龙),卷十九的天雄丸用全蝎,以及许叔微《本事方》的麝香圆等,都是颇有特色的经验方药。

金元期间,风湿病的治法日趋丰富。金朝刘河间的《宣明论方》根据《素问·痹论》风寒湿三气偏胜之说,分别拟定了防风汤、茯苓汤、茯苓川芎汤等方,热痹则拟用升麻汤。张子和在《儒门事亲·指风痹痿厥近世差玄说》中提出"痹病以湿热为源,风寒为兼,三气合而为痹"的观点,因此,他主张在病之早期及时用汗、下、吐三法攻痹,丰富了风湿病治疗的方法。李东垣、朱丹溪另立"痛风"一名,提出其病因主要是血虚,因复感外邪而致病,充分注意到了患者的体质虚弱为致病过程中的重要因素。朱丹溪又根据不同临床见症,拟订了痛风通用方,并主张上、下肢选择用药。这种灵活的辨证论治对后世影响较大。

明清医家对风湿病的病因病机有了新的认识,治疗方法亦更为丰富。此期许多医著中都列有"痹证"专论,特别是对痹之属热、属虚,颇多发挥。明清医家已经认识到风湿病非独外邪致病,禀赋不足、素体虚弱、气血不足亦是本病重要的内在因素。所以治疗上重视补气养血及益肾。

明代李士材在《医宗必读·痹》中指出:"在外者祛之犹易,入脏者攻之实难。治外者散邪为急,治脏者养正为先。治行痹者散风为主,御寒利湿,仍不可废,大抵参以补血之剂,盖治风先治血,血行风自灭也。治痛痹者,散寒为主,疏风燥湿,仍不可缺,大抵参以补火之剂,非大辛大温,不能释其凝寒之害也。治着痹者,利湿为主,祛风解寒,亦不可缺,大抵参以补脾补气之剂,盖土强可以胜湿,而气足自无顽麻也。"认为风湿病为风寒湿三邪致病,虽各有特点,但临床上往往合而成痹,不能截然分开,所以治疗风湿病时,散风、散寒、利湿都不可废,但要据证分清主次,还要结合补血、补火、强土,扶正祛邪兼顾。

明代张景岳认为治风湿病"有火者宜从清凉,有寒者宜从温热""最宜峻补真阴,使血气流行,则寒邪随去;若过用风湿痰滞等药而再伤阴气,必反增其病矣"(《景岳全书·杂证谟·风痹》)。

明代王肯堂等认为,风湿病有风、有湿、有寒、有热、有挫闪、有瘀血、有滞血、有痰积,皆标也;肾虚,其本也。故顽痹之治,还应考虑益肾壮督,标本同治,收效始可较速。

清代《临证指南医案》指出,风湿病久则血瘀入络,倡用活血化瘀及虫类药物,以搜剔宣通经络,药如全蝎、地龙、穿山甲、蜣螂虫、蜂房之类。并提出"新邪宜急散,宿邪宜缓攻",虚人久痹宜养肝肾气血,对后世影响颇大。

清代顾松园《顾氏医镜》,针对热痹及风寒湿痹在临床上的诸多症状,提出了通经活血、疏散邪滞、降火清热豁痰的治疗原则。

此后,王清任的《医林改错》、唐容川的《血证论》,均对风湿病中的瘀血致病说和活血化瘀的治疗法则,有所阐发。王氏提出身痛逐瘀汤,为目前治疗瘀血痹的名方。

综上,历代医学家在临床实践中,对风湿病的病因证治进行了不懈的探索,为我们治疗风湿病积累了取之不竭、行之有效的宝贵经验。

应用仲景对药治疗风湿病的经验

一、芍药配甘草

芍药酸寒,甘草甘平,两药相配,酸甘化阴。其作用一则化生津血;二则平肝缓急,尤其对挛痛有效;三则和营止汗;四则柔肝健脾。在此基础上随症加减,对阴虚、脾弱、病重的风湿病效佳。白芍用量多在30～60g,甘草用量在9～15g。

病例:丁某,男,50岁,教师。1979年6月10日来诊。

患者颈及两肩部走窜抽掣样间断性跳痛半年，以左侧为频。偶尔下肢亦痛。近日又发作，症状同前。兼有胸胁胀满，四肢乏力，时常心悸，纳差。舌质稍红，苔薄白，脉弦细。经摄片及神经科检查未见异常。ESR（红细胞沉降率）45mm/h。中医诊断为项痹、肝痹。证属血虚邪侵，气血郁结。治以养血活血，祛风通络，宽胸理气。药用：白芍30g，鸡血藤30g，石斛24g，瓜蒌皮30g，焦三仙各21g，姜黄9g，忍冬藤60g，威灵仙18g，秦艽12g，甘草6g。水煎服。患者于6月15日复诊，诉服上药1剂后，大便如发酵面包之状。2剂后，大便排出黑红色黏条物。3剂后大便呈泡沫状。颈肩疾病及胸胁胀满均消失，食欲有增，心悸好转，但四肢仍乏力。上方去瓜蒌皮，加黄芪30g，继服3剂。3个月后随访，症状痊愈，未再复发。

按语：颈肩抽掣跳痛，为外邪侵袭筋脉所致，胸胁胀满属肝气郁结之证，木郁生火，火旺则心神不安，故心慌。《素问·痹论》曰："肝痹者，夜卧则惊……上为引如怀。"故此也属肝痹，乃风痹兼肝郁不达之证。故拟养血活血，行气解郁，理气宽胸，祛风通络之法，收效甚速。纵观诸药，并无异常，同样的药物，但服后大便发生上述不同变化，而且症状消失甚速。此情况极少见，有待进一步探讨。

二、芍药配白术

芍药酸寒，柔肝和阴，为肝家要药，乃解挛急疼痛之佳品。白术甘温，健脾化湿，为健脾燥湿之要药，治湿盛腰痛之佳品。两药都可利水化湿，芍药是调理肝气以利水，白术乃健脾运土以燥湿。两药相配，既协调肝脾使肝气柔畅、脾气健运、利水化湿，也有相反相成之意，使白术不过燥，白芍不过敛。在此基础上随证加减，治疗腰骶及下肢湿盛为主的风湿病效佳。白芍用量30～60g，白术用量30～60g。

病例：路某，男，35岁，农民。1981年9月6日来诊。

患者左骶髂关节部间歇性针刺样疼痛月余，甚时沿大腿后侧向下放射呈抽筋样疼痛，劳累或受凉均加重，自觉腿沉抬起困难。查体左骶髂关节部有明显压痛。舌质偏淡，苔白腻，脉滑。中医诊断为骶痹，证属风湿阻闭。治以祛风除湿，活血止痛。药用：独活30g，萆薢30g，白术30g，牛膝12g，钻地风30g，木瓜18g，薏苡仁30g，当归15g，鸡血藤30g，白芍30g，12剂。水煎服。患者于9月22日复诊，腰痛基本消失，弯腰或姿势不当时稍有痛感，仍觉乏力。舌、脉正常。上方去萆薢，加黄芪30g，继服3剂。1个月后来述，病痊愈。

按语：苔腻、脉滑为湿胜，放射样痛为风胜。风湿为患，故重用祛风胜湿之药而收效。本方白芍 30g,其意乃不外两方面:一则柔筋缓急止痛;二则抑制诸药之燥烈。诸药配伍合拍,收效甚捷。

三、桂枝配芍药

桂枝辛甘温属阳,芍药酸苦寒属阴。桂枝善通阳气,能升能散,以入气分为主,兼入血分,芍药善和营益阴,能收能敛,平抑肝阳,利水气,主入血分,兼入气分。桂芍相配之所以相反相成,就在于通过两者对立的功能,对人体的营卫、气血、阴阳起调节作用。在此基础上随症加减,多用于有营卫不和表现的风湿病患者。白芍用量 20 ~ 30g,桂枝用量 9 ~ 12g。

病例:堵某,女,26 岁,农民。1982 年 2 月 21 日来诊。

患者 20 天前正常分娩,失血较多,两上肢时有麻木。近 7 天症状加重,两上肢持续麻木酸沉且痛,右甚于左,昼轻夜重,双手勉强持物,并感乏力,上肢疼痛如裂,并伴周身畏冷,嗜卧,乳汁少。面色无华,舌质淡、尖稍红,苔白,脉细稍数。中医诊断为臂痹,证属气血亏虚,贼风内侵。治以补气养血,祛风通络。药用:黄芪 60g,当归 30g,丹参 30g,鸡血藤 30g,桂枝 12g,桑枝 30g,白芍 30g,老鹳草 24g,透骨草 24g,香附 18g,威灵仙 12g,甘草 9g。3 剂,水煎服。2 月 24 日复诊,右上肢麻木消失,左上肢前臂麻沉亦减。微恶寒,时自汗。舌淡,苔白,脉细弱。守方继服。3 月 29 日再诊,述上方服 6 剂,诸症悉除。

按语:产后多虚多瘀,虚则易感外邪,瘀则易伤经络。黄芪、当归,乃当归补血汤,气血双补,补气生血;桂枝、白芍,调和营卫,两者扶正;更有丹参、鸡血藤、香附,一则治产后之瘀,二则活血祛风。方以补虚为主而获效。临床遇此者,特别注意,虽有外邪,不可攻伐,若用辛燥温散之品,使气耗血损,敞门招邪,病反加重。

四、桂枝配甘草

桂枝辛温,温通升浮;甘草甘平,益气内守。两药相配,走而不散,通行十二经。本药对通中有补,宣通而不耗散,且治疗作用是全身性的(如体表、肌肉筋骨、肺、脾胃、心、肾等),而不限于一脏一腑。在此基础上随症加减,多用于治疗上肢为主的风寒湿痹,桂枝用量 12 ~ 15g,甘草 9 ~ 12g。

病例:王某,女,49 岁,农民。1982 年 4 月 5 日来诊。

患者 10 天前因劳累引起左肱骨外髁部持续疼痛,渐趋严重。现局部微肿,怕凉,压痛明显,扭转屈伸疼痛加剧。舌质淡有齿印,苔薄白,脉沉细。中医诊断为肘痹(网球肘),证属风寒痹阻,气血运行不畅。治以除风散寒,活血通络。药用:威灵仙15g,秦艽12g,老鹳草24g,孩儿茶12g,桂枝15g,透骨草30g,羌活12g,甘草9g,当归30g,生地黄15g。3剂,水煎服。4月9日复诊,疼痛减轻,压痛不明显,肘关节扭转屈伸时疼痛亦减。效不更方,继服3剂。4月15日再诊,诉左肱骨外部疼痛、压痛均消失,肘关节伸屈自如,病痊愈。

按语:本案上肢疼痛属风寒瘀血所致。桂枝辛温,善走上肢,温经通脉,最合此症。《药品化义》云:桂枝"专行上部肩臂,能领药至痛处,以除肢节间痰凝血滞"。依古训,凡上部寒痛常选此作引经之药,若偏热者,多用苦辛平的桑枝代替,临床效果良好。此证以通络与活血养血兼施,药证合拍,收效甚速。

五、石膏配知母

石膏甘辛大寒,气轻发散,善清上中焦之热,知母苦寒滋润,润降泻火,善泻三焦之火。两药相配,在清热功能上有协同作用,且可使热邪无可容之地,对全身气分邪热的治疗功能更加全面。在此基础上随证加减治疗热痹之湿热阻络、憎寒烦热、骨节红肿热痛者较佳。石膏用量30～120g,知母用量15～30g。一般中病即止。气虚、阳虚者忌用。

病例:李某,男,11岁,学生。1992年7月3日来诊。

患者右膝、髋关节疼痛、视力下降2年。高热,诸节肿痛1周。前年9月无明显原因出现低热、视力下降,右膝、髋关节僵痛,跛行。经我处诊为强直性脊柱炎,服壮督蠲痹类中药3个月,症状消失。未配合巩固治疗,1周前因野外露宿,次日发热38℃,汗出,全身多关节痛明显,髋、膝关节尤甚。手足关节肿胀,局部灼热,口渴多饮冷。目赤,视力模糊。其父患该病已腰脊强直。查体:腕及膝、踝关节肿胀明显,局部灼热,皮色红,关节屈伸不利,下蹲受限,弯腰双手尖距地15cm。唇红,舌质淡红,苔薄黄,脉浮数。Hb(血红蛋白)100g/L,WBC(白细胞)8.0×10⁹/L,N(中性粒细胞计数)0.65,L(淋巴细胞计数)0.35,ESR 56mm/h,ASO(抗链球菌溶血素O)(-),RF(类风湿因子)(-)。X线片示双侧骶髂关节边缘模糊,硬化。双髋关节间隙尚可。腰椎生理曲度变直。诊断为肾痹(强直性脊柱炎)。禀赋督虚,感受风湿热邪,邪热痹络,热在气分。治以清热宣痹。药用:生石膏90g,知母20g,忍冬藤30g,桂枝12g,透骨草30g,萆薢30g,薏苡仁12g,木瓜12g,龙胆草12g,川厚朴12g,甘草6g。6剂,水煎服。7月13日复诊,患者身热、目赤、口渴,关节肿痛明显减轻,ESR 33mm/h,减石膏为45g,加桑寄生30g,钻地风20g。继服6剂。7月19日再诊,发热肿痛若失,关节活动较便利,双手尖弯腰时距地 5cm。腰、髋尚僵痛。停汤剂,改服虎潜丸(按说明服)巩固疗效。1993 年 6 月 14 日追访,停药近半年,病未作,视力恢复正常,已从事正常生活学习。

按语:强直性脊柱炎并发眼结膜炎和虹膜炎的发病率可达 25%。病程越长,发生虹膜炎的概率越大。该病以督脉循经部位为病变重点,督脉注入目。由于督脉邪热偏胜,循经灼目,或督脉亏虚,阳气阴精不达于目,皆可引起目疾。临床曾遇数例,皆因此而失明。所以治疗强直性脊柱炎,应时刻注意清肝明目,或滋水明目。若该病湿热证突出者注意加龙胆草;风热胜加菊花;肝肾阴虚加枸杞子,等等。

活血化瘀药物在风湿病治疗中的运用体会

当归 甘、辛、微苦,温。归肝、心、脾经。本品气轻味浓,能走能守,入心肝能生阴化阳、养血活血;走脾经能行滞气、散精微、化生补血。本品又辛散通行,且散瘀调经止痛。风湿病临床用之:血虚寒凝的肢体疼痛者,配桂枝、甘草、生姜、羊肉,水煎服;瘀血风湿病者,配桃仁、红花、川芎等。其与丹参、鸡血藤二药均补中有活,风湿病各期均可应用,尤以血虚血瘀者首选,余称为"补血活血疗痹三姐妹"。其内服 6 ~ 15g,大剂量可用至 30g。脾虚湿滞,便溏者慎用。

丹参 苦,微寒。归心、肝经。本品善入血分,能通血脉、化瘀滞、去瘀生新,为调经、治痹之要药。《名医别录》称之为"养血,去心腹痼疾、结气、腰脊强、脚痹,除风邪留热,久服利人"。由于其去瘀生新,行而不破,故有"丹参一味,而与四物同功"之说。具体应用于治瘀痹,多与当归、鸡血藤相伍。

鸡血藤 苦、微甘,温。归肝经。本品气味平和,守走兼备。能化阴生血,温经通脉,活血化瘀,推陈出新。有润而不燥,补血不滞,行而不破之功。为补肝血,通经络,治疗风湿病之良品。如血虚,风湿入侵,经脉瘀阻而致肢体麻木疼痛者,可与桂枝、当归、独活、桑寄生配伍。《饮片新参》有"去瘀血,生新血,流利经脉,治风血痹症"的记载。由于其性偏温,阴虚火旺者忌用。临床常配当归、丹参。其内服煎剂用量多为 9 ~ 30g,大量可至 60g。

川芎 辛,温。归肝、胆经。本品活血通经,行气开郁,祛风除湿。其辛散温通,味清气雄,归肝入血,性最疏通,善行血中之气滞,通行十二经脉,能破瘀血,通血脉,消瘀肿,止疼痛,祛风除湿。临床治疗风湿病,若风湿寒邪痹阻气血所致肢体关节疼痛重着、肌肤麻木不仁者,常配羌活、独活、薏苡仁;瘀血留滞者,常配当归、丹参、鸡血藤、白芍等。其内服煎剂,用量为9～20g。阴虚火旺者忌用。

赤芍　苦、微寒。归肝经。本品性寒,主降泄,能泻肝火,解郁热,凉血热,散恶血,利水道,消肿痛。临床风湿病热者,波及营血,与生地黄、牡丹皮为必用之品,为凉血散血之要药。又配石膏、桂枝、知母、忍冬藤治湿热痹。内服煎剂用量为6～15g,寒痹者慎用。

牛膝　酸、甘、微苦,平。归肝、肾经。本品甘酸微苦,性善下行,好入肝肾,走而能补,可行血脉,消瘀血,破癥瘕,祛风湿,补肝肾,强筋骨,壮腰膝。临床治疗风湿病,常与防风、独活、秦艽配伍,若湿热下注,两脚红肿,疼痛麻木,用之通利关节而止痛,常与苍术、黄柏配伍。其为治疗腰及下肢风湿病的首选引经药。一般而言,生者消瘀佳,补肾强筋宜熟用。其中,川牛膝偏祛风湿,怀牛膝偏补肾。

乳香　辛、苦,温。归心、肝、脾经。和血止痛、解毒疗疮。本品辛苦而温,香烈走窜,能消瘀血、通心窍、通经络、舒筋骨、疗伤损、止疼痛,虽为开通之品,然较少耗伤气血,为活血止痛之良药。风湿病风寒湿邪痹阻经脉,肢体疼痛、屈伸不利者,用之通经脉,蠲痹痛,与羌活、防风、秦艽、青风藤同用;瘀血痹阻经脉,肢体刺痛,皮色等黯者,与当归、丹参、鸡血藤、牛膝同用。内服煎剂为6～10g。有伤脾败胃之弊,用时多制,且不宜大剂量用、久用。

没药　苦、辛,平。归肝、心、脾经。散血去瘀、消肿定痛。本品苦辛性平,可通可散,能散瘀血、消宿血、通经络、生肌肉、止痛消肿。其与乳香为"姐妹药",临床需制用,治疗风湿病有较快的消肿止痛作用,为治疗瘀血痹痛的止痛治标之首选。《医学衷中参西录》称乳香、没药:"二药并用,为宣通脏腑,流通经络之要药,故凡心胃、胁腹、肢体、关节诸疼皆能治之。"其用法及禁忌参"乳香"。

"马钱子性寒"质疑

马钱子又名番木鳖,近年在风湿、骨伤诸病治疗中,应用相当广泛。

随着应用经验的积累,笔者对《本草纲目》论定的"马钱子性寒"提出疑问,并认为其当性温。

药性的寒热温凉,是历代医家在阴阳学说指导下,经过长期临床实践,对药物作用于人体后所出现的治疗效果和反应的经验总结。在此谈谈自己质疑"马钱子性寒"的几点理由。

1. **治疗效果方面** 明代《鲁府禁方》曰:"治寒湿气作,脚腿痛,番木鳖子(一两,用牛油炸黄色,炒干),两头尖(三钱,火炮),上共为细末,每服四分,空心烧酒调下。未止,次日再加二分,三服觉有汗即效。"清代《外科十三方》曰:"马钱子、枳壳二味研末,以酒调敷患处,即能止痛愈伤,神验无比。"近年报道:生马钱子水浸后为末,装胶囊,每日 0.9g,分 3 次服。治疗脊髓非完全性断裂损伤引起的肢体麻木、凉痛,有效率为 88.9%;1980 年《上海市药品标准》:"马钱子适量,研成细末,压片,用于关节骨肉酸痛、麻木、寒冷等症。"我院研制的"寒痹停片"(以马钱子为主药)治疗类风湿关节炎寒证,3 个月为 1 个疗程,有效率为 94.6%(曾试治于该病热证,有效率仅 32.3%,差异无统计学意义)。此类文献殊多,治疗风湿、骨伤诸病寒证,以马钱子为君、重用,或单味应用,效果颇佳。根据"寒者热之"的治疗原则推断,其性当温。论定马钱子性寒,以其为主治疗热证,文献罕见,从医理上欠通。

2. **药物功用方面** 对于马钱子的功用,清代《外科全生集》曰:"能搜筋骨入骱之风湿,祛皮里膜外凝结之痰毒。"《串雅补》曰:"能钻筋透骨,活络搜风。"《医学衷中参西录》曰:"其开通经络,透达关节之力,实远胜于他药也。"现代《中华药海》曰:"通络、强筋、散结、止痛、消肿、解毒。"西药药理研究:其含主要有效成分士的宁和马钱子碱,对中枢神经系统的作用首先是兴奋脊髓的反射功能,其次兴奋呼吸中枢和血管运动中枢,有改善微循环、刺激骨髓、活跃造血功能等作用;有抗风湿、通经络、消肿散结、强筋骨、活血止痛的作用。依据药性的一般规律:寒性药阴阳属性为阴,多具有清热泻火,凉血解毒,平肝安神,镇惊等功用,常用来治疗阳证、热证;温性药阴阳属性为阳,多具散寒解表、回阳、活血通络、止痛等功用,常用来治疗阴证、寒证。论定马钱子性寒,其功能则与寒性药的一般规律不符。

3. **中毒反应方面** 马钱子有大毒,其作用于人体后,最佳有效量与轻度中毒量比较接近。治疗过程中,患者轻则可出现头晕、口干、汗出、肢体有热感、腰背僵硬、抽筋、微颤;重则出现语言障碍、吞咽困难、牙关紧闭、角弓反张、血压升高、呼吸急促、全身强直性惊厥等重度中毒反应。此按阴阳分类,明显符合活动的、兴奋的、向外的、向上的、温热的、刚强的等阳的特征。论定马钱子性寒,其中毒反应则不符合静止的、抑制的、向内的、向下的、寒冷的、柔弱的等阴的特征。

4. 中毒解救方面 解救马钱子中毒,中药常用绿豆 100g,生甘草 100g,煎水频服;或黄芩 60g,煎水频服。民间令大量饮冷水。西药亦选抗惊厥镇静药来运用:如乙醚吸入,静脉注射巴比妥类;或大量水合氯醛灌肠等。这里绿豆、生甘草、黄芩、冷水,以及西药镇静药性阴寒,用之有效说明药证相符。依据"以阴制阳,损其有余"的治疗原则推断,马钱子之性也当属温热。论定马钱子性寒,中毒所致应为阴寒证,复用寒凉的药物解救,势必加重病情。

综上,论定马钱子性寒,从诸方面看均与医理不合;称其性温,则群疑冰释,所以笔者认为马钱子性温。

5.《本草纲目》等书论定其性寒的原因 推究《本草纲目》论定"马钱子性寒"的原因在于:该药始载于《本草纲目》,就是在《本草纲目》以前,人们对马钱子的应用尚少,还没有积累足够的治疗经验,不可能像对麻黄、黄连、常山那样有充分的了解。如《本草纲目》称之无毒,就是明显的错误。另外,当时李时珍也并未能将马钱子与木鳖子从形态上区别开来。在此条件下论定马钱子药性,则难免出现错误。纵观《本草纲目》马钱子条目的"附方"中,刊方仅 4 首(治喉鼻 2 首、治癍疮入目 1 首,病欲去胎 1 首)。所治喉痹及癍疮入目的确属实热证。但方中马钱子分别同寒凉的山豆根、熊胆汁、轻粉共用,用量尚平。因此设想,假若马钱子药性属阳,亦当为温性;其非对病因而设,仅取之温通开闭,散结消肿,急治其标。后世也有用单味马钱子治疗热证,如《串雅内编》治喉风、《外科证治全书》治流火、《握灵本草》治疗牙痛等。但其都与冷水共用,道理与以上复方相同,皆寒热并用、清热解毒、开闭散结,治疗热毒壅遏证。此如同白虎桂枝汤中的桂枝,解毒蚀疮剂中的巴豆一样,并不能论定它们性寒。因此推测,由于《本草纲目》在药物学上的特殊地位,其后对马钱子应用也远无目前这样广泛,以致牵强附会,著书时因循旧学,使"马钱子性寒"之论沿用至今。

药性是药物治疗疾病的重要理论依据,对临床治疗具有重要指导意义。一匕之谬,覆水难收。笔者妄提谬论,称马钱子性温,旨在抛砖引玉,以期推动对该药的研究、开发和利用。

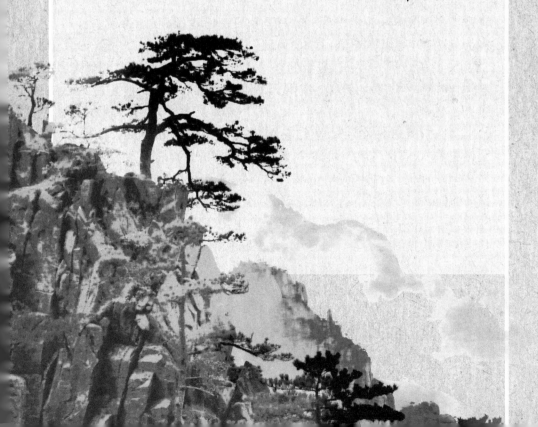

巧趣医话篇

"风湿"之名源于中医

中华中医药学会风湿病专业委员会将"痹证"改称"风湿病"后,有人视为媚从西医,离经叛道。其实不然,"风湿"一名,中医自古有之。

据考证,长沙出土的《五十二病方》,距现在已有两千多年,其中就有关于"风湿"的记载。同时代的中医典籍《神农本草经》中记载"风湿"一名,有 26 处之多。《黄帝内经》中除《素问·痹论》篇外,以"风湿"单独出现者有 17 处。迨后,汉代张仲景《伤寒论》全文 398 条中均未言"痹",而论及"风湿"者多处;《金匮要略》首先将"风湿"作为疾病的病名,如"病者一身尽疼,发热,日晡所剧者,名风湿。""风湿,脉浮,身重,汗出恶风者,防己黄芪汤主之。"隋代巢元方《诸病源候论》,将"痹"隶属于"风候"项下,或散布其他诸候论中,如在"风候"项下列有"风痹候""历节风候""风身体疼痛候""风湿痹候"。及至清代喻嘉言《医门法律》以"风湿"作为专论,详尽论述风湿为患,引起肌肉、关节疼痛的机理及处方。由此可见,"风湿"作为中医病名,已有数千年历史,而决非舶来名词。那么为什么"风湿"作为病名,在后世中医文献中未能处于主流位置呢?其可能与《黄帝内经》在中医中的独特地位,历代医家能著书者多为儒士,善用简奥词语,避用"风湿"这一民间俚语,渐以"痹"取代了"风湿"有关。但在民间,古今仍在使用,并对之有约定俗成的概念,即肢体疼痛,酸困,多遇风寒湿或阴天下雨及劳累后加重,症呈发作性、游走性。

西医学所指的风湿病,全称应是"风湿类疾病"(rheumatic diseases)。凡侵犯关节、肌肉、韧带、肌腱、滑囊等,以疼痛为主要表现的疾病,无论其发病原因如何,均属风湿病范畴。而"风湿(rheumatism)"一词来自古希腊语"rheuma",是流动的意思,指冷湿液体从头部下流至内脏、四肢发生病变,是一种古典的病理概念。16—17 世纪,Baillou 首先将这一概念转移至临床疾病和综合征,限定为运动系统疾病,以酸痛为主要表现,可呈发作性、游走性。之后,随着科学技术的发展,对风湿病的认识越来越深入。特别是近 30 年来,国际上传统或习用的风湿类疾病范畴内容不断增加,研究也逐渐深入到结缔组织和代谢等方面。可以看出,风湿类疾病实际上是一组疾病,其病因既包括人们传统概念所指的受风、受冷、潮湿等环境因素,也包括感染性因素、免疫学因素、代谢性因素、内分泌因素、退变性因素等;其病变范围可以是局限的,也可以是以关节痛等局部症状为其临床表现之一的全身性疾病。到目前为止,已知具有不同名称的风湿类疾病已达 100 多种。1993 年,美国风湿病学会(ACR)将这些疾病共分为 10 大类。

100 多年前,西医传入我国之初,rheumatism 在汉语中暂没有找到对应的词语,当时将其按读音翻译为"偻麻梯斯"或"偻麻质斯",这在我国早期的西医文献中可轻易查到,张锡纯的《医学衷中参西录》中就有"偻麻质斯"一词。随着我国医生对西医知识的理解加深和西医在国内的广泛流传,人们逐渐认识到 rheumatism 在临床特征方面与中医的且在我国民间广泛使用的"风湿"十分接近,遂将 rheumatism 意译为"风湿""风湿病",并逐渐被广大医生认同、接受、使用,一直沿用至今。所以,"风湿病"一词是我国的、中医的名词,并非受近代西医学的启迪而命名;相反,是西医借用了中医的名词。

令人头痛的"疼痛"定义

疼痛,一般人都领教过。疼痛又是风湿病的最主要症状,缓解疼痛,是患者的迫切愿望,也是临床医生首先面临的棘手问题。但究竟什么是疼痛,至今世界医学界还缺乏令人信服的定义。要给疼痛下一个确切定义,还真非易事,古今中西医学界为此进行了不懈的探讨。

中医在春秋战国时对疼痛已有认识,且相当深刻。

《韩非子·外储说右上》说:"夫痤疽之痛也,非刺骨髓,则烦心不可支也。"这种"烦心不可支",难以描述、难以表达、难以名状的痛苦感觉即为疼痛。说明疼痛是一种感觉,疼痛是机体受到伤害性刺激时,产生的一种复杂的感觉,是一种主观感觉体验。

《黄帝内经》中有痹痛、腰痛、胃脘痛等,说明疼痛是一种症状,为许多疾病所共有。在人们的观念中,疼痛和疾病是密切关联的,即常说的"病痛"。《素问·举痛论》明确指出:"寒气客于经脉之中,与炅气相薄则脉满,满则痛而不可按。""脉泣则血虚,血虚则痛。"即疼痛是"脉满""脉泣"的病理反应。临床所见,患了某种疾病,就会感到某些部位的疼痛。相反,治愈了某些疾病,某些部位的疼痛也就消失了。又说明疼痛是一种病理反应。当然,给受试者刺激时所产生的疼痛,为生理性疼痛,属正常的生理反应,这种反应有保护机体、避免伤害性刺激的生物学意义。

《素问·至真要大论》曰:"诸痛痒疮,皆属于心。"说明疼痛与心理有关。痛觉是大脑对客观事物的主观反应,是人类在长期进化过程中形成的一种特殊功能。疼痛这种生理反应,受社会心理因素影响,因此亦属于一种心理反应。

有趣的是,远在古希腊时代,亚里士多德也认为,疼痛已超越感觉范畴,而进入心理活动领域,是与愉快相反的感情形式。西医学亦注意到,疼痛的产生不一定伴有局部病灶。1969年,斯欧拉瑞克强调,疼痛是一种能增加内、外感觉信息的情感反应。1970年,威尔逊明确指出,疼痛包含情绪和感觉两种成分。

1979年国际疼痛研究会给疼痛下了定义:"疼痛是一种与组织损伤或潜在组织损伤相关的不愉快的主观感觉和情感体验。"

总之,疼痛是机体受到伤害性刺激时产生的一种复杂的感觉,是许多疾病的多发症状。

这里还须明白:疼痛的定义不是一成不变的,是随着人们对它的认识逐步统一的。至今,各国疼痛学者对疼痛的认识仍存在不同的看法。正如国际研究疼痛的权威罗纳德·梅尔扎克和帕特里克·沃尔认为:"在我们还没有深刻了解临床疼痛综合征这个复杂的令人困惑的现象之前,我们不可能企望建立起一个满意的疼痛定义。"所以说什么是"疼痛",还真难以一下回答清楚。

"医生越老越吃香"有道理

一般来说,年长的医生接诊的患者多,临床经验丰富。临床经验,是医生在医疗实践中,所取得的技能和总结出来的心得体会。其包括基本的技术和特殊的技能,认识疾病和处理临床问题的能力。临床医学是以实践为基础的科学,经验的积累离不开医疗实践。古人曰:"熟读王叔和,不如临证多。"这里不存在天才,也没有捷径可走。一般而言,一个医生水平的高低和个人经验的积累是成正比的。经验丰富的老医生在聆听患者陈述病史时,能针对性地向患者提出问题,采集到患者忽视的关键情节,可以较迅速而准确地提出若干方面的假设诊断,进一步在病史、体检、化验和检查中得以验证,并且设计出切实可行的诊断步骤和方案。临床经验可以帮助医生对汇集的资料进行分析、综合、推论,作出更接近于实际的诊断。因此,临床经验丰富的医生可以在较短的时间内,根据不完整的资料作出正确的辨病辨证判断。对疑难的病例,临床经验可以帮助提供一些罕见的疾病来考虑;对常见病可以帮助提供一些特殊表现的情况来分析、思考。临床思维是一种以临床实践为基础的科学思维方法,临床经验对于临床思维具有重要意义。

但是临床经验又是相对的,对某一个具体医生而言,他的经验总是有限的,任何医生都不能把自己的经验视为绝对正确,而是需要活到老、干到老、学到老,不断地在医疗实践中总结提高,学习新的经验。在临床专业分工愈来愈细的今天,老医生更应当懂得,某一方面的专家,常常是另一方面的外行,限于自身的经验,也往往容易从自己所熟悉的方面去考虑问题,固执片面,而忽略了其他方面的可能。虚心求教,善于思考总结,是临床医师包括老中医师应具备的重要素质,只有这样的医生才能"越老越吃香"。

误诊漫谈

医疗工作是一个高风险行业,任何高明的医生都可能出现误诊(包括错误诊断和延误诊断)。误诊反映了临床思维的错误或不足。临床上造成误诊的因素很多,可概括为如下方面:

1. **病情的复杂性** 疾病的临床表现差异很大:虽是同一种病却可能以完全不同的形式出现。如尪痹(类风湿关节炎)有些关节疼痛剧烈,有些则关节不痛,而首先表现为关节畸形;系统性红斑狼疮,它可以造成多系统损害,但常以某一脏器的病变表现出来,本质却隐蔽得较深。只有细心和经验丰富的医生,才可能从一些蛛丝马迹的表现中捕捉到可疑的迹象,再通过进一步的检查,揭露出疾病的本质。

2. **疾病尚在早期,还没有发展到易被诊断出来的阶段** 此时患者虽有某些症状引起了医生的注意,但尚难揭露其本质。虽然临床的诊断手段近年来有了巨大的进展,但还没有达到明察秋毫的程度。如脊髓鞘膜瘤患者,早期只有腰部不适或腰痛现象,很容易被误诊为其他原因引起的腰痛,出现神经压迫症状一般是在数月以后。

3. **罕见的病例** 某些罕见病例,即使对于已有多年临床经验的医师来说,诊断也是有一定困难的。这种病例的诊断费事、费时,往往是在排除若干常见的疾病以后,经过几个回合,才考虑到它的可能性,再经过一些检查才能最终确诊。

4. 疏忽大意或主观片面出现误诊 由于临床观察不细致、不缜密,致使一些重要的征象被忽略,是责任心的问题。由于思想方法的片面性,虽然当前的不少证据是不足以支持或否定某一种诊断的,然而囿于狭隘的个人经验,造成误诊也屡见不鲜。现在,由于分科较细,专业化的倾向性很重,往往出现对患者的某一征象从自己所熟悉的方面去考虑,而忽视了其他的可能性。

所以,临床医师必须对患者具有高度的责任感,在实践中努力学习、不断提高临床思维能力,正确运用自己的经验,尽量避免主观性,这样才能成为一位称职的、高水平的医师。

"马钱子"应用琐谈

马钱子,味苦性温,有毒,功能散血、消肿、止痛,主治风痹疼痛。民间所云"马钱子,马钱子,马前吃过马后死",即言其有剧毒,服之可数步毙命。其实本品运用得当,确为良药。余用之治顽痹数十年,用量逾万斤,未引起患者中毒。不过,临床应用时必须认真炮制,严格掌握用法用量。炮制时一般先将沙置锅内炒热,加入拣净的马钱子,炒至微黄色,并鼓起,取出,筛去沙子(用力筛撞,致毛脱落)即可。临床应用时要配合相关药物,制成水丸或糖衣片,每日服量不超过药典规定量。一般长期服用,少则数月,多则数年,未发现有蓄毒现象。用其治疗类风湿关节炎,未发现有中毒者。有多例女性患者在未结婚前即服,经结婚、怀孕、哺乳期,均病情缓解,母婴健康。余临床应用该药,一般从小量开始。以"痹苦乃停"片为例,初服时,每次2片,每日4次;次日每次2片,每日4次;第3日每次3片,每日4次,以此递增,最多每次服10片。增量时,严密观察,如患者出现头重脚轻,步履蹒跚,为该患者的最高耐受量,以后即按此量服用,不可加量。一般超过常人2～3倍用量时,方出现上述症状。也有个别患者对该药特别敏感,服正常服用量的1/4,即出现咀嚼肌及颈部、小腿肌肉抽动,这样的病例不占千分之一,停药后即消失。因此,笔者认为马钱子是治疗痹病的有效药物。用法得当,不会出现问题。即使个别体质敏感者,严格按要求服药,也相当安全。

需要强调的是:①用制马钱子,要炮制得宜(不可炮制太轻,轻则毒性较大;也不可炮制过度,过度则药力丧失)。②用制马钱子要配合其他扶正药,以丸、散、片剂为宜。如配当归、黄芪、首乌等,既增加疗效,又减少其毒性。③要从小量开始,逐渐加至治疗量。④对个别敏感者,用微量治疗为妥,或即刻停药。

风湿病治疗中的"动静观"

在风湿病的治疗过程中,有的医生强调多活动,加强功能锻炼;有的医生叮嘱静卧休息,减少关节活动。究竟应该怎么办,患者往往是一头雾水。

其实以上两种说法都有道理,应当辩证地看待。风湿病是主要累及运动系统的疾病,在治疗过程中处理好动与静的关系十分必要。中医认为,流水不腐,户枢不蠹,"久坐伤筋""久卧伤骨",脾主肌肉四肢。不活动易使气血运行迟缓,脾胃功能减弱,气血津液乏源,肌肉筋骨失养。西医认为,生命在于运动,不活动生命将失去活力,同时会出现肌肉萎缩,关节挛缩,骨质疏松,直接影响风湿病的康复。但是,风湿病急性期,邪气亢盛,伐伤正气,若活动过度,"劳则气耗","久立伤骨,久行伤筋",消耗体能,使机体抵抗力下降,不利于疾病的康复。并会加重关节的负荷,摩擦过度,不利于关节炎症的控制,甚则使关节炎症状加剧,加速关节破坏。所以,风湿病患者应该视具体情况而定,活动过度或不注意活动都是不正确的。目前,类风湿关节炎患者在治疗过程中多存在过度制动的倾向,结果当病情稳定之后虽关节损害不严重,但多留有明显的关节活动受限。因此主张即使在类风湿关节炎急性期,关节肿痛明显时,每日主动或被动活动几次病变关节,不但不会明显加重关节炎症,反而在病情稳定后,能保留更多的关节功能。骨关节炎,多存在过度活动的倾向。因为该类患者多有静止后关节僵硬,活动后僵硬减轻的现象,使患者自认为多活动有好处,晨练过度,且不适当地扭转关节。其实不知本病的实质是关节软骨退变,过度使用关节,会使残存的关节软骨受损,关节间隙越来越窄。

当风湿病病情仍处于活动期,表现为疼痛、疲乏、食欲下降、低热、ESR 增快,患者要求既能控制病情,又能改善功能,这是一对难以处理的矛盾。若要改善功能,必须加大运动量,甚至借助于牵引、推拿等外力。但是,这样不但不利于稳定病情,反而会加重病情;要控制疾病,除了加强内科治疗外,患者应减少活动量,注意休息,甚至卧床。但是,这样不但不利于改善功能,反而会加重功能障碍。此时正确处理"动与静"的关系就显得尤为重要。

一般来说,宜采用分阶段综合处理的办法。第一阶段加强内科治疗,以控制病情活动为主。活动量控制在既能保持现有功能,又不至于加重病情活动为度。当病情稳定后,进行第二阶段治疗,加大改善功能的力度,即在不放松内科治疗的基础上,增加活动量,甚至借助牵引、推拿等外力。以既能改善功能,又不加重病情活动为度。以此循序渐进,多数患者能达到满意的效果。不过临床情况是复杂的,在复杂问题面前,要考虑病痛和功能,还要结合疾病的性质、患者及家属的意愿、社会经济因素等问题,综合考虑,选择治疗方案。

老虎"治好"类风湿关节炎

记得前几年在报纸上看过一则消息。俄罗斯西伯利亚森林里住着一户人家。男主人患类风湿关节炎数年,关节肿痛,活动受限,长期不能起床。这年夏季的一天,家人用轮椅将他推到户外晒太阳,就忙别的去了。许久,朦胧中患者突然听到一声虎啸,睁眼一看,十多米外一只猛虎向他扑来。患者惊慌中不知怎么就跳下轮椅,迅速爬到身边的树上。家人急忙赶来,人虎皆无,只见轮椅,以为患者被虎叼走……抬头一看,原来患者在树上趴着。从此,患者认为风湿病不过如此,树立了战胜疾病的信心,治疗效果也明显提高,渐被治愈。以后见人就说是老虎"治好"了他的类风湿关节炎。

《续名医类案》曾记载:"邱汝诚治一女子,欠伸,臂不下。邱令其母裸女上身,以单裙着之。曰:俟吾揭帘即去下裳,母如命,邱扬声而入,女羞,缩臂,即复故。"

以上两者虽不尽相同,但都说明调动患者的潜能,在疾病治疗和康复中有多么重要。每个人都有潜能,而且潜能很大。同样的疾病,患者在对疾病失去信心的情况下,尽管接受有力治疗,效果往往不好;相反,患者在充满信心,潜能得到发挥的情况下接受治疗,临床疗效往往非常满意。潜能的发挥,关键在于患者的积极主动性。中医学认为,形体和精神之间存在着相互联系、相互依存的关系。一方面,形的存亡决定神的存亡,神只能依附于形体而存在,决不会离形而独生;神的昌盛与否,直接影响形的盛衰存亡。《灵枢·天年》曰:"失神者死,得神者生也。"由此可见,健全的形体是精神充足、聪明智慧的物质保证;充沛的精神,乐观舒畅的心情,又是形体强健的重要条件。而各种风湿病所导致的机体不得康复,不外乎重伤于形,由形及神,或重伤于神,由神及形,且往往两者互为因果,影响患者的康复。所以在风湿病康复治疗过程中,必须将调神和养形结合起来,既要针对形体损害采用药物、饮食、针灸、推拿、体育运动等多种养形之法,又要针对患者的不良精神状态,采用调摄情志、娱乐等康复方法,做好患者思想上的疏导、安慰工作,教育患者涵养精神,安神逸志,发展多种情趣,力求以形体健康促进精神充足,精神健康促进形体康复,使形体和精神协调平衡,达到形与神俱,整体康复的目的。因此,医生在制定风湿病治疗方案时,应通过各种手段,注意调动患者的潜能,促进风湿病早日康复。

饮食治疗风湿病

食疗即饮食疗法。中医学认为,药食同源,食物应用得当也可以对疾病的恢复起很大作用。我们的祖先在这方面积累了丰富的经验,早在《黄帝内经》中就很重视饮食对人体健康的作用。它指出,五谷为养,五果为助,五畜为益,五蔬为充,简要地说明了饮食与健康的关系。《寿亲养老新书》说:人若能知其食性调而用之,则倍胜于药也。善治药者不如善治食。从现代医学观点来看,食疗确有补充人体营养物质,改善患者体质,提高患者抗病能力和防病治病的作用。

风湿病患者在选择食疗品时一定要对症,不加选择地滥补不仅起不到促进疾病康复的作用,反而会加重病情。一般而言,风痹者,宜用葱、姜等辛温发散之品;寒痹者,宜用胡椒、干姜等温热之品,而禁忌生冷;湿痹者,宜用茯苓、薏苡仁等;热痹者,一般是湿热之邪交织在一起,药膳宜选用黄豆芽、绿豆芽、丝瓜、冬瓜等食品,而不应用羊肉及辛辣刺激性食物。

药膳一般不应采取炸、烤、熬、爆等烹调方法,以免其有效成分遭到破坏,或者使其性质发生改变而失去治疗作用。应该采取蒸、炖煮或者煲汤等烹调方法,以保持食物的食性不变。另外,一次烹制也不要太多,以免一次吃不完造成食物变质而改变食性,使作用降低,甚至会引起食物中毒。制作药膳时,患者可根据各自的病情、家庭经济情况、当地资源条件酌情选用下列处方:

1. 辣椒、生姜、大葱各 9g,同面条煮食,趁热吃下,以出汗为度,每日 2 次,连服 10 日。本方对寒型顽痹有益。

2. 薏苡仁 50g,糖 50g,干姜 9g。先将薏苡仁、干姜加水适量煮烂成粥,再调白糖服食。每日 1 次,连服 1 个月。本方对寒痹患者有益。

3. 薏苡仁、木瓜、伸筋草、千年健各 60g,用纱布包好,与猪脚 1~2 只,放入瓦罐中,再放入适量水,小火煨烂,去渣,不放盐,吃肉喝汤,分两次食用。本方宜于顽痹者。

4. 五加皮 50~100g,糯米 500~1 000g。将五加皮洗净,加水适量,泡透煎煮,每 30 分钟取煎液 1 次,煎取 2 次。再将煎液与糯米同煮成糯米干饭,待冷,加酒曲适量拌匀,发酵成为酒酿。每天适量佐餐食用。本方适用于湿邪偏胜、重着酸楚的湿痹。

5. 生川乌头 3~5g,大米 50g,姜汁 10 滴,蜂蜜适量。将川乌头捣烂研为细末,先煮沸米粥,后加川乌头末,改用小火慢煮,熟后加入姜汁、蜂蜜,搅匀再煮片刻即可。早、晚餐服用,5~7 天为 1 个疗程。本方适用于风痹。

6. 黑大豆 1 000g,松节 200~300g,黄酒 250g。用小火将黑豆煮至酥烂,收水晒干。每次 50 粒黑大豆,随时嚼食,每日 3 次。本品具有补脾肾、强筋骨、通血脉、祛风湿、除骨寒等功能,适用于寒痹。

7. 粗大鳝鱼(每条 250g 以上)4~6 条,剖去内脏,阴干,研细粉,瓶贮备用。每次取鳝粉 10~15g,黄酒 2~3 匙,开水冲服或调粥服。每日服 2 次,2 个月为 1 个疗程。鳝鱼祛风力强,能补虚助力,通利血脉,善治三痹,风甚者更宜。

8. 童子鳝 500g,用绳系尾,悬于窗口处阴干,白酒 1 000g,浸泡 1 个月后饮酒。每日 2 次,每次 1 匙,2 个月为 1 个疗程。童子鳝性温善窜,能活血舒筋,祛风除湿。本方对肩肘痛不能上举的顽痹患者,效果尤佳。

9. 猪瘦肉 100g,辣椒根 90g,共煮汤,调味后服食。每日 1 次,连服 5~7 日。本方对寒邪偏胜,疼痛剧烈的寒痹患者有益。

10. 蛇肉 250g,胡椒根或胡椒 40~60g,放砂锅内加适量水,炖汤调味服食。每日 1 次,连服数天。本方适用于风邪偏胜,痛无定处的行痹。

11. 柳枝或西河柳 50~100g,水煎服。每日 1 次,连服 14 天。本方对热痹患者有益。

12. 黄花菜根 50g。将黄花菜根水煎去渣,冲黄酒内服,每日 2 次,连服数天。本方适用于热痹患者。

13. 茄子根 15g,水煎服。每日 1 次,连服数天。也可用茄子根(或白茄根)90g,浸入 500ml 白酒中,3 日后服用,每次饮 15ml,每日 2 次,连服 7 ~ 8 日。本方适用于热邪偏胜,红肿热痛的热痹患者。

14. 薏仁茅根苦瓜粥:将鲜苦瓜 100 ~ 150g 切成小块,薏苡仁 30g,白茅根 30g,赤小豆 90g,粳米 60g 同煮,空腹食用,每日 1 ~ 2 次。适用于湿热痹患者。

15. 生姜鸡:用刚刚开叫的公鸡 1 只,生姜 100 ~ 250g,切成小块,在锅中爆炒焖熟,不放油盐。会饮酒者可放少量酒,1 天内吃完,可隔 1 周或半个月吃 1 次。用于关节冷痛,喜暖怕寒者。

16. 鹿茸鸡:以当年的公鸡 1 只,鹿茸 3 ~ 6g,在锅内焖熟,不放油盐。吃肉喝汤,2 天吃完。可根据情况每隔 1 周或半个月吃 1 次。夏天及关节红肿疼痛者勿用。

17. 赤小豆粥:赤小豆 30g,白米 15g,白糖适量。先煮赤小豆至熟,再加入白米作粥加糖,能除湿热。

18. 薏苡仁粥:薏苡仁 30g,淀粉少许,砂糖、桂花适量。先煮薏苡仁,米烂熟后放入淀粉少许,再加砂糖、桂花。作早餐用,能清利湿热,健脾除痹。

19. 防风薏苡仁粥:防风 10g,薏苡仁 30g。水煮,每日 1 次,连服 1 周,能清热除痹。

20. 木瓜汤:木瓜 4 个,蒸熟去皮,研烂如泥,白蜜 1kg 炼净。将两物调匀,放入净瓷器内盛之。每日晨起用开水冲调 1 ~ 2 匙饮用。能通痹止痛。

21. 葱白粥:煮米做粥,临熟加入葱白,不拘时食,食后覆被微汗,能解表散寒。

22. 生姜粥:粳米 50g,生姜 5 片,连须葱数根、米醋适量。用砂锅煮米做粥,生姜捣烂与米同煮,粥将熟加葱、醋。食后覆被出汗,能解表散寒。

23. 老桑枝煲鸡:老桑枝 60g,母鸡 1 只约 500g,加水适量煲汤,用食盐少许调味,喝汤吃肉。能温经散寒,清热除湿。

总之,药膳应营养丰富而全面,容易消化吸收且适合于自己的病情。

风湿病外治疗法显奇效

中医外治方法是历史上治疗风湿病最早的有效方法。随着生产资料的发展及社会的进步,代有发展。清代吴尚先《理瀹骈文》集历代外治法之大成,且又有发展,其曰:"外治之理即内治之理,外治之药亦即内治之药,所异者,法耳。"现代科技的发展,促进了外治方法的发展。临证时应依患者不同的病情、体质、地域、经济状况、生活习惯等合理选用。

一、敷贴疗法

敷贴疗法又称"外敷"疗法,是将经过制作的药物直接敷贴在人体体表特定部位以治疗疾病的一种外治方法。吴尚先认为,凡是服汤、丸能治愈的病症,也无一不可改用"敷贴"而收效;无论内治、外治,凡病理可统者,用药亦可统之。清代徐大椿有"汤液不足尽病"之说,并大为赞赏敷贴疗效的功能,认为"人之疾病……若其病既有定所,在于皮肤筋骨之间,可按而得者,用膏贴之,闭塞其气,使药性从毛孔而入其腠理,通经贯络,或提而出之,或攻而败之,较之服药尤有力"。敷贴所用物品是按不同的方法将药物制成固体、半固体,依其性质和制法分为药膏及膏药。药膏是以适宜的基质如植物油、蜂蜜、醋、蛋清等加入所需药末,调成糊状敷用。如将桐油加入生石膏粉中,调成糊状,外敷治疗关节红肿热痛。膏药即传统的黑膏药,通过作料、炼油、下丹三步成膏。如传统的狗皮膏等。古今有很多治疗风湿病的敷贴疗法,如《外科正宗》以回阳玉龙膏治皮痹、《外科大成》以二术膏治筋骨疼痛、《普济方》以全蝎乳香散治诸风湿、《医学从众录》以九汁膏治鹤膝风、《痹证治验》以痹证膏治风寒湿痹、《中国膏药学》以羌白膏治疗风湿热痹等。

二、外搽疗法

外搽,一般与涂搽、搽擦同义,是将药物制成液体或半流质药剂,直接涂搽患处或同时配合摩擦手法,以治疗疾病的一种外治法。《素问·血气形志》曰:"经络不通,病生于不仁,治之以按摩醪药。"外搽药物有祛风湿、镇痛、消肿等作用,使用时若再加以搓擦,不但起到了按摩作用,又可增加药物的通透性,为治疗风湿病的常用外治方法。水剂、油剂、酒剂是常用制剂。古今有很多治疗风湿病的外搽疗法,如《万病回春》以立患丹治湿气两腿作痛,《痹证通论》以红灵酒治皮痹等。

三、熏洗疗法

　　熏洗疗法,是利用药物煎汤,趁热在患处进行熏蒸、淋洗的治疗方法(一般先用药液蒸汽熏,待药液温时再淋洗甚至浸泡)。它是借助药力和热力,通过皮肤作用于肌体,促使腠理疏通、脉络调和、气血流畅,从而达到治疗风湿病的目的。清代民间疗法大师赵学敏在《串雅外编》中专立了熏法门,详细介绍了熏蒸洗涤等疗法。吴尚先还提出,熏洗、熨、敷诸法即使是虚弱的患者也能接受,不会产生虚虚实实的祸患。熏洗疗法主要以砂锅、盆等为容器,用于手、足部位的病痛。若肘、膝部位病痛,则以瘦高的木桶为宜。古今有很多治疗风湿病的熏洗疗法,如《太平圣惠方》以附子汤方治五指筋挛急,《鸡峰普济方》以五枝汤治筋骨痛,《圣济总录》以三节汤治历节风手足不遂疼痛等。

四、蒸汽疗法

　　蒸汽疗法又叫熏蒸疗法、汽浴疗法,是利用药物煮沸后产生的蒸汽来熏蒸肌体,以达到治疗疾病目的的一种疗法。蒸汽疗法能够促进机体的新陈代谢,祛除病邪,是内症外治、由内透表、通经活络、发汗而不伤营卫的好方法。蒸汽疗法又分全身蒸汽疗法和局部蒸汽疗法。传统的蒸汽疗法设施简陋,如《太平圣惠方》以蒸药方治疗脚腰疼痛,《圣济总录》以蒴藋汤治疗皮痹,《普济方》以熏蒸方治疗脚痹等。现代蒸汽疗法已普遍使用电源加热、自动控温的蒸疗机。使用蒸汽疗法应控制好温度和时间,以免出汗过多。

五、沐浴疗法

　　沐浴疗法是在水中或药液中浴身来治疗疾病的一种方法。沐浴疗法有矿泉水浴、热水浴、不感温水浴、药水浴等,可根据病情选用。儿童、老人及病情较重的风湿病患者,沐浴时要有人护理。

六、热熨疗法

　　热熨疗法是用中草药或其他传热的物体,加热后用布包好,放在人体一定的部位,作来回往返或旋转移动而进行治疗的一种方法。早在原始社会,人类就掌握了用火烧石块熨治关节和肌肤疼痛的方法。熨法通过使特定部位皮肤受热或借助热力使药气进入体内,起到舒筋活络、行血消瘀、散寒祛邪、缓解疼痛等作用。因用材不同,热熨疗法又分为砖熨、盐熨、药熨等。热熨疗法主要用于偏寒型的风湿病。如《外台秘要》以延年腰痛熨法治风湿腰痛,《绛囊撮要》以熨衣方治骨内风寒湿气,《卫生宝鉴》以拈痛散治肢体疼痛等。

七、热敷疗法

热敷疗法是将易发热的物体置于身体的患病部位,或身体的某一特定位置(如穴位)来治疗疾病的一种方法。具有祛除寒湿、消肿止痛、舒展筋骨、消除疲劳等作用。热敷疗法有:药物热敷疗法、水热敷疗法、醋热敷疗法、姜热敷疗法、葱热敷疗法、盐热敷疗法、沙热敷疗法、砖热敷疗法、蒸饼热敷疗法及铁末热敷疗法等。历史上,用于热敷的方药很丰富,如《外台秘要》治风湿药方,《种杏仙方》治腰痛方及治筋骨挛缩脚膝筋急痛方,《泉州本草》治脚手关节酸痛方等。使用本方应注意避免烫伤皮肤。

八、热蜡疗法

热蜡疗法是用液态或半固态的黄蜡、石蜡或地蜡,涂布或热敷局部以治疗疾病的一种方法,简称"蜡疗",属于温热疗法的一种。蜡在加热熔化后,涂敷在局部,冷却过程中对局部形成均匀的压力,有利于水肿的消散。由于温热的作用,又能促进新陈代谢。因此,对各种慢性炎症如关节炎、滑囊炎及腱鞘炎等有良好的疗效。蜡含有油质,对皮肤及结缔组织有润滑、软化及恢复弹性的作用,因此对关节强直、瘢痕挛缩、术后粘连和关节活动功能障碍等,有改善运动器官功能的作用。

九、药棒疗法

药棒疗法是用特制的木棒蘸上配好的药液,在人体适当的穴位上进行叩击,使拘急之经脉柔润,闭阻之经脉通畅,从而起到治疗作用的一种疗法。据清代吴谦《医宗金鉴·正骨心法要旨·外治法》载"振梃,即木棒也,长尺半,圆如钱大,或面杖亦可。盖受伤之处,气血凝结,疼痛肿硬,用此梃微微振击其上下四旁,使气血流通,得以四散,则疼痛渐减,肿硬渐消也",可谓有关药棒疗法的最早记述。民间有"打棒子""敲膀子"等称谓。今人依治疗部位不同,使用不同形状之木棒,并蘸药液用不同手法叩击,发展了"药棒疗法"。主要以川乌、草乌、田三七、乳香、没药等驱寒、活血、止痛药物配成药液。依体质虚实及局部情况采用点叩、平叩、横叩、混合叩等不同的叩击方法。微微振击,切忌重叩。

十、中药离子导入

中药离子导入是根据离子透入原理,运用中药药液,借助药物离子导入仪的直流电场作用,将药物离子经皮肤导入肢体,并在局部保持较高浓度和较长时间,使药效得以充分发挥,以达到镇痛、消肿作用。依据不同的证型,选用清热消肿止痛方、驱寒消肿止痛方、活血化瘀方等。

十一、牵引疗法

牵引,亦称拔伸。元代危亦林《世医得效方》中有用悬吊牵引法治疗骨科疾病的记载。现在牵引疗法不仅是下肢不稳定性骨折不可缺少的治疗方法,也是颈椎病、腰椎间盘突出症等骨伤科疾病的重要治疗手段。风湿病出现的关节挛缩,若关节间隙无明显狭窄,在局部配合热疗、按摩的同时,施以牵引疗法,有利于改善关节功能。常用的牵引方式有器械牵引、皮肤牵引等。

十二、吸引疗法

历史上,吸引疗法是用口或器具吸引患者一定部位,以治疗疾病的一种疗法。吴尚先《理瀹骈文》有用口呷吸前后心、手足心、脐下等处,至红赤为度,以治疗初生儿大小便不通的记载。"拔罐"疗法实际上也属于吸引疗法的一种。现在,吸引疗法较前有了很大的进展,吸痰器、吸奶器、注射器穿刺抽取体内积液等都可以理解为是吸引疗法的进一步发展。在严格无菌操作下,使用注射器抽出关节腔积液,以祛除病理性物质,是现代较常使用的风湿病治疗方法。

风湿病的特色疗法

风湿病的治疗方法很多,除了药物治疗以外,还有物理疗法、传统疗法、娱乐疗法等特色疗法。

一、风湿病的特色疗法有哪些

1. **物理疗法** 物理疗法简称"理疗",是一种古老而年轻的治病方法。它是应用自然界和人工的物理因素,如光、声、电、热、水、磁、蜡等来防病治病的手段。对风湿病患者来说,是一种很好的辅助治疗方法。物理治疗的方法很多,常用的有热疗、水疗、激光治疗、热敷疗法、熏洗疗法、蒸汽疗法、沐浴疗法、沙浴疗法、日光浴疗法、湿泥疗法等。物理疗法可以促进气血运行,舒筋活络,减轻疼痛。比较常用的物理疗法有:①离子导入。②红外线照射:肿痛部位照射,每日1次,每次15~20分钟。③蜡疗:将蜡袋加温软化,置于发病部位,每日1次,每次15~20分钟。

2. **传统疗法**　传统疗法治疗风湿病有不少都是行之有效的。它不但在过去,就是在今天对治疗风湿病仍发挥着十分积极的作用。传统疗法包括哪些呢? 在内服法中,除中药内服外还有食物疗法、药酒疗法等。而外用方法更多,如针刺、灸法、拔罐、推拿、气功、贴敷疗法、熏洗疗法、热熨疗法、热敷疗法、沐浴疗法、蜂毒疗法、药棒疗法等数十种。临床上应在专科医师指导下,对症选用。

3. **娱乐疗法**　娱乐一般包括文娱、文艺、体育三方面的内容。唱歌、跳舞、下棋、打牌、听音乐、看戏、看电影、看电视等属于文娱活动;写诗、绘画、朗诵、读书、看报等属于文艺活动;体操、太极拳、气功、各种球类运动、骑自行车、参观、旅游等属于体育活动。适度的娱乐活动,可以开阔患者的视野,转移患者的注意力以减轻疾病带来的心理压力;有助于患者树立正确的人生观,恢复良好的心理状态,增强患者战胜疾病的信心;有助于增进人际关系,建立与社会环境之间的正常关系,克服逃避环境、孤僻、衰退、离群独处等行为,减少生活的单调和苦闷,提高患者的兴趣和热情,陶冶情操;有助于患者恢复健康的心理状态,从而促进疾病的治疗。此外,适度运动可以改善患者血液循环及身体代谢,增强体质与毅力,利于改善和恢复关节的运动功能,预防关节骨质疏松与强直和肌肉萎缩。

4. **心理疗法**　心理疗法是指治疗者运用心理学的理论和方法,通过医患之间语言、行为的交流,以及治疗性人际关系的交往,帮助患者克服心理问题或心理障碍,达到改善心理状态和行为方式的治疗过程。中医心理疗法历史悠久,内容丰富多彩,包括情志相胜法、疏导疗法等。西医的心理疗法包括支持性心理疗法、行为疗法、认知疗法、生物反馈疗法等。中医与西医心理疗法可以相互配合使用。风湿病常见心理问题的治疗,主要包括慢性疾病的心理治疗、疼痛的心理治疗、肢体残疾的心理治疗、神经症的心理治疗等四个方面。

二、常见的风湿病特色疗法

1. **针灸疗法**　针灸疗法是指针刺和艾灸两种治疗方法,因两者常常配合使用,故常合称针灸。针灸疗法是中医传统疗法,已有几千年的历史。

它是指应用针刺和艾灸的方法,通过腧穴的作用,促使经脉通畅、气血调和,从而达到祛除疾病、恢复健康的目的。针刺治病是用特制的金属针具刺入身体一定部位或穴位,以治疗疾病的一种疗法。针刺治疗风湿病有较好的疗效,但要选好适应证。针刺治疗一般应用于风湿病关节肿胀、疼痛和功能障碍等的治疗,另外发热的风湿病患者也可应用。艾灸是指将艾条的一端点燃后,置于痹痛部位或穴位上,相距皮肤0.5~1cm处施灸,不要烫伤、烧伤皮肤,灸至有温热感、不烫、皮肤微红为度。艾灸不但可以治病,还能强身防病,故在没有痹痛发作时也可应用。艾灸主要适用于风湿病患者膝、踝、腕关节酸沉冷痛、屈伸不利等的治疗,常与针刺配合使用。

一般来说,对于病情处于急性期、红细胞沉降率高、关节肿胀明显的患者暂不予针灸治疗。患者过于饥饿、疲劳、精神紧张时,有自发性出血或损伤后出血不止者,妇女怀孕3个月以内者,小儿头项部囟门未合时,皮肤有感染、溃疡、瘢痕或肿瘤的部位,不宜针刺;凡属实热证或阴虚发热、邪热内炽等证,如高热、高血压危象、肺结核晚期、大量咯血、呕吐、严重贫血、急性传染性疾病、皮肤痈疽疔疖并有发热者,器质性心脏病伴心功能不全,精神分裂症,孕妇的腹部、腰骶部、颜面部、颈部及大血管走行的体表区域、黏膜附近,均不得施灸。

2. **推拿疗法** 推拿,俗称"按摩",通常是指医者双手作用于患者体表受伤的部位、不适所在、特定腧穴或疼痛处,运用推、拿、按、摩、揉、捏、点、拍等形式多样的手法和力道进行治疗的一种方法。推拿疗法是中医学中的一种古老的治病方法,具有舒筋活络、理气活血、祛风散寒、消肿止痛的作用。可以减轻关节周围的肌肉痉挛,促进血液循环,增强关节及周围组织的物质代谢与营养,有利于改善关节功能,适用于慢性关节炎患者,尤其对风湿病患者的慢性期或恢复期,在关节疼痛控制之后施行推拿治疗,对于加快关节功能恢复具有重要作用。作为恢复关节功能的辅助疗法,具有效果好、简便易行的特点。但对于急性炎症尚未控制,红细胞沉降率较高伴有发热等关节外症状的患者,不宜进行推拿治疗。对长时间服用激素类药物伴骨质疏松的风湿病患者,在实施推拿时,切忌力量过大,以防发生骨折。

3. **拔罐疗法** 拔罐疗法古称"角法",近代又名"吸筒疗法",是一种以杯罐作为工具,借用某种方法产生负压而使杯罐吸着于皮肤,造成局部刺激甚或皮肤瘀血,以治疗疾病的方法。由于此法简便易行,且有可靠疗效,现已发展成为针灸治疗中的一种重要疗法。临床多用的是竹罐、陶罐、玻璃罐、抽气罐等。本法适用于风、寒、湿痹,尤其是颈项、腰背及四肢软组织较丰厚处的疼痛、麻木、功能障碍等。拔罐一般适用于风湿病患者肩、膝关节等大关节的冷痛、沉重、屈伸不利等症状的治疗。另外,与火针相配合治疗指关节肿胀效果较好。但如果有下列情况者,应禁止拔罐:①中度或重度心脏病、心力衰竭、严重心肌病变患者;②有出血倾向的疾病,如血友病、紫癜或咯血,以及白血病等;③全身高度水肿患者;④高度神经质、狂躁不安、痉挛抽搐不合作者;⑤恶性肿瘤、结核患者。另外,拔罐时需注意不要使患者受冷受风;在前次拔罐处出现的皮肤瘀血现象尚未消退之前,不宜在原处再拔罐。

风湿病的康复指导很重要

一、树立信心

由于风湿病患者大多久治不愈,对治疗逐渐丧失信心,因此需鼓励患者,使其重新树立战胜疾病的信心。社会在进步,医学在发展,一旦掌握疾病规律,采取有效的防治措施,疗效肯定会更好。

二、发挥医患双方的积极性

医患双方要同心协力,为早日康复充分发挥其积极性。在医护方面,为患者创造安静、舒适、优美的康复环境,合理搭配饮食,建立规律的生活作息,采用中西医先进的康复医疗手段,不断提高疗效。在患者方面,要从"被动服从治疗"这一传统观念,向"主动配合治疗"和在医护指导下积极地进行"自我治疗"转化。古语有"三分治,七分养"的说法,非常适合风湿病的康复治疗。这"七分养"就是要靠患者自己来完成。

三、处理好以下三个关系

1. **整体与局部** 整体是指患者全身状况,局部是指疾病。由于患病时间较长,患者许多系统功能都有了变化。仅用针对某一疾病的药物,很难取得较好疗效。因此,在患者康复过程中,需兼顾局部与整体,使患者全身各系统的功能都得到恢复和增强。

2. **动与静** 得了风湿病,突出症状是疼痛,影响关节、肌肉的正常活动。在急性期适当卧床休息是必要的,但必须强调的是,在病情允许的情况下,应早下床活动,坚持功能锻炼。其原则是:动静结合,以动为主。

3. **理疗与药物** 风湿病患者在急性期或活动期,以速效药物为主,物理疗法为辅;慢性期或稳定期,则以理疗为主,药物为辅。

四、采用健身方法以增强体质

健身方法多种多样,大都可以选用。这里介绍 4 种,建议患者掌握 1 ~ 2 种,坚持下去,常年练习,形成习惯。健身的目的在于增强体质,这是抗病的基础。

1. **气功** 我国是气功的发源地,历史悠久,它是通过调身、调息、调神达到培育真气、防病治病、益寿延年的自我健身方法。目前所知功法很多,患者应根据不同情况选择不同的功法,宜采取动静结合、以静为主的功法。

2. **太极拳** 以简化太极拳为主,根据情况还可增练太极剑等。

3. **快速走路和倒走** 一般人容易掌握,而且是能坚持的行之有效的健身方法。快速走路,即每分钟 120 步,时间由短到长;倒走即退着走,应在平道或广场上进行,每次 100 ~ 200 步,可与快速走路交替进行。

4. **适当进行文体活动** 对于风湿病患者来讲,从事一些文艺、体育活动是有益的,但一定要适当。鼓励患者进行一些力所能及的体力劳动,有利于肌肉、关节功能的恢复。

健身活动要循序渐进、松静自然,不要勉强,更不能急于求成。健身方法不宜多,要少而精,贵在坚持,持之以恒,方能受益。

五、人与天地相适应

人生活在天地之间,存在于大自然之中,经常受到自然界各种因素的影响。风湿病尽管病因不明,但发病大都与风寒湿邪有关。因此,患者应预防外邪的再次侵袭,注意随着季节气候和天气变化,采取有效的预防措施,不断总结经验,学会适应自然环境。

风湿病患者的忌口

一、风湿病患者对饮食有何要求

多年来,人们一直在寻找饮食与风湿病的产生、加重或缓解的关系,临床医生也期待能通过调整患者的饮食,去掉对疾病不利的因素,从而减少药物用量,甚至停药。这方面的努力已进行了半个多世纪。经过研究,不饱和的长链脂肪酸,如鱼油,以及某些微量元素,如硒可使风湿病患者的症状缓解,减少疼痛和肿胀的关节数目,减少晨僵时间,增强握力,延缓疲劳等,但是并不能改变病程。有些食物,如小麦、燕麦、咖啡等,患者吃了以后,可能会产生不良反应,使症状加重。

风湿病大多为慢性消耗性疾病,患者的病程长,常需终年服药,脾胃往往受到一定影响,进而影响食欲。因此,平时应注意改善患者的营养摄入,增强患者食欲。要多吃富含优质蛋白质、维生素和矿物质的食物,还应注意菜肴的色香味。当然,趋于肥胖的患者,要适当限制高热量食物的摄入。有的患者伴有发热或贫血,有的患者可因药物治疗诱发胃肠道不适或溃疡,因此患者的饮食要根据病情需要,补充足够的蛋白质、维生素和高钙食品。但是同时不能只注意食物营养价值的高低,而忽略患者本人的具体情况。《素问·阴阳应象大论》有"形不足者,温之以气,精不足者,补之以味"之言,说明补益也要根据个人的体质以及虚之所在而有所区别。

总之,风湿病患者主张少吃多餐,主要以清淡、富含营养的食物为主,高钙、高蛋白、高维生素饮食能使身体得到丰富的营养,从而增强免疫力。也要吃水果和蔬菜以补充维生素,喝牛奶补充钙质,保持营养的均衡摄入,避免超重,加重关节负担。长时间服用激素的患者可适当服用鱼油、硒、维生素、藻类、虫草、蜂王浆、人参、苹果醋、蒜和蜂蜜等。禁食生冷辛辣的食物,切忌暴饮暴食,以免损伤脾胃的消化吸收功能。

二、风湿病患者如何忌口

"忌口"指患者患病时在饮食方面的禁忌,为中医治病特点之一。中医在此方面积累了丰富经验。在治病过程中合理忌口,往往可取得事半功倍的效果。相反,患者不忌口不但影响疗效,还可诱发或加重病情,甚至危及生命。

1. 治疗风湿病要做到合理忌口，需注意"四忌"

(1) 因证忌口：中医认为"药食同源"，食物同药物一样，也有寒、热、温、凉四气(性)，以及酸、苦、甘、辛、咸五味。中医治病强调辨证论治，主张"热者寒之，寒者热之，虚者补之，实者泻之"。疾病证候是随着邪正斗争的变化而变化的，同为类风湿关节炎，在不同阶段，表现的证候也不尽相同。证候不同，忌口也不相同。证属寒者，禁忌寒性食物，如鸭肉、猪肉、芦笋、藕、西瓜、梨、绿豆等；证属热者，禁忌热性食物，如羊肉、狗肉、虾、黄鳝、葱、姜、大蒜、辣椒、橘子、荔枝等；平素脾肾阳虚容易腹泻的患者，应忌食生冷油腻、不易消化的食物，生冷者及水果中的梨等均宜少吃；肺胃阴虚、口干舌红的患者，切忌辛热香燥食物，如辣椒、大葱、狗肉、胡椒、人参、黄芪等。如果舌苔黏腻，内湿盛者，则不宜吃油腻及厚味之物，如甲鱼、脚爪、蹄膀等，应以清淡饮食为宜。甜食和油腻食品会加重体内湿气，从而使病情加重。如有水肿或高血压患者，要适当控制水分和盐的摄入。长时间服用激素的患者不宜过多摄入糖。违反这些原则，往往可使病情加重。因此，临床要密切观察证候变化，随之调换忌口食物。

(2) 因药忌口：中医在组方用药过程中，有"十八反""十九畏"的配伍禁忌。在治病过程中，服用的中药与所进的食物同样有配伍禁忌。如摄入人参、黄芪、首乌、熟地黄等补药时不宜喝茶(茶叶中含有大量鞣酸，会与补药中含有的皂苷、生物碱等结合，产生不能被人体吸收的沉淀物，从而降低补品的补益作用)；食用海参、羊肉、鱼、虾等补品时，不宜吃含鞣酸较多的水果，如柿子、葡萄、石榴、山楂(会降低蛋白质的营养价值，易形成一种名为鞣酸蛋白质的物质，不易消化。此外，补品中的钙质与水果中的鞣酸结合，会刺激肠胃，出现腹痛腹泻、呕吐症状，还会产生过敏反应，引起荨麻疹)；服用含有荆芥的中药汤剂后，应忌鱼、蟹等；服用含有白术的汤剂，应忌桃、李、大蒜等；服用含有土茯苓、威灵仙的汤剂，应忌蜂蜜等。若搭配不当，就会降低或失去药物疗效，甚至会增加中药的不良反应。另外，有记载服用人参，忌食萝卜，有无道理，须做进一步的研究才能下结论。

(3) 因人忌口：个人体质及饮食习惯不同，忌口也不相同。一般来说，"胖人多湿，瘦人多火"，肥胖之体忌食肥肉及多糖、多盐之品；消瘦之体忌辛热香燥之食；湿重之人忌油腻之食，等等。有的人平素不喜欢吃葱、蒜、荆芥、芋头、羊肉，食之则恶心、呕吐、腹泻、皮疹，甚至休克。此多与个体饮食习惯、宗教信仰，或对某种食物过敏有关。

（4）因时因地忌口：依据"天人合一"理论，人体与自然界有密切联系，临证忌口还要因时、因地而宜。如春季，居处我国东方沿海之人，忌食寒湿之品；夏季多暑、多湿，居处我国南方之人，忌食辛热煎炒之品；秋季多燥，居处我国西北之人，忌食损津生燥之品；冬季多寒，居处我国西北之人，忌食生冷寒凉之品。

当然，腐烂不洁的食物、生肉、野生菌、未熟果物也在忌口之列。

2. 除遵循"四忌"外，还要避免陷入以下忌口误区

（1）过于苛刻：合理的营养与饮食是机体生长发育，修复组织损伤，产生机体抵抗力，维持正常生理功能的物质基础，是人类一切生命活动的能量来源，也是患者得以康复的必要条件。食物是人体营养的主要来源，慢性消耗性疾病，恰恰需要蛋白质的摄入，需要因证、因药等忌口。不少患者听说这种病与变态反应有关，因而联想到是不是食物过敏会引起发病或加速病情发展。于是，夏天不敢吃冷饮，平时鱼虾、豆腐等都不敢碰，以致患者食谱单调，营养不全面，这对疾病的好转、康复显然是不利的。因此，若过于苛刻，对身体健康非常不利。

（2）过于盲目：忌口毕竟是少数食物，不是普遍和绝对化的，在用药过程中，只要留意一下，就可防范药食禁忌的发生。民间认为，"发物"会引起疾病复发或加重，不管患什么疾病都不能吃"发物"，这就使得忌口过于盲目，是没有科学道理的。所谓"发物"，多指无鳞鱼及虾、蟹、海参、羊肉、牛肉、香椿、韭菜等一些高蛋白质和高营养的食物。营养学家认为，这些"发物"可刺激机体产生激发反应，使机体免疫力被唤醒，促进生理功能的恢复和提高。例如，泥鳅含蛋白质、脂肪、钙、磷、铁、多种维生素等，是提高免疫力、保肝佳品，风湿病患者应多食之。因此，我们的看法是，除注意以上所述外，过去吃过哪些食物曾明显诱发关节炎发病的，应该"忌口"，不予以食用。除此之外，其他食物都可以吃，要吃得多样、均衡，才能保证营养全面、合理。

另外，对服用中药时要不要"忌口"的问题，也必须作出具体的分析，或者听从医生指导。一般来说，风湿病患者服用中药时，没有特别的"忌口"，忌口对于患者来说，更重要的是忌生冷、忌黏腻和不易消化的食物，以利于药物的吸收。

总之，在风湿病治疗过程中，要做到科学、合理忌口。既考虑病因病机、证候、用药因素，又要因人、因时、因地而宜，使之有机结合。在不违反以上原则的基础上，避免陷入过于苛刻及盲目忌口误区，鼓励患者饮食品种多样化。使患者的病情尽快得以控制，机体尽快恢复。

三、可能加重风湿病症状的食物

1. **高脂肪类**　脂肪在体内氧化过程中,能产生酮体,而过多的酮体对关节有较强的刺激作用,风湿病患者不宜多吃高脂肪类食物,如牛奶、肥肉等,炒菜、烧汤也宜少放油。

2. **海产类**　患者不宜多吃无鳞鱼及海产品,如鲇鱼、黄鳝、海带、海参、海鱼、海虾等,因其含有尿酸,被人体吸收后,能在关节中形成尿酸盐结晶,使关节症状加重。

3. **过酸、过咸类**　如花生、白酒、白糖,以及鸡、鸭、鱼、肉、蛋等酸性食物摄入过多,超过体内正常的酸碱度值,则会使体内酸碱度值一过性偏高,乳酸分泌增多,且消耗体内一定量的钙、镁等离子,从而使症状加重。同样,若吃过咸的食物如咸菜、咸蛋、咸鱼等,会使体内钠离子增多,加重病情。

风湿病的预后善恶

"我的病好不好治,以后会不会残疾",此即风湿病的预后善恶,是患者最关心的问题,也是临床医生必须了解清楚的问题。

风湿病,若痊愈,健康恢复为预后善;残疾,或危及生命为预后恶。风湿病预后善恶一般与如下因素有关。

1. **病程长短**　一般来说,初病者易治,预后善;久病不已,反复发作者预后多恶。如日本丹波元坚《杂病广要·中湿》曰:"久痹历节,类痿偏欹,为恶疮湿寒热怪症。"明代李中梓《医宗必读·痹》曰:"在外者祛之犹易,入脏者攻之实难。"近代俞根初《重订通俗伤寒论·风湿伤寒》更曰:"痹者……初病侵袭经气,继必留连血络,终则残害脑筋,故其证始而痛,终而痿,痛尚易治。"

2. **体质强弱**　一般来说,体质强健,正气旺盛之人,患风湿病预后善;体质虚弱,正气不足之人,患风湿病治愈困难,预后恶。如汉代张机《金匮要略·中风历节病脉证并治》指出历节病"荣气不通,卫不独行,荣卫俱微,三焦无所御,四属断绝"。

3. **年龄**　一般来说,青少年得风湿病预后善,中老年患风湿病预后恶。例如,儿童类风湿关节炎只要急性期治疗得当,至少75%患儿可以康复,明显优于成人类风湿关节炎。

4. **病邪性质** 一般来说，风邪偏胜者易愈，寒湿热毒偏胜者较难愈，如《灵枢·五禁》曰："著痹不移，䐃肉破，身热，脉偏绝，是三逆也。"

5. **病邪侵袭及部位** 《素问·痹论》云："痹……其入脏者死，其留连筋骨间者疼久，其留皮肤间者易已。"清代喻昌《医门法律·风痹》曰："其痹转入诸腑，而成死症者多矣。"

6. **病邪反复杂至** 一般来说，外邪未反复诱发者，预后多善，反则预后恶。如《素问·痹论》强调："骨痹不已，复感于邪，内舍于肾。筋痹不已，复感于邪，内舍于肝。脉痹不已，复感于邪，内舍于心。肌痹不已，复感于邪，内舍于脾。皮痹不已，复感于邪，内舍于肺。"

7. **治疗** 一般来说，及时正确治疗，风湿病可痊愈，预后善；失治误治则病情加重，预后恶。如唐代孙思邈《备急千金要方·诸风门》曰："夫历节风著人，久不治者，令人骨凶蹉跌，变成癫病，不可不知。"金元张子和《儒门事亲·论痹》曰："痹病本不死，死者医之误也。"

8. **饮食调养** 饮食正常，营养丰富，气血化生有源，正气健旺，风湿病预后善；营养缺乏，气血日衰，预后恶。另外还与饮食禁忌有关，如《中藏经·论血痹》中曰："血痹者，饮酒过多，怀热太盛，或寒折于经络，或湿犯于营卫，因而血抟，遂成其咎，故使人血不能荣于外，气不能养于内，内外已失，渐渐消削。"

9. **情志活动** 风湿病为久重之病，必对患者造成一定的心理负担。若患者性情开朗，精神愉快，预后善，否则预后恶。如《灵枢·厥病》曰："风痹淫泺，病不可已者……悲以喜恐，短气不乐，不出三年，死也。"临床实践证明，顽痹患者的情绪变化对其预后有较大影响。

10. **功能锻炼** 如肩痹，在适当时候进行必要的锻炼，对恢复肢体功能有好处，否则可致痿废不用。

总之，了解风湿病的预后善恶，临床治疗时就能趋利避害，因势利导，促使其向良善的方向转化，得到好的预后。

医案精选篇

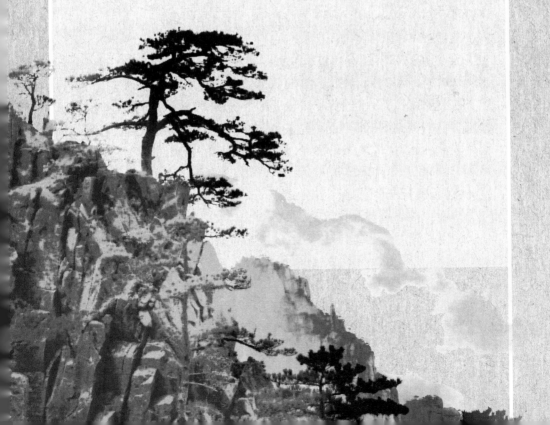

业师在长期的风湿病临床实践中，积累了大量珍贵医案。本书精选医案 170 例，以体表痹着部位为纲分病，每病分邪实、正虚、瘀(痰)三候，每候又分寒(无热象者)、热(有热象包括寒热错杂、真假)两证。其后寒证按行痹、湿痹、寒痹或气虚、脾肾亏虚；热证按风湿热痹阻、湿热痹阻、热毒痹阻、寒热错杂，或阴虚内热、气阴两虚、阴阳两虚顺序排列，未再列细目。为了方便读者，另附西医病案索引，可拓宽视野，按图索骥。

身痹

身痹，俗称"身痛"，前人或称"体痛""一身尽痛"。这里指以全身或四肢关节肌肉疼痛、重着、麻木、肿胀、屈伸不利为主要表现的风湿病。

现代医学的风湿性关节炎、类风湿关节炎、皮肌炎、硬皮病、银屑病关节炎、更年期关节炎、斯蒂尔病等，多按此辨证论治。

一、邪实候

(一)寒证

医案 1　牛某，男，38 岁，干部。

初诊：2002 年 4 月 7 日。

全身多关节游走性疼痛，以四肢大关节为甚 1 个月余。3 月初因汗出受寒，始作咽痒，周身困，渐见四肢多关节交替疼痛，恶寒发热。半个月前，经当地社区门诊按感冒予感冒通治疗，恶寒发热除，痛减，但停药后仍四肢关节痛，肘膝关节肿胀。现在症：全身多关节游走性疼痛，右膝、右肘关节轻度肿胀，局部寒热不明显，跛行。伴身紧，恶风，肤痒，头痛。化验：ASO 1：800，ESR 42mm/h，RF(−)。X 线片：双膝关节未见骨质改变。

舌质淡，苔薄白，脉弦。

诊断：行痹(风湿性关节炎)。

证属风寒湿邪，痹阻脉络。治以祛风除湿，温经通络。

处方：防风 15g，羌活 12g，海风藤 20g，桂枝 9g，川芎 12g，独活 12g，当归 8g，白术 12g，陈皮 9g，甘草 6g，秦艽 12g。水煎服。

二诊(4 月 11 日)：服上方 3 剂，药后汗出，身痛若失，行走如常，右膝关节明显消肿，但仍身困。舌质淡红，苔薄白，脉弦。上方加薏苡仁 30g，黄芪 30g。

三诊(4月17日):患者来述,症状消失,已上班。实验室检查正常。

1个月后来电告知,病未复发。

按语:风湿性关节炎,是一种与溶血性链球菌感染有关的变态反应性疾病,在急性发作的活动阶段,发热突出者,称为"风湿热"。本病临床较为常见,大多数在青少年时期发病,起病急骤,发热显著,以四肢大关节红肿热痛为主,疼痛呈游走性,可同时侵犯多个关节。症状一般较短暂,约1~2周,缓解后不留关节后遗症,常伴有心脏损害,皮肤出现环形红斑,或咽痛。其有反复发作的倾向,易形成慢性风湿性关节炎。

该病病因病机在于正虚邪侵,经脉闭阻。临证可因营卫先虚,腠理不密,风寒湿邪乘虚而入,闭阻经络。若素体阳气偏盛,内有蕴热,或风寒湿邪闭遏阳气,阳郁化热,而发热痹,或内舍于心。若素体阳虚,病情反复,损伤阳气,可见寒痹、虚痹。其急性期多为热痹。患者初期恶寒发热,身痛,咽痒,酷似感冒。但若感冒,一般周余可愈,为全身酸困疼痛,很少见关节游走性疼痛。防风、羌活、海风藤为治疗行痹首选,另有白术除湿、桂枝散寒。药证相符,故取效也捷。最后加黄芪收功,为玉屏风散方意,使正气恢复,预防复发。

医案2 蔺某,女,26岁,农民。

初诊:1978年10月16日。

全身各大关节持续酸痛2个月余。初起以左髋酸痛为主,继而全身大关节走窜痛,近日疼痛加重。

舌淡红,苔薄白,脉弦。

诊断:行痹。

证属风湿袭络(风偏胜),气血循行不畅。治以祛风除湿通络,佐以活血止痛。

处方:秦艽18g,威灵仙15g,羌活24g,海风藤30g,透骨草30g,当归30g,丹参30g,鸡血藤30g,薏苡仁30g,木瓜18g,桑枝60g,香附30g,甘草9g。水煎服。

二诊(10月20日):服上药3剂,左肩部酸痛消失。关节疼痛均减。继服3剂。

三诊(10月25日):诸关节疼痛基本消失。上方略作加减,继服3剂,巩固疗效。1年后随访,未复发。

按语:此属风偏胜,故用秦艽、威灵仙、羌活、海风藤,祛风为主,兼以除湿通络;配合当归、丹参、鸡血藤、香附,活血养血兼理气,有"治风先治血,血行风自灭"之意。外邪侵袭,首先引起经络气血阻滞,欲祛除外邪,必先令经络气血流行畅利,正气方可祛邪外出。

医案3 范某,女,36岁,护士。

初诊:1992年2月17日。

全身游走性疼痛1年。1991年3月产后40天上班,渐出现双下肢疼痛,部位不定。2个月后,全身多部位游走性疼痛,手足时麻。每遇风寒、劳累则加重。经化验,ASO(+),RF(-)。用中西药物及理疗等治疗,症状稍减,但未能痊愈。近因天气寒冷,春节期间劳累,病情加重。现在症:全身多部位游走性疼痛,上肢为重,四肢时有麻木,影响工作和生活。微畏风寒,局部皮肤不红不肿。关节无僵硬感。

舌质淡红,苔薄白,脉弦细。

诊断:行痹、产后身痛。

证属产后血虚,风邪入络。治以祛风通络,养血活血。

处方:青风藤30g,羌活20g,桂枝12g,白芍15g,当归20g,丹参20g,鸡血藤20g,生地黄15g,香附12g,木瓜20g,乌梢蛇12g,甘草9g。水煎服。

二诊(5月7日):服上方6剂,诸症消失,停药月余。近1周因感冒,身有不适,自行服上方3剂,感冒及身体疼痛得解。嘱不可再药,避风寒,加强营养,注意锻炼,增强体质。

1年后来信述,病未作。

按语:产后多虚多瘀,产后身痛当扶正活瘀为主。但审其证候,风邪为主,虚瘀征象并不突出。故在祛风的同时佐辅养血活瘀。若一味扶正活瘀,则效缓或生它变。

医案4 郭某,男,42岁,工人。

初诊:1992年3月31日。

全身多关节痛,以腰髋为甚16年余。1976年2月因打篮球扭伤右膝。1个月内相继出现右股外侧、肩、髋、腰部疼痛。曾用强的松等药治疗,症状时轻时重。近4年病情呈持续性加重。现在症:全身多关节疼痛,以腰、背、髋为甚,疼痛呈游走性胀痛,局部欠温,每因劳倦、久卧病情加重。伴全身畏寒,肢体困乏,面色萎黄,纳呆,胸闷,头痛,口干口苦,渴欲热饮,咽干痛,大便秘。

舌质淡黯,苔薄滑微黄,脉弦细。

X线片:双侧骶髂关节破坏,部分已融合,双髋关节间隙稍变窄,腰椎间小关节模糊。

诊断:行痹、肾痹(强直性脊柱炎)。

证属风寒湿邪,闭阻督脉。治以疏风通络,壮督蠲邪。

处方:独活 30g,羌活 15g,千年健 20g,钻地风 20g,老鹳草 30g,川牛膝 30g,制首乌 30g,丹参 30g,香附 20g,甘草 9g。水煎服。

二诊(5 月 8 日):服上药 20 剂。腰髋关节疼痛减轻。因出现轻度吞酸,上腹部不适,而自行停药。近 1 周腰痛有所反复,自汗,舌淡胖黯,苔薄白。另拟方药:桑寄生 60g,狗脊 20g,白术 18g,茯苓 18g,陈皮 9g,牡蛎 20g,川牛膝 30g,甘草 9g,水煎服,10 剂。此方共为细末,每服 5g,每日 3 次,连服 5 个月。

三诊(11 月 23 日):坚持服药至今。肩、髋、腰痛等关节疼痛完全消失。久坐劳倦,偶腰酸痛。上述散剂继服 3 个月,巩固疗效。

半年后随访,诸症全消,已从事正常工作。

按语:强直性脊柱炎相当于古代所称的骨痹、肾痹、竹节风等。多发于青壮年,男女患病比约为 10:1。以腰椎、骶髂关节和髋、膝关节最常受累。

本病往往逐渐发病,初发症状常为反复发作的腰、臀、髋部疼痛及腰僵,间歇性或两侧交替出现的坐骨神经痛,阴天及夜间加重。病变继续发展,腰臀部疼痛和腰僵变为持续性,正常脊柱的腰段弯曲消失。病变累及胸椎和肋椎关节时,可出现背痛或伴有束带样胸痛,胸段弯曲呈显著后凸的弧形驼背畸形,胸廓的扩张运动大受限制。颈椎受累后,颈部疼痛,活动受限。约 20% 患者的四肢关节也常被累及,但远端小关节如指间及掌指关节极少受累。X 线片骶髂关节的变化最早,呈双侧性,可见骨质疏松,软骨下骨质模糊,关节边缘硬化,关节间隙变窄,软骨下骨质呈锯齿状破坏,晚期关节发生骨性强直。脊柱 X 线片可见关节面模糊不整,关节附近骨质疏松,前后纵韧带脊椎间的韧带钙化或骨化,使脊柱呈竹节样变。

腰为肾之府,肾主骨,肝主筋。本病的关键是肝肾亏虚,复受风寒湿热之邪,致经脉(主要是督脉)闭阻。治疗本病以滋补肝肾、疏督壮骨、通络祛邪为主。早期以祛邪为主,拟用强脊宁一号汤(经验方);中、晚期以壮补肾督为主,拟用强脊宁二号汤(经验方)。

本病的治疗,除了药物外,还须注意以下几点:①避风寒湿邪侵袭及精神刺激:给患者创造一个温暖、干燥、愉快的生活居住和工作环境。因为受风寒潮湿,精神压力大或心情不好,多会使病情加重。②注意姿势:行走时应注意挺胸、抬头,保持正常人的直立姿势,不要弓腰、叩肩、探头;要卧睡硬板床,不要卧睡席梦思等软床;卧睡时不要侧卧、弓腰、屈膝(尽管这种姿势使患者感到很舒服),应采用仰卧或俯卧位。③劳逸适度:劳累促使骨关节破坏,易形成残疾;强调休息,易使骨关节丧失活动功能,也将造成残疾。根据临床经验,在疼痛能够忍受的情况下,注意关节的功能活动,这样既有利于疾病恢复,又有利于保持关节功能,防止或减少残疾的发生。患者一般不要全休,应坚持一些一般性的工作。④饮食:少食动物油脂。对于本病的治疗,医家甚感棘手。目前常用的药物有:吡罗昔康、双氯芬酸钠、布洛芬、保泰松、雷公藤片等,这些药物都有一定的止痛作用,但往往有胃肠道反应,或抑制骨髓造血,损害肝肾等副作用,应用时要注意。肾上腺糖皮质激素类药物治疗本病弊多利少,不能滥用。临床上见到不适当地应用强的松、地塞米松等激素类药物的患者,在短期内就出现骨关节严重破坏,甚至造成永久性残疾。

总之,本病的预后好坏,早期诊断,早期治疗是关键。早期诊断的目的在于早期治疗,早期治疗的目的在于控制病情进展,防止骨关节破坏,保持关节功能,避免形成残疾。实践证明,坚持治疗,绝大多数患者的预后是好的。

本案虽有外伤史,但就诊时呈游走性疼痛,根据审证求因原则,诊为行痹。强直性脊柱炎病本在督,行痹多见于该病初期,最后收功,在于壮督蠲痹。

医案5 毛某,女,45岁,农民。

1991年4月6日入院。

四肢重困憋胀疼痛,抬举无力7年,上眼睑紫红斑4年,病呈持续性波浪式进展,近半年尤甚,久治罔效。现在症:面部、四肢皮肤轻度水肿,按之即起。上眼睑紫红斑,眼眶周围水肿。肢体抬举无力,梳头困难,步态蹒跚。舌淡胖,苔腻微黄,脉弦滑。谷草转氨酶90U/L,尿肌酸40mg/24h,肌电图提示为肌源性疾病。未发现癌肿,未找到狼疮细胞。

诊断:湿痹、肌痹(皮肌炎)。

证属湿阻气滞,痹于肌肤。治以理气除湿,活血通络。

处方:柴胡6g,青陈皮各12g,香附12g,桔梗6g,茯苓30g,防己12g,苍术15g,萆薢15g,木瓜15g,丹参15g,地龙12g。6剂,水煎服。

二诊(4月13日):服6剂后身感轻松,胀痛减。继服20剂。

三诊(5月7日):服20剂后肢体沉困憋胀疼痛消失,下肢不水肿,眼睑红斑若无。谷草转氨酶降至40U/L以下,尿肌酸10.8mg/24h,肌电图复查示皮肌炎恢复期,稍加减再予10剂巩固。

1992年10月20日随访,半年病未作。

按语:湿痹多见于下肢,皮肌炎病及全身,根据临床表现,证候确属湿痹。此为以肌肉、皮肤炎症为主的全身性结缔组织疾病。皮肤表现有红斑、水肿、毛细血管扩张及色素沉着;肌肉表现有肌肉无力、压痛甚至萎缩。

还可伴有发热,关节痛,雷诺征和内脏损害,如消化系统症状,肝脾肿大,肺纤维化,心肌炎。本病与自身免疫有关,中年患者易并发恶性肿瘤。实验室检查见血清肌酶水平增高。

皮肌炎与中医学中的肌痹、肉痹相似。《诸病源候论》云:"风湿之气,客在肌肤,初始为痹""真邪相击,在于肌肉之间,故其肌肤尽痛。"本病多由素体虚弱,六淫之邪自皮毛乘虚而入,客于肌肤经络之间,营卫不和,气血凝滞而成。病初起,风湿化热,湿热内盛。邪在分肉关节之间而肌肉关节酸痛,委顿乏力;邪在皮肤腠理之间,则皮肤肿厚作痒,红斑累累。皮肤、肌肉、腠理、经脉痹阻而致肌肤痹。其病初起者能治,病久者耗损气血,内传脏腑,心损则心悸怔忡,肺损则久咳不已,脾损则食不运化,肝损则两胁胀痛,肾损则肢冷萎软。五脏虚损,气血俱亏,故久而难治。若寒凝血泣,痰浊瘀阻,癥块并作,遂成不治之症。

治疗该病,邪实者祛湿为主,兼寒者散寒燥湿,兼热者清热利湿。虚者育阴益气为主,重在调理脾肾。

本例正虚不密,湿闭肌肤,遏滞经络。故理气除湿为主。方中茯苓渗湿健脾,柴胡理气疏肝,气行湿行,针对湿滞而设,共为主药;辅以苍术、萆薢、木瓜除湿,青皮、陈皮、香附理气;佐使丹参、地龙活血通络,临证随兼寒、热、虚等不同灵活加减,共同发挥理气除湿,通络蠲痹的治疗作用。该证善后以逍遥散为主,取得良效。

医案6 张某,女,38岁,农民。

初诊:1992年3月27日。

全身肌肉酸困疼痛10年。1981年5月感受风寒,即日出现肢体肌肉酸困乏力,低热。病情呈波浪式加重,久治欠效。近2年全身冷痛,酸困无力,皮肤见黯红色斑块,经某省级医院诊为皮肌炎。现在症:全身肌肉酸困憋胀冷痛,体倦乏力,眼睑紫黯,面部皮肤对阳光过敏,下肢水肿,肌肤欠温,自汗,纳呆。白带清稀,月经有块。

舌质淡胖,苔薄白,脉弦滑。

实验室检查:WBC 5.6×10^9/L,N 0.70,L 0.30,ESR 3mm/h,ASO(−),RF(+)。肌电图显示肌源性疾病。

诊断:肌痹(皮肌炎)。

证属湿阻肌肤。治以健脾益肾,除湿通络。

处方:白术15g,茯苓30g,薏苡仁30g,萆薢30g,淫羊藿15g,当归30g,青风藤30g,鸡血藤30g,透骨草30g,木瓜30g,香附20g,甘草6g。10剂,水煎服。

二诊(5月23日):服上方10剂,自述药后小便增多,身困减轻,面部对阳光不甚敏感。余症同前。上方加柴胡、青皮各9g,菟丝子15g。10剂,水煎服。

三诊(7月1日):服上方20剂,肢体酸困冷痛、乏力消失,月经、白带如常,皮色恢复正常。舌质淡红,苔薄白,脉缓。患者无不适。间断服上方6剂,注意精神、饮食等调摄,半年后复查。

1993年3月18日复查:未发现异常。

按语:该案湿郁肌肤,日久阳气损伤,湿瘀留滞,脾肾阳虚。故健脾益肾,祛湿通络收效。

医案7 李某,男,64岁,农民。

初诊:1992年10月4日。

四肢麻木,肌肤有蚁行感1年。1991年11月始感手足末梢麻木、欠温(1个月前服痢特灵),此后病情呈波浪式、向心性进展,2个月后手足麻至肘、膝。经当地市级医院诊为末梢神经炎,治疗数月欠效。现在症:四末麻木至肘、膝,手足如着手套鞋袜,抬举困难。遇劳累、阴雨、寒冷病情加重。活动时下肢麻甚、沉困,或痛如针刺,似踩棉花。全身怕风畏寒,困重不适。

体检:四肢皮肤板样,无泽,色淡黯,肤温正常(自觉欠温),肌肉萎缩,时抽,肌力下降。舌质淡黯,苔白微腻,脉细。

诊断:血痹(多发性神经炎)。

证属湿滞血瘀,经脉失荣。治以祛湿活瘀,扶正通络。

处方:穿山龙30g,五加皮12g,木瓜15g,老鹳草20g,当归15g,丹参15g,鸡血藤20g,桂枝12g,川牛膝12g,香附15g,甘草9g,黑豆30g,黄酒120ml,20剂。水煎服。

二诊(12月10日):上药服10剂,肢体麻木若失,手足亦有温热感,对冷水不敏感。再服10剂巩固。病未再作。

按语:多发性神经炎是指各种病因引起的全身多数周围神经性损害,主要表现为四肢远端呈手套、袜子形分布的疼痛、麻木、蚁行感等感觉障碍,下肢运动瘫痪和营养障碍。就临床特征而言,属中医学"血痹"。血痹多虚证,但从该案看,全身倦乏不明显,而下肢麻甚,遇阴雨加重,身沉困及痛如针刺,故诊为湿滞血瘀。全身怕风畏寒,肌肤欠温,为阳气不达。穿山龙为治风寒湿痹、筋骨麻木之圣药,消食利水,活血舒筋,为主药;余药为佐使。湿去血活,阳气布达而诸症消除。

医案8 杨某,男,52岁,农民。

初诊:1980年7月16日。

劳后汗出,贪凉外宿,肢体酸困疼痛而不能起床 10 天。经用中西药、针灸治疗,效果欠佳来诊。现在症:腰及下肢剧痛难忍,活动时疼痛加剧,不得伸屈转侧,表情痛苦,肌肤不热。

舌质淡,苔薄白,脉弦紧。

诊断:痛痹。

证属寒湿凝滞,经络闭阻。治以散寒除湿,活血通络。

处方:当归 30g,鸡血藤 30g,秦艽 12g,羌活 12g,透骨草 30g,制川乌、制草乌各 9g,细辛 6g,川厚朴 12g,木瓜 18g,威灵仙 18g,甘草 9g。3 剂。水煎服。

二诊(7 月 19 日):服上药 1 剂,疼痛加剧,继而全身汗出后疼痛减轻,周身感觉轻松,已能翻身。服药 2 剂,疼痛大减,能持杖下床如厕。服 3 剂后腰部及两下肢疼痛基本消失,尚下肢沉困,髋部不适。依上方加黄芪 30g,继服 3 剂。

三诊(7 月 26 日):症状消失。改用痹证丸(药物组成及用法见本书"独特医疗技术篇·内服经验方"。下同),连服 3 周,巩固疗效。

按语:劳累后汗出,毛窍开放,腠理空疏,卫阳不固,迎风贪凉,风寒之邪乘虚侵袭,寒随风入,汗被寒阻而为湿,风寒湿郁于肌表经络,气血闭阻,故肢体剧烈疼痛,屈伸痛增。此属寒邪盛,用制川乌、制草乌、细辛,辛热散寒;羌活、威灵仙、秦艽、透骨草,辛温散寒,祛风湿;木瓜、川厚朴,除湿舒筋行气;当归、鸡血藤,活血通络,乃"治风先治血,血行风自灭"之意。

本方侧重散寒温经,兼祛风湿。服后痛剧,是药达病所,欲通而邪闭较甚,病邪与药力相争之故;汗得,风寒湿随汗而解,疼痛顿时减轻,3 剂疼痛基本消失。两髋部及下肢仍有酸痛不适,乃湿邪黏滞,不易速去。恐发汗过多耗伤正气,故加黄芪,又服 3 剂病愈。本案药后汗出,使邪随汗解。前人对此早有认识,仲景治痹的越婢加术汤、乌头汤均有发汗的作用。但汗以微出为妙,不可大泄、不可久汗。

医案 9 陈某,男,57 岁,干部。

初诊:1989 年 8 月 18 日。

双肩、膝关节肿痛 1 年。1 年前不明原因地出现全身皮肤瘙痒,无红斑及脱皮屑。1 个月后出现双肩、膝关节肿痛。双手指、足趾发凉、麻木,局部有青紫现象。当地用抗炎镇痛药物治疗痛减,但出现食欲不振,肝区不适,至今间断用上述药物,四肢关节肿痛时轻时重。现在症:双肩、膝肿痛,双手指及足趾遇寒皮色青紫,疼痛、麻木加剧,得温则舒。自觉面部皮肤发凉,食欲减退,上腹部不适。

1982年因十二指肠溃疡行胃大部切除术。余无特殊病史。

舌质淡红,苔薄白,脉弦滑。

实验室检查:血常规、ESR、肝功能正常,RF(-),ASO(-)。

X线片:双膝胫骨嵴变尖,双膝关节边缘唇样增生,软组织肿胀。

诊断:痛痹(雷诺综合征)。

证属寒湿闭阻经脉。治以祛寒除湿,活血通络。

处方:青风藤30g,秦艽15g,制川乌、制草乌各9g,当归12g,丹参15g,鸡血藤30g,伸筋草30g,透骨草30g,白术30g,焦三仙各15g,甘草9g。水煎服。

另用痹苦乃停片。

二诊(8月28日):服汤药9剂。双肩、膝关节肿痛、畏寒大减,双手足青紫好转。现腹胀满,矢气多,便溏日3～5次。舌质淡,苔薄白,脉弦。

另拟:茯苓30g,白术30g,焦三仙各30g,萆薢30g,枳壳9g,补骨脂6g,木香6g,甘草3g。6剂,水煎服。继服痹苦乃停片。

三诊(9月5日):双肩、膝关节肿痛消失,畏寒不明显,腹胀便溏除,纳增。嘱继服痹苦乃停片,连服3个月,以巩固疗效。

1990年4月来述,病愈。

按语:1862年,雷诺(Raynaud)首先叙述了在寒冷刺激、情绪激动以及其他因素的影响下,由于末梢动脉阵发性痉挛,引起手足皮肤间歇性颜色变化这一种病证,故称为雷诺综合征。本征是很多疾病所共有,尤其自身免疫性疾病常见。本综合征按寒痹、痛痹论治,往往收效。

医案10 周某,男,52岁,营业员。

初诊:1991年4月5日。

全身多关节肿痛2个月余。2个月前因受凉,渐发生右手中指近端指间关节肿胀、疼痛。约20天波及全身多个关节,呈对称性,以四肢小关节明显,伴关节晨僵。在当地服用中西药物(药名不详)效果不佳。现在症:四肢多关节对称性肿痛,以小关节为著。关节晨僵持续约3小时,影响生活和工作。病变关节畏寒、酸痛,遇阴雨天加重。伴胃脘满,食欲差,神疲,行动迟缓。双手握力差,双腕、膝、踝及手指关节肿胀、压痛。

舌质淡,有瘀点,苔薄白,脉弦紧。

诊断:顽痹(类风湿关节炎)。

证属寒湿闭阻。治以散寒祛湿,活血通络。

处方:羌活30g,制川乌、制草乌各9g,桂枝9g,透骨草30g,萆薢30g,海风藤30g,木瓜30g,薏苡仁30g,当归30g,丹参30g,鸡血藤30g,甘草

9g。水煎服。

二诊(4月15日):上方服10剂。全身多关节肿痛减轻,行动较前方便。精神及饮食较前好转。余同前。上方加生地黄20g,继服20剂;痹苦乃停片,连服3个月。

三诊(7月20日):关节肿痛若失。开始上半天班。继服痹苦乃停片3个月,巩固疗效。

按语:类风湿关节炎是一种常见的多发性慢性全身性疾病,以骨关节疾患表现最为突出。患者多为青壮年,女性多于男性。临床主要表现为早期关节肿痛和功能障碍,晚期出现关节畸形、骨质改变,以及骨骼肌肉萎缩、关节僵硬而丧失劳动力,是一种慢性全身性较顽固的疾病。属于中医学的骨痹、顽痹、历节风。

该病病因病机为外受风寒湿邪侵袭,内因肝肾精血虚弱,以致经络阻闭,气血凝滞,为肿为痛。外邪侵入,深入筋骨,久病导致肝肾更虚,筋骨失养,出现筋挛、骨枯,形成关节强硬变形。

本案因防护不慎,感受寒湿,寒湿之邪客于经脉,气血运行不畅,阳气不达,故肢体关节疼痛、肿胀、僵硬,遇寒湿加重。湿困于脾,故胃脘满,食欲不振。经脉闭阻日久,必有瘀血形成,而见舌有瘀点、脉弦紧。证属寒湿凝滞,瘀血闭络。此多见于类风湿关节炎早期。用此方多获佳效。

医案11 何某,女,28岁,纺织工人。

初诊:1982年1月12日。

腰背酸麻沉痛,累及四肢3个月。3个月前,因劳累汗出受风,腰背持续酸麻,沉重困痛,逐渐累及四肢,膝关节时肿,每遇阴雨潮湿、气候变化或劳累病情加重,得温或休息后稍舒,至今不愈,现在症同前。

舌质淡、胖,苔白腻,脉沉弦。

诊断:着痹。

证属寒湿闭阻。治以祛湿散寒,活血通络。

处方:萆薢30g,白术20g,薏苡仁30g,羌活、独活各15g,海风藤12g,制川乌、制草乌各9g,丹参30g,鸡血藤30g,老鹳草30g,桑寄生30g,香附12g,甘草9g。12剂,水煎服。

二诊(1月26日):上方共服12剂,四肢及背部疼痛消失,唯腰部在劳累时有痛感。舌、脉无异常变化。上方略作加减继服5剂。

4个月后随访,未复发。

按语:本案以腰背酸麻、重着、困痛为主,且膝部时肿,阴雨潮湿加重,舌苔白腻,故证属着痹。治以祛湿为主,佐散寒通络。方中白术、薏苡仁、草薢祛湿;制川乌、制草乌、海风藤、羌活、独活散寒祛风,通络宣痹;丹参、鸡血藤、香附活血通经。药味不杂,量大而力雄,收效满意。

医案 12 王某,女,42 岁,工人。

初诊:2009 年 8 月 26 日。

四肢小关节对称性冷痛、肿胀 1 年。1 年前春季因受寒出现双手近端指间关节疼痛、梭形肿胀。反复发作,渐及腕、肘、膝等多关节,皮色不变。双手晨起僵硬,关节局部特别怕冷,须加衣保暖,倘遇阴雨天痛更难忍,步履艰难,不能上班已 4 个月。现在症:双手近端指间关节、掌指关节及双腕、双肘、双膝关节肿胀、冷痛,痛有定处,遇寒加重,怕风怕冷,双手晨僵 2 小时。

舌质淡,苔薄白,脉弦紧。

诊断:寒痹(类风湿关节炎)。

证属寒凝痹阻。治以温经散寒,通络止痛。

处方:制附子 15g,干姜 10g,麻黄 10g,细辛 3g,桂枝 10g,羌活 15g,威灵仙 15g,独活 15g,川牛膝 30g,淫羊藿 20g,香附 15g,甘草 6g。15 剂,水煎服,每日 1 剂。服用医院制剂寒痹康片、瘀痹平片。

二诊(9 月 10 日):双手近端指间关节、掌指关节及双腕、双肘、双膝关节肿胀、冷痛减轻,双手晨僵明显缓解;舌质淡红,苔薄白,脉弦。中药守方加生姜 5 片,大枣 5 枚,黄酒 3 两。继服 15 剂。

三诊(10 月 2 日):双手近端指间关节、掌指关节及双腕、双肘、双膝关节肿胀、冷痛明显减轻,双手晨僵已消失;舌质淡红,苔薄红,脉弦。守上方去制附子、麻黄、细辛,继服 70 余剂,症状消失。停服中药后,继续服用医院制剂寒痹康片、瘀痹平片。

至 2011 年年底,患者症状无反复,药物全部停服。随访至今病未复发。

按语:本案诊断为寒痹(类风湿关节炎),证属邪实候寒凝痹阻证。因感受寒邪,而致本病。治当温经散寒,通络止痛。方用制附子、干姜、麻黄、细辛、桂枝温经散寒止痛,以祛寒邪;羌活、威灵仙、独活疏风散寒除湿,上药合用,以祛邪为主;制附子、干姜、桂枝又配合淫羊藿温阳补肾,扶助阳气,阳气盛则寒邪却;川牛膝、香附活血理气通络,甘草调和诸药。诸药相合,以祛寒邪为主,兼顾助阳扶正,活血理气。寒邪祛,阳气升,气血通,则诸症消失。本案虚(阳虚)、邪(寒邪)、瘀(瘀血)三者根据程度(寒邪甚、阳虚轻、瘀血次)兼顾治疗,取得良效。而本病为顽疾,故病情稳定服中成药寒痹康片等以巩固疗效。

医案 13 程某,女,39 岁,农民。

初诊:2009 年 3 月 30 日。

间断四肢多关节凉痛 1 年。1 年前无明显原因出现双膝疼痛,怕风怕冷,得热则舒,下蹲不利,未予重视。2008 年冬又出现右手食指掌指关节、右腕关节疼痛,双肩疼痛,关节怕冷,受凉及劳累则酸困,未系统治疗。现在症:双肩酸困凉痛,右腕、右手食指掌指关节疼痛,双手无晨僵,双膝疼痛,下蹲不利,时有背部肌肉胀痛,怕风怕冷,得热则舒,劳累及阴雨天加重,但易上火,月经调,纳可,眠差,二便调。

舌质红,苔黄,脉弦细数。

实验室检查:ESR 7mm/h,RF 10.82IU/ml,ASO 270.45IU/ml,CRP(C-反应蛋白)4.62mg/L。

X 线片:双手、双膝诸骨骨质密度稍低,右膝关节侧髁间棘微尖。

诊断:顽痹(类风湿关节炎)。

证属外寒内热,寒热错杂证。治以祛风散寒,利湿清热,通络止痛。

处方:丹参 15g,当归 15g,鸡血藤 30g,桂枝 15g,透骨草 30g,老鹳草 30g,桑寄生 30g,忍冬藤 30g,络石藤 30g,黄芪 30g,醋延胡索 15g,甘草 9g。15 剂,水煎服,每日 1 剂。中成药:寒痹康片 3 ～ 8 片,每日 4 次;热痹清片 3 ～ 4 片,每日 4 次。

二诊(5 月 6 日):服上药症状减轻,关节疼痛减轻,二便调。舌质红,苔薄黄,脉弦细。继服中成药以巩固疗效。

三诊(7 月 1 日):关节疼痛消失,但阴雨天有反复。复查:ESR 17mm/h,RF 21.89IU/ml,ASO 120.45IU/ml,CRP 3.22mg/L。热痹清片停服,只服用寒痹康片以巩固疗效。3 个月后症状消失,自行停药。

1 年后随访症状无复发。

按语:本案为顽痹(类风湿关节炎)。证属邪实候:外寒内热、寒热错杂、本虚标实之证。从虚、邪、瘀三者来看(虚邪瘀辨证):邪为主,虚为次,瘀更次。其中邪居主要,邪外有风寒湿邪,内有热邪;虚以阴虚为主;由于瘀的存在,外寒内热不能相通,格拒更甚。因此,娄老予经验方顽痹形羸饮加减。方中祛邪之品为桂枝、老鹳草、络石藤、桑寄生,祛风散寒,除湿通络,以除风寒湿;忍冬藤既疏外风,又清内热,通经络,共同祛邪;扶正以当归、黄芪、桑寄生、老鹳草滋阴养血益气,配合中成药扶正固本;化瘀通络以丹参、延胡索,配合当归、鸡血藤活血行气,舒筋通络以祛瘀。全方祛邪为主兼顾扶正、祛瘀,并使内外相通,寒热俱散,疗效明显。

医案 14 李某,女,34岁。

初诊:2007年2月27日。

遇风冷全身多关节酸痛不适8年,加重1周。1999年患者因受凉后出现全身多关节酸痛不适,遇风冷则发作,得温得暖则症状减轻,先后在市五院、省人民医院就诊,诊断及服药均不详,病情反复发作,2006年6月上述症状无诱因加重,自行服用寒痹停(用法不详)月余效不明显,于2006年7月18日来我院就诊。门诊予寒痹康片、痛痹宁片口服治疗7个月,症状缓解,怕冷症状已不明显。但近1周因天气转冷,病情反复,再诊。现在症:全身多关节遇冷酸痛不适,得温得暖则减,双手心、双足心发热,心烦,身困,夜寐多梦,纳可,二便调。

舌质红,苔薄白,脉沉细。

实验室检查:ESR 5mm/h,RF 14.35IU/ml,ASO 212.12IU/ml,WBC 3.8×10^9/L,RBC 4.41×10^{12}/L,Hb 141g/L,PLT(血小板)207×10^9/L。

X线片:双手诸骨端骨质密度稍低,双手、双腕诸关节间隙尚可。

诊断:寒痹。

证属寒热错杂。治以温寒通络止痛,兼扶正养阴。

处方:当归20g,白芍20g,生地黄20g,丹参15g,香附12g,延胡索10g,秦艽10g,白芷10g,细辛3g,党参20g,白术20g,云苓20g,甘草6g,柴胡9g。10剂,水煎服,每日1剂。中成药寒痹康片、痛痹宁片继服。

二诊(5月13日):近期服药效不如前,现身困怕冷仍较明显,月经期长,量多色黯,眠差,入睡困难。中药守上方加黄芪20g,桂枝12g,炒酸枣仁20g,煅龙骨、煅牡蛎各30g。30剂,水煎服,每日1剂。中成药继服。

三诊(12月10日):今请娄老会诊,服药后症状较前减轻,但双肩怕风怕冷明显,间断腰部不适,久坐明显,夜眠差多梦,月经血块色黯。舌质红,苔薄,脉弦细。处方:当归30g,川芎12g,生地黄、熟地黄各30g,黄芪30g,桂枝12g,透骨草30g,独活20g,夜交藤20g,制首乌20g,杜仲15g,焦三仙各15g,甘草9g。3剂,水煎服,每日1剂。中成药加瘀痹平片、舒督丸。

四诊(2008年2月26日):关节疼痛较前减轻,舌质红,苔薄黄,脉弦细。舒督丸3g,每日3次;瘀痹平片4片,每日4次;寒痹康片6片,每日4次;痛痹宁片2片,每日3次。继服半年后停药。

按语:本案诊断为寒痹。患者全身多关节遇冷酸痛不适,得温得暖则减,寒象明显;但同时双手心、双足心发热,心烦,身困,夜寐多梦,为阴虚内热;实为里热外寒的寒热错杂之证,而外寒偏盛。从虚邪瘀辨证来看,本案邪(寒兼风湿之邪)为主,虚(阴虚)为次,兼有瘀,而致内外不通。故治以温寒通络止痛为主,兼扶正养阴。予以中成药寒痹康片温经散寒,痛痹宁片活血化瘀;中药方中秦艽、白芷、细辛祛风散寒除湿;当归、丹参、香附、延胡索活血化瘀;生地黄、白芍、当归养阴补血;党参、白术、云苓、甘草健脾益气;柴胡疏肝理气。二诊身困怕冷,眠差,入睡困难,中药守方加黄芪、桂枝、炒酸枣仁、煅龙骨、煅牡蛎补气温阳,养心安神。三诊症状减轻,寒邪减少,娄老调方加大扶正固本之力,以当归、川芎、生地黄、熟地黄、黄芪、制首乌补气养血扶正为主;杜仲、桂枝、独活、透骨草、夜交藤温阳补肾,祛风除湿;焦三仙、甘草健脾益气,调和诸药。而中成药加瘀痹平片、舒督丸,不忘祛瘀及滋补肾阴。本案取效的关键在于经过一段治疗后,虚邪瘀三者程度改变,方药亦相应调整。

(二)热证

医案 15 邓某,女,47 岁,农民。

初诊:1981 年 4 月 7 日。

四肢关节持续疼痛 2 年,加重 2 个月。1979 年 6 月因产后汗出过多,起居不慎,感受风寒,出现双肘及双膝关节持续疼痛,时轻时重,每逢气候变化加剧,至今未愈。1 个月前又因劳累出汗,复受风寒,打喷嚏,流清涕,头痛,全身酸痛,双肘及膝关节、足跟疼痛加剧,步履艰难,双手指酸胀,不灵活,经治疗效果欠佳。现在症:双肘及膝关节、足跟疼痛,步履艰难,双手指酸胀僵硬,精神欠佳,未见关节肿胀及变形。ESR 35mm/h。

舌质淡红,苔微黄,脉浮微数。

诊断:热痹(风湿热)、产后身痛。

证属风湿热邪侵袭,诱发痼疾。治以祛风清热除湿,活血养血通络。

处方:忍冬藤 60g,透骨草 30g,络石藤 30g,羌活、独活各 12g,鸡血藤 30g,钻地风 30g,丹参 30g,香附 18g,生地黄 30g,青风藤 15g,木瓜 15g,甘草 9g。3 剂,水煎服。

二诊(4 月 21 日):服上药 3 剂,头痛、浑身酸楚大减,肘、膝关节疼痛亦减,脉数,舌质淡红,苔薄干。3 剂,守方继服。

三诊(5 月 2 日):头痛、四肢关节疼痛、全身酸楚基本消失,足跟痛减,行走无明显不适。舌淡、苔薄白,脉沉细无力。上方忍冬藤减为 30g,加黄芪 30g。继服 3 剂。

四诊(5 月 16 日):10 余日未服药,加之气候变化,仍感下肢酸困,踝关节酸痛。改服痹证丸。连服 30 天,巩固疗效。

按语:《傅青主女科》在产后病中言"产后百节开张,血脉流散,气弱则经络间血多阻滞。累日不散,筋牵脉引,骨节不利,故腰背不能转侧,手足不能动履"。本证年久不愈,正虚必然,但根据初诊情况,正气尚可受药,邪实突出。故祛邪以治标,待症状缓解,再用益气养血之药收功。

医案 16 马某,女,31 岁,营业员。

初诊:1992 年 6 月 8 日。

四肢大关节肿痛,肌肤结节性红斑 1 个月余。1992 年 4 月着衣单薄,数日后四肢关节红肿热痛,下肢结节性红斑,当地县医院诊为炎症,用激素、非甾体抗炎药及中药半个月,病情无好转。现在症:四肢大关节疼痛肿胀,四肢伸侧肌肤结节红斑,触之疼剧,伴身热、肢体沉重、倦乏、面红。舌质淡红,苔薄白,脉滑数。

体检:四肢抬举不便,局部皮色红黯。

实验室检查:WBC 11.8×10^9/L,N 0.71,L 0.26,E 0.03,Hb 120g/L,ESR 50mm/h,ASO(+),RF(−)。

诊断:热痹(结节性红斑)。

证属风寒湿邪闭阻,化热生瘀。治以清热散结,宣痹化瘀。

处方:当归 30g,丹参 30g,鸡血藤 30g,桃仁 12g,虎杖 30g,萆薢 30g,络石藤 20g,木瓜 20g,老鹳草 30g,白术 20g,香附 20g,陈皮 6g,甘草 9g。10 剂,水煎服。

二诊(8 月 3 日):服上方 10 剂,关节肿痛、结节性红斑减轻。继服 10 剂。

三诊(9 月 4 日):服上方又 10 剂,诸症消失。ESR 15mm/h。脉缓。舌质淡红,苔薄白。停服上方,改用痹隆清安(药物组成及用法见本书"独特医疗技术篇·内服经验方"。下同)收功。

按语:结节性红斑,中医谓之红斑,属风湿病脉痹范畴。系邪伤卫气,遏闭营血,营热内郁,发于肌表所致。临床特点为红斑高起,压之顽硬疼痛,多发于膝踝之间,夜间烦热作痛,黎明热退痛减,久久不愈。个别患者痛痒兼作,难眠。患者多系女性。痛为血瘀,不通则痛,痒为气滞,不畅则痒,气滞血瘀,循环受阻,所以痒痛兼作。气滞重者,痒而痛轻;血瘀者,痛而痒轻。阴虚则发热,阳郁则汗出,此者多为夜间烦热而不汗出,多系阴虚。虽红肿高起烦热频作,但不化脓(有的搔之流血水),故非阳盛血热之疮疡,而系风湿热瘀表。清热活瘀,祛风除湿,通络散结为治疗正法。予清热散结汤(经验方,药物组成及用法见本书"独特医疗技术篇·内服经验方"。下同)加减应用,效果尚佳。

医案 17 吴某,男,50 岁,农民。

初诊:1977 年 11 月 27 日。

双膝关节红肿热痛 2 月余。现在症:右腕关节出现红肿热痛,痛处不可触及,屈伸受限,兼胃脘满闷,不欲饮食。ASO(+)。

舌质稍红,苔白腻,脉弦数。

诊断:热痹。

证属湿热阻络,气血留滞。治以清热利湿,活血通络,佐健脾和胃。

处方:忍冬藤 60g,桑枝 60g,薏苡仁 30g,萆薢 30g,生地黄 15g,秦艽 15g,防己 15g,白术 60g,丹参 30g,鸡血藤 30g,焦三仙各 30g,甘草 6g。6 剂,水煎服。

二诊(12 月 7 日):上方服 6 剂,症状大减,肿痛基本消失,能骑自行车 10 余公里。上方加黄芪 60g,继服 6 剂。

三诊(12 月 14 日):症状完全消失,守方继服 3 剂,巩固疗效。

按语:舌苔的变化对风湿病的辨证有重要价值。舌苔白腻而浊者,为湿盛,宜侧重燥湿以通络;黄腻者为湿热,因薄黄即湿将化热,当祛湿清热并进;苔白腻而质淡者为寒湿,可大胆重用乌头、附子以温经散寒;无论舌苔如何,凡舌质红者,均为热证或阴虚证,须参用清热滋阴之品。本案虽脉数,舌红,局部红肿热痛,但其舌苔白腻,乃湿重于热,故用白术 60g,意在燥湿。舌质红为阴虚,故加生地黄。此方既不伤胃助湿,又不助火耗阴,效果理想。

医案 18 张某,男,57 岁,农民。

初诊:1992 年 6 月 4 日。

四肢小关节肿痛 2 年余,加重半年。1990 年 1 月因受寒冷渐见右足趾疼痛,半年后波及手足,曾见类风湿结节数枚。当地市级医院用激素治疗经年效不明显。现在症:四肢小关节肿痛,以双手指近节为甚,呈轻度梭形。疼痛呈热痛、刺痛,关节功能受限。病变局部喜凉不耐凉。身低热,自汗,困重乏力,面色浮红。

体检:双膝关节外侧有类风湿结节如枣大,四肢皮肤顽厚、干燥,色淡黯。舌质淡黯,苔薄滑,脉滑数。

实验室检查:Hb 135g/L,WBC 20.4×10^9/L,N 0.72,L 0.28,ESR 53mm/h,RF(+)。X 线片:双手骨骨质疏松,骨皮质变薄,右食指指掌关节间隙变窄。

诊断:顽痹(类风湿关节炎)。证属湿热痹阻,治以清热除湿,蠲痹通络。

处方:桑枝 60g,忍冬藤 60g,青风藤 30g,萆薢 30g,当归 15g,丹参 20g,木瓜 20g,青皮 12g,甘草 6g,10 剂。水煎服。配服痹隆清安片。

二诊(7 月 6 日):守法服药,症状有减。舌质淡胖,苔薄滑。上方加全瓜蒌 20g,桑枝、忍冬藤减为各 30g。继服 10 剂。

三诊(8月20日)：又服汤剂10剂，类风湿结节消失。诸节肿胀不明显，舌质淡红，苔薄白，脉缓。继服成药，再拟汤剂以六君子汤为基础10剂。巩固治疗1~2个月。

半年后来信述，病情稳定，RF转阴，可从事正常劳动。

按语：忍冬藤甘寒，清热解毒，善清络中湿热；桑枝苦平，祛风湿，行水气，通达四肢。两者配伍，清热解毒利湿。忍冬藤为湿热或热毒痹病，病在四肢经络的必备良药，临证用量要大，一般在30~60g，甚则90g。其性和平，较少有副作用。

医案19 张某，女，40岁，农民。

初诊：1992年5月15日。

身困痛，低热20天。20天前情志不遂、洗浴受风，次日右腿酸困疼痛，身热38℃。2日后全身疼痛，趾肿，某省级医院诊断为"皮肌炎"，用激素治疗症状稍减。现在症：全身肌肉疼痛酸沉，肌肤麻木不适，疼痛呈游走性、热痛。生活失理。身热微恶寒，倦乏无力，自汗，胸闷，纳呆泛恶。眼睑紫黯，口苦咽干，面红。面部肌肤对阳光过敏。

体检：左侧颈淋巴结肿大疼痛。舌质淡红，苔黄腻，脉弦数。

实验室检查：WBC 10.1×10^9/L，N 0.88，L 0.12，Hb 115g/L，ESR 54mm/h，ASO(+)，RF(−)。肌电图提示肌源性病变。

诊断：肌痹(皮肌炎)。证属湿热郁表。治以清热利湿，宣表通络。

处方：忍冬藤60g，桑枝30g，生石膏30g，知母15g，萆薢30g，青风藤20g，当归20g，丹参20g，鸡血藤20g，香附20g，桂枝15g，陈皮12g，甘草6g。6剂，水煎服。

二诊(5月22日)：服上方6剂，药后汗出，发热恶寒除。面色淡，全身疼痛酸胀有减。时下两腓肠肌仍憋胀不适。脉沉紧，舌淡黯、苔薄白。热除半，治以渗湿健脾通络为主。

处方：白术15g，茯苓20g，薏苡仁30g，萆薢30g，透骨草30g，木瓜30g，川牛膝15g，五加皮15g，陈皮9g，丹参30g，甘草6g。6剂，水煎服。

三诊(6月2日)：服上方6剂，症状再减，药后胃满，腹泻。上方去五加皮，丹参减为12g，继服10剂。

四诊(6月10日)：诸症悉除，上述实验室检查均正常。

半年后来述：病未作，已能从事正常劳动。

按语：该案病为初得，湿热郁阻肌肤，症见低热、口苦、全身肌肉疼痛酸困；湿困于脾而见胸闷、纳呆泛恶。治以清利湿热，活血通络；继以健脾渗湿，通络收功。

医案 20 李某,女,10 岁,学生。

初诊:1990 年 1 月 15 日。

双手指、腕、踝部皮肤肿胀、变硬近 3 年。1987 年 4 月不明原因出现全身皮肤发痒、斑疹,皮损不高出皮肤,局部发热。3 个月后出现双手指、腕、踝皮肤肿胀、变硬,局部关节疼痛、僵硬,局部皮肤凹陷性水肿、不红,触之不热但自觉皮肤发热。经服多种中西药物(不详)无效。平素易鼻衄。

现在症:神清,精神差,双腕、双踝关节压痛,局部皮肤变硬,呈凹陷性水肿,皮损处颜色变黯,双手指皮肤变硬似"腊肠"样。父母身体健康,家族中无类似患者。

舌质淡红,有瘀点,苔薄白,脉弦细。

诊断:皮痹(局限性硬皮病)。

证属湿热夹瘀,痹阻经络。治以清热祛湿,活血化瘀。

处方:忍冬藤 60g,薏苡仁 30g,当归 20g,丹参 20g,鸡血藤 20g,赤芍 15g,桃仁 9g,红花 9g,姜半夏 9g,陈皮 9g,炒山甲 9g,香附 20g,甘草 9g。水煎服。

二诊(3 月 1 日):服上药 30 剂,关节疼痛减轻,局部皮肤水肿减轻,皮肤较前变软,自觉有时局部发热,遇凉病情加重。舌质淡红,有瘀血点,苔薄白,脉弦。上方加桂枝 12g,继服 30 剂。服上方 30 剂后,将上方改为散剂,每服 5 ~ 6g,每日 3 次,连服半年。

三诊(8 月 21 日):关节疼痛消失,双手、腕皮肤无肿胀,弹性及硬度正常。双踝部皮肤仍稍硬,不痛不肿。舌质淡红,苔薄白,脉稍弦。上方加川牛膝 15g,共为细末,每服 5g,每日 3 次,服 3 个月。

1992 年 4 月 23 日追访,停药 1 年余,病情稳定,除腓肠肌处稍硬外,余无不适,已从事正常学习及生活。

按语:硬皮病临床上分为系统性和局限性两种,目前尚无有效治疗方法。根据临床实践,娄老认为硬皮病系素有脾肾阳虚,腠理不密,卫外不固,寒邪乘虚侵袭,凝结于腠理,进而经络痹阻,气血不通,导致营卫不和,腠理失养而发生。又因病程迁延,邪可循经入脏,造成脏腑功能失调,更加重其皮肤损害。由此可见,其病机要点在于寒凝腠理、经络痹阻和脏腑失调三方面。这是病情由轻到重的 3 个过程,它们之间互相联系,互相影响,又互相转化,不能截然分开。正气不足为本,皮肤硬化萎缩为标。前者属虚,后者属实,本证为一本虚标实之证。根据扶正祛邪的原则,采用温经解肌,活血通络,益气养血之法进行治疗为常法。若寒湿郁而化热,病情急性发作,治当清热利湿,或清热解毒,活血通络。

《素问·痹论》曰："在于皮则寒。"《素问·玉机真脏论》又曰"皮肤闭而为热"或"隐疹"，或"不仁肿痛"。所述与该病极为相似，故称之为"皮痹"。根据临床表现，本案为湿热瘀闭皮肤经络，治以清热祛湿，活血化瘀并重。应用半夏，既和胃化痰，又散结软坚。

医案 21 贾某，女，38 岁，铸模工。

初诊：1992 年 5 月 22 日。

四肢疼痛，肌肤结节红斑 6 年，加重 1 年。1986 年 5 月，劳倦后骤着冷水，小腿部隐渐出现结节性红斑。初发时局部灼热硬痛，4～5 天后疼减，局部皮色微红，渐黯红，一般在 40～50 天后消失。每年 3～8 月间常见，同时伴环形红斑，肌肤疼痛，甚则肿胀。曾在当地市级医院治疗效不明显，近 1 年病情加重。现在症：四肢肌肤疼痛肿胀，结节红斑。疼痛呈刺痛、热痛、游走性痛，双足背有灼热感，结节性红斑数枚如蚕豆大，触之热痛。病变局部喜凉而不耐凉，肢体沉困，胸闷，纳呆，口苦干。月经来时有血块，面部肌肤对阳光敏感。

舌淡红，有齿印，苔薄，脉滑数。

实验室检查：Hb 115g/L，WBC 8.6×10⁹/L，N 0.70，L 0.30，ASO(+)，RF(−)。

诊断：热痹（结节性红斑）。

证属风热闭络，瘀血留滞。治以祛风清热，活血化瘀。

处方：忍冬藤 60g，生地黄 30g，赤芍 20g，丹参 20g，防风 6g，秦艽 20g，透骨草 30g，香附 20g，甘草 9g。10 剂，水煎服。渣外洗局部。

二诊(8 月 4 日)：服汤剂 10 剂，配合外洗，肌肤肿痛减，结节红斑消失，热象也不明显，自行再服 5 剂。目前停药 2 月余，无明显不适。嘱其避免寒热刺激，注意调摄即可，无须再药。

按语：皮肤结节红斑，古医籍无此名，但《灵枢经》等书所述"瘰疬"似属本症。此多由湿热下注，瘀血留滞经脉而成。治疗当祛邪化瘀通络并重。本案由于局部灼热，疼痛游走，故诊为风热夹瘀，以祛风清热，活瘀通络收功。

医案 22 熊某，男，38 岁，农民。

初诊：1990 年 8 月 27 日。

上臂及肩背部肌肉肿胀、疼痛 20 天。20 天前劳动后因热用冷水洗身，数小时后即感上肢疼痛。且两臂肱二头肌有轻度变硬、肿胀。次日到县级医院用强的松、吲哚美辛等治疗，病情有减，但旋即加重。改服抗生素，未见好转。现在症：疼痛昼夜不宁，面部瘀肿，伴发热，食少，恶心，行走不便。自觉肌肉憋胀疼痛。

体检:两臂肱二头肌肿胀如球形,肩背部板硬,有深褐色斑块,颜面部瘀胀,两上肢不能上举。舌质红,苔黄,脉弦数。

实验室检查:WBC 15.4×10^9/L,N 0.70,L 0.26,Hb 115g/L,ESR 60mm/h。

肌电图检查:提示肌源性疾病。

诊断:肌痹(硬皮病)。

证属毒热闭络,血瘀气遏。治以清热解毒,化瘀通络。

处方:金银花 30g,连翘 12g,败酱草 30g,当归 20g,赤芍 30g,生地黄 20g,伸筋草 30g,制乳香、制没药各 9g,炒山甲 9g,白芷 9g,川厚朴 9g,甘草 9g。6 剂,水煎服。

二诊(9 月 3 日):疼痛有减,饮食有增,睡眠时间延长,两臂及面部肿势有减,舌脉如上。守方继服 6 剂。

三诊(9 月 11 日):服上方 6 剂,病情较前大有好转,饮食正常,行走方便,两臂抬举自如。体检:肩、背部肿胀板硬及紫褐色斑块消失,面部不肿,肱二头肌球状硬块缩小至枣大。化验:WBC 7.1×10^9/L,N 0.73,L 0.27,ESR 14mm/h。病情得以控制。上方去制乳香、制没药、白芷、川厚朴,加茯苓 20g,黄芪 30g,10 剂,巩固治疗。注意避免寒湿、劳累。1992 年 10 月 13 日随访,病未复作。

按语:该案属局限性硬皮病。根据临床表现,发热、舌红、心烦不宁,提示热毒内郁。故以金银花、连翘、败酱草,清热解毒为主药;辅以当归、赤芍、生地黄、制乳香、制没药、炒山甲,活血通络。热退瘀消,则肌肉皮肤硬痛消减。脾主肌肉四肢,该病往往缠绵难愈,最后以健脾益气收功。

医案 23 张某,男,18 岁,农民。

初诊:1981 年 4 月 25 日。

5 天前出现发热,膝、肘、腕、指、趾诸关节红肿热痛,活动受限,不能步履,疼痛处拒按,得凉则舒。兼有头晕,心烦不安,口渴引饮,自汗,大便秘结,小便短赤。

舌尖红,苔黄,脉滑数。

实验室检查:WBC 15×10^9/L,N 0.85,L 0.15,Hb 140g/L,ESR 51mm/h,ASO(+)。诊断:风湿热痹(急性风湿性关节炎)。

证属湿热郁遏气分,闭阻经脉。治以清解热邪,祛风除湿。

处方:生石膏 40g,知母 21g,忍冬藤 30g,土茯苓 30g,草薢 30g,生地黄 30g,香附 18g,败酱草 30g,络石藤 24g,丹参 30g。9 剂,水煎服。

二诊(5 月 5 日):上方服 9 剂,热象基本消失,肿痛好转,能走路来诊,但有头晕乏力。另拟清热益气育阴,兼祛风湿通络之剂。

处方:黄芪30g,忍冬藤60g,生地黄30g,络石藤24g,青风藤21g,萆薢15g,木瓜18g,陈皮9g,桑枝30g。6剂,水煎服。

三诊(5月11日):上方服6剂,肿痛全消,行走自如,稍有低热,自汗。舌质红、苔黄腻,脉正常。ESR 30mm/h。证属湿热未尽,正气待复。拟以益气健脾利湿为主,佐以养血清热。

处方:黄芪30g,土茯苓21g,白术18g,薏苡仁30g,萆薢18g,老鹳草30g,忍冬藤60g,木瓜18g,白芍12g,丹参21g,生地黄18g。6剂,水煎服。

四诊(5月19日):服上药6剂,热退,自汗止,诸症悉除。守上方服6剂巩固。

按语:急性风湿性关节炎多属热痹。因其病势急,热象重,治疗上必须以清热解毒为主,不宜妄投辛燥通络之品,以防助热耗阴。热证除大半后,当益气育阴,扶助正气。但必须注意清除余热,不然可死灰复燃,使病情反复难愈。本证在症状消失后坚持服用一定时间的扶正药,多可根治,若见效废药,治不彻底,可转为慢性,缠绵难愈。

医案24 肖某,女,37岁,农民。

初诊:1989年12月5日。

发热伴全身多关节肿痛半年。1989年6月无明显原因出现发热,继之全身多关节疼痛、肿胀,活动不便,以双腕及手指明显。在当地医院按"风湿热"治疗,服用地塞米松片和吲哚美辛片等约4个月,症状时轻时重。现在症:全身多关节肿痛,以双腕、手指及腰部明显。体温38～40℃。

体检:神清,精神差。营养一般,发育正常。全身皮肤有散在性点状红斑疹,腋下及腹股沟淋巴结轻度肿大,压痛。双腕及双手指关节肿胀、压痛,局部皮肤发热。肾区无叩击痛。

舌质红、苔薄黄,脉弦细。

实验室检查:WBC 11.2×10^9/L,N 0.82,L 0.15,E 0.01,M 0.02。

心向量图检查:提示心肌劳损,轻度缺血。

诊断:热痹(成人斯蒂尔病)。

证属气营两燔,经脉痹阻不通。治以清热除湿,活血凉血。

处方:石膏30g,知母20g,忍冬藤30g,土茯苓30g,黄柏15g,连翘20g,通草9g,青风藤30g,萆薢30g,防己20g,生地黄20g,牡丹皮15g,鸡血藤30g,香附30g,陈皮12g,甘草12g。水煎服。

医嘱:避风寒湿邪;加强营养,进易消化食物;适当功能活动。

二诊(1990年3月20日):服上药30剂,递减激素,体温渐降,全身多关节部位肿胀减轻。偶有低热,服上药数剂热除。现仍腰痛,双手指晨僵,局部微热不适。舌质淡红,苔薄黄,脉弦。

处方:当归30g,丹参30g,鸡血藤30g,土茯苓30g,忍冬藤30g,黄柏15g,连翘30g,萆薢30g,石膏30g,知母20g,薏苡仁30g,黄芪30g,陈皮9g,香附20g,甘草9g。上方水煎服,间断服用30剂。其后上方共为细末,每次5~6g,每日3次,连服3个月。

1年后来信述,药已停半年余。诸症悉除,能参加正常劳动。

按语:成人斯蒂尔病为自身免疫性疾病。有人认为是一个独立的疾病;也有人认为是类风湿关节炎的一种临床变异型,20世纪80年代前称"亚急性败血症"。临床表现主要有长期发热,伴有一过性皮疹和关节痛,肝、脾、淋巴结肿大。常有肝、心、肺损害和浆膜炎,ESR增快,血白细胞增高。

本病尚无统一诊断标准,一些学者提出五条标准可作临床参考:①不规则发热持续2周以上,以弛张热为主;②反复出现一过性皮疹、关节炎;③用抗生素治疗无效,类固醇激素能使症状缓解;④周围血常规白细胞增高,ESR增快,血培养阴性;⑤排除其他可能的疾病。

中医称本病为"热痹",系由机体气血失调,外感六淫之邪所致。风寒湿热,外侵关节经络,气血阻滞,久而郁为痹病发热。寒热往来,口苦喜呕,似邪传经于少阳膜原;壮热红疹,舌红脉数,又如温邪留恋气营之间。热痹一征,每每夹湿,病邪绵延日久,痹痛未愈,正气渐衰。内损脏腑经脉,又似内伤虚热之症,经所谓邪入阴分则痹,痹热久而伤阴耗气,遂成正虚邪实证。

根据成人斯蒂尔病的临床特征,急性期属中医学"热痹",临床按温病"卫气营血"辨证施治,注意和胃化湿。邪在气分,在大量应用石膏、知母的同时,择用忍冬藤、土茯苓、生地黄、牡丹皮、青风藤,清热除湿,通络,凉血活血。慢性期证治参"内伤发热",以脏腑、气血辨证,注意养阴清热,益气通络,效果尚佳。

医案25 李某,男,11岁,学生。

初诊:1992年7月3日。

右膝、髋关节疼痛、视力下降2年,高热,诸节肿痛1周。前年9月无明显原因出现身低热、视力下降,右膝、髋关节僵痛,跛行。经我处诊为强直性脊柱炎,服壮督蠲痹类中药3个月,症状消失。1周前因野外露宿,次日发热38℃,汗出。现在症:全身多关节痛,髋、膝关节尤甚。发热38℃,汗出,口渴多饮冷。目赤,视力模糊。其父患该病已腰脊强直。

体检:腕及膝、踝关节中度肿胀,局部灼热,皮色红,关节屈伸不利,下蹲受限,弯腰双手尖距地 15cm。

唇红,舌质淡红,苔薄黄,脉浮数。

实验室检查:WBC 8.0×10^9/L,N 0.65,L 0.35,Hb 100g/L,ESR 56mm/h,ASO(-),RF(-)。X 线片:双侧骶髂关节边缘模糊,硬化。双髋关节间隙尚可。腰椎生理弓变直。

诊断:肾痹(强直性脊柱炎)。

证属气分热盛,壅遏督脉,治以清热宣痹。

处方:生石膏 90g,知母 20g,忍冬藤 30g,桂枝 12g,透骨草 30g,萆薢 30g,薏苡仁 12g,木瓜 12g,龙胆草 12g,川厚朴 12g,甘草 6g。6 剂,水煎服。

二诊(7 月 13 日):来人述,身热、目赤、口渴、关节肿痛减轻,ESR 33mm/h,减石膏为 45g,加桑寄生 30g、钻地风 20g,继服 6 剂。

三诊(7 月 20 日):发热肿痛若失,关节活动较便利,弯腰时双手尖距地 5cm。腰、髋尚僵痛。停汤剂,改服虎潜丸(按说明书服用)巩固疗效。

1993 年 6 月 14 日随访:停药近半年,病未作,视力恢复正常,已从事正常生活学习。

按语:强直性脊柱炎并发眼结膜炎和虹膜炎的发病率可达 25%。病程越长,发生虹膜炎的机会越多。该病以督脉循经部位为病变重点,督脉注入目。由于督脉邪热偏胜,循经灼目,或督脉亏虚,阳气阴精不达于目,皆可引起目疾。治疗强直性脊柱炎,应时刻注意清肝明目,或滋水明目。若该病湿热证突出者加龙胆草;风热胜加菊花;肝肾阴虚加枸杞子。

医案 26 毛某,男,33 岁,教师。

初诊:1981 年 9 月 8 日。

全身关节持续疼痛不减。以腰及双膝关节为甚 1 个月余。1 个月前突然发热,咽痛,周身酸楚,骨节疼痛,经服感冒通 7 天,发热、咽痛、身酸楚若失,全身关节疼痛不减。现在症:全身关节持续疼痛,腰、膝关节为甚,转侧及行走困难,局部遇寒重,得热舒。伴咽干,乏力懒言,纳差。

舌质淡红,苔薄微黄,脉弦。

实验室检查:WBC 11.0×10^9/L,N 0.85,L 0.15,ESR 8mm/h,ASO(+)。

诊断:热痹(风湿性关节炎)。

证属风寒束表,热郁经脉。治以疏风散寒,解热通络。

处方:羌活、独活各 18g,桂枝 9g,青风藤 20g,秦艽 12g,忍冬藤 60g,老鹳草 30g,甘草 9g,焦三仙各 10g。3 剂,水煎服。

二诊(9 月 11 日):上方服 3 剂,全身关节疼痛大减,仍乏力,纳差。依方继服 3 剂。

三诊(9月14日):全身疼痛消失,腰稍强硬,乏力,纳差未减。舌、脉如常。实验室检查:WBC 8.4×10^9/L,N 0.74,L 0.26。上方加白术 15g,薏苡仁 20g,继服 3 剂。

四诊(9月17日):近两天阴雨,腰部两侧肌肉有酸感,两膝沉紧,脘闷。舌淡,苔白腻,脉弦滑。证转为湿浊困脾滞督。另拟健脾祛湿,疏督通络。处方:独活 30g,桑寄生 30g,白术 30g,薏苡仁 30g,川牛膝 12g,木瓜 18g,川续断 30g,老鹳草 30g。3 剂,水煎服。

五诊(9月22日):腰稍沉,余无不适。依上方继进 3 剂。

随访半年未复发。

按语:本案与《伤寒论》大青龙汤证机理相近。该条曰:"太阳中风,脉浮紧,发热恶寒,身疼痛,不汗出而烦躁者,大青龙汤主之。"该方为风寒外束肌表,热郁于里;本案为寒湿客表,热郁于经。前者发热恶寒烦躁为主,身痛轻而暂,后者关节痛为主,身寒热,咽痛轻而暂。故效其意,如麻黄者,青风藤、二活、秦艽等辛温通络药代之,石膏者,大量忍冬藤代之,其祛湿通络作用胜前,能收到较好的止痛疗效。所以,学古方贵在效其法。不明方意,死记方药,收获必微。风湿性关节炎易反复发作,根除相当困难。治疗时要避免见效停药,同时注意扶助正气,适当保暖,防止疲劳过度。经过一段时间的调摄,往往可达到根治之目的。

医案 27 范某,女,13 岁,学生。

初诊:2005 年 10 月 14 日。

双腕、膝关节僵痛,身热反复发作 2 年。2003 年 8 月受雨淋后发热(体温峰值 40℃),左下肢肌肉疼痛,某省人民医院行激素治疗半年,间断发热,四肢多关节疼痛不解。停激素以阿司匹林维持至今。现在症:四肢多关节疼痛,恶寒发热(体温峰值 39℃),口苦口渴,喜冷饮,心烦喜呕、纳差,自汗出。脉弦数,舌红,苔黄干。

体检:双腕、膝关节肿痛,活动受限,局部发热。实验室检查:ESR 30mm/h,WBC 6.7×10^9/L。

诊断:顽痹(斯蒂尔病,活动期,病程 Ⅱ 期)。

证属少阳阳明合病。治以和解少阳,清解阳明。

处方:柴胡 10g,黄芩 9g,清半夏 6g,党参 12g,白术 12g,石膏 20g,忍冬藤 20g,焦三仙各 9g,枳壳 6g,甘草 6g。6 剂,水煎服。

二诊(10月20日):发热(体温峰值 38℃),关节肿痛,活动不利稍减,神疲乏力,欲睡,纳差,二便调。脉细数,舌红少苔。实验室检查:ESR 80mm/h,WBC 5.3×10^9/L,Hb 98g/L。此时气分热有解,少阳证尚存,气阴已伤。方去石膏、知母,加太子参、生地黄等益气养阴。

处方:柴胡12g,黄芩9g,半夏9g,太子参20g,生地黄15g,牡丹皮12g,白花蛇舌草30g,鸡血藤10g,忍冬藤20g,焦三仙各12g,陈皮9g,甘草6g。10剂,水煎服。

三诊(11月10日):服上方10剂,体温近5日正常,纳可;汗退,关节肿痛减。目前体倦乏力,便溏。病情已控制,以健脾胃巩固。

处方:白术12g,薏苡仁20g,石斛15g,白花蛇舌草20g,防风9g,薄荷9g,麦冬12g,清半夏9g,陈皮9g,甘草6g。5剂,水煎服。配服热痹清片。

四诊(2006年1月18日):服上方18剂,服药期间,体温稳定。停药3天后,因感冒复作低热,上方稍加减继服5剂而退。至今2个月,体温正常,关节肿痛不明显,纳可。ESR 10mm/h。

按语:斯蒂尔病也叫幼年类风湿关节炎,以发热,关节肿痛,皮疹,ESR增快,白细胞增高为主要临床表现。中医谓之"热痹""历节风""痛风"。其病多由表入里,正气由盛转衰。在表时,可清卫而透解表邪。若转入气分,或深入营分,气营两燔,病势极盛,壮热不已,治用大剂清营透热转气之品可解。若治不及时,邪盛而正气耗衰,病及脏腑,可损及心、肺、肾等重要脏器。邪热得到控制,病情转轻,也应注意气阴耗损,及时补益,匡复正气。本案初以和解少阳,清解阳明,控制病情后,即以益气养阴收功。

医案28 侯某,男,18岁,学生。

初诊:1993年5月30日。

全身多关节肿痛2年。1990年夏睡卧窑洞,渐见右膝关节疼痛、肿胀,数周热痛剧甚,年余累及腰髋及全身关节。某县医院用激素、吲哚美辛治疗半年,引起胃部出血。现在症:全身多关节肿痛,腰髋僵痛为甚,痛处固定,凉痛,手晨僵、麻木。伴间歇性发热,倦怠乏力、自汗,腰膝酸软,体瘦面黄,头晕,右眼虹膜炎,口苦、口干渴不欲饮,时咽痛,小便量少色黄,大便干。舌尖红嫩,苔剥脱,脉弦。

既往史、家族史:患者久住窑洞,其兄患强直性脊柱炎,腰已弯曲。

实验室检查:WBC 8.5×10⁹/L,N 0.60,L 0.40,Hb 90g/L,ESR 40mm/h,ASO(+),RF弱(+)。

X线片:双骶髂关节模糊,上2/3段融合;双髋关节密度不匀,间隙尚可;双手指骨脱钙,边缘毛糙。

诊断:顽痹(类风湿关节炎合并强直性脊柱炎)。

证属寒湿闭表,郁热于里,病累肾督。治以疏表清热,壮督蠲痹。嘱其递减激素。

处方:羌活、独活各20g,千年健20g,萆薢20g,桑寄生30g,虎杖30g,知母15g,首乌20g,川牛膝9g,香附15g,甘草6g。6剂,水煎服。

配服痹隆清安(药物组成及用法见本书"独特医疗技术篇·内服经验方"。下同)。

二诊(6月8日):服上方6剂,症状有增(患者不遵医嘱,骤停激素)。上方加重楼30g。10剂,继服。

三诊(10月20日):服上方10剂,诸节肿痛减,身热退。继以成药巩固,至今停激素4个月余,症状消失,行走如常,RF转阴。

按语:运用激素药物,易引起寒热错杂,虚实相兼。本案寒湿束表,兼郁热伤津。在运用大量祛风除湿、散寒通络药物的同时,佐虎杖、知母清热,首乌滋阴扶正。药证相符,效果亦佳。该病难愈,患者往往经年与药相伴。为了便于服用,临床巩固治疗,常以中成药为主。

痹隆清安为类风湿关节炎虚热证而设。长期应用,效果良好。

医案 29 王某,男,56岁,干部。

初诊:2005年11月8日。

全身多关节肿痛,四肢小关节为甚4年,伴低热、咳嗽半年。2000年5月,因盖房劳累,渐出现双足趾关节胀疼,足底麻木。1个月后足趾、右膝关节肿痛。某市专科医院诊为类风湿关节炎,服强的松及自制中成药,病情时轻时重。2005年4月突然关节痛肿加重,发热咳嗽,某省医院诊为类风湿关节炎合并间质性肺炎,多方治疗效果不佳。现在症:双手、足及膝踝关节肿胀疼痛,局部发热,屈伸受限,伴低热不恶寒,上半身汗出,纳差,口干苦,肌肤灼痛,胸闷疼痛,咳嗽、吐黄稠痰,大便调,小便黄。

体检:双踝、膝肿Ⅱ级,右手中指近节肿Ⅱ级,双足诸节处皮肤色黯。脉弦滑,舌质淡黯胖,舌苔黄厚腻。

X线片:类风湿关节炎Ⅰ期;双肺纹理增粗,双肺门规则。

实验室检查:ESR 80mm/h,RF 1∶320。

血常规:WBC 7.6×10^9/L,RBC 3.38×10^{12}/L,Hb 96g/L,ENA多肽(−)。

诊断:顽痹,肺痹(类风湿关节炎,间质性肺炎)。

证属湿热蕴蒸三焦。治以清热利湿,宣畅气机,方用三仁汤加味。

处方:杏仁15g,薏苡仁9g,白蔻仁10g,滑石10g,竹叶10g,川朴12g,通草10g,清半夏6g,云苓20g,白术20g,川贝母15g,百部15g,穿山龙30g,忍冬藤30g,鸡血藤30g,白茅根30g。3剂,水煎服。配双氯芬酸钠缓释胶囊(50mg,每日1次)。

二诊(11月11日):服汤剂3剂,体温正常,咳嗽减轻,关节疼肿稍减,尚口苦,纳差。舌脉如前。此为少阳证,用小柴胡汤3剂。

三诊(11月18日):昨日复作午后低热,上半身汗出,诸节肿痛,口苦,身困,纳差。脉弦滑,舌淡黯,苔黄厚腻。停用激素10天,出现反跳现象。观脉症仍为湿热蕴结三焦。守8日方,去川贝母、百部、穿山龙,加萆薢30g,余药同前。

四诊(12月16日):近半月病情稳定,关节肿痛若失,低热除,纳可,但双足底麻木尚存,体倦乏力,面色淡黯。脉滑,舌质淡胖、苔白。此时湿热去,湿瘀脾虚尚存,治当健脾化湿,活血通络,予《医方考》六和汤方加活血通络药。

处方:云苓20g,白术20g,藿香9g,佩兰15g,萆薢30g,鸡血藤30g,桃仁12g,红花12g,川牛膝30g,陈皮9g,甘草6g。水煎服。

五诊(2006年1月4日):按上方加减服16剂,近周不发热,纳可,肩背及上肢痛若失。舌脉如常。

按语:本案为顽痹。患者久病,体质消瘦,素体火旺,寒湿闭阻,入里化为湿热。湿热注于关节,诸节肿疼;熏蒸于肌表,身重低热,上半身汗出;湿热蕴于肺,肺失清肃,咳嗽吐痰;蕴于中,胃失和降,纳差口苦。综之,证属湿热蕴结三焦,故用三仁汤收效。其间证候有所变化,用六和汤、小柴胡汤控制病情。可见中医治病,贵在辨证,治疗类风湿关节炎,不加辨证,只求几个灵丹妙药,是不可能成为好大夫的。

医案30 杜某,女,35岁,农民。

初诊:2015年5月10日。

两颧红斑,双手指关节疼痛1年,加重伴发热,腹胀,双下肢水肿1周。1年前夏季在田间劳动苦于烈日,晨起自觉双手多个指关节疼痛,家人发现两颧发红,以为劳作日晒所致,未在意。后症状日渐加重,遂在当地医院就诊。诊断不详,予强的松、布洛芬等药症状缓解。1年来病情时有反复,并出现面部红斑、口腔溃疡、乏力等。近1周上述症状加重,伴发热,腹胀,双下肢水肿,偶有头晕,胸闷,气短,口干口渴。

舌红,苔黄腻,脉滑。

诊断:三焦痹(系统性红斑狼疮)。

证属火郁饮热。治以清热解郁,蠲饮通络。

处方:葶苈子15g,桑白皮12g,黄芩9g,猪苓20g,茯苓20g,薏苡仁30g,生地黄20g,沙参20g,知母15g,郁金15g,杏仁9g,枳壳9g,甘草6g,大枣9g。10剂,水煎服,每日1剂。中成药热痹清片、瘀痹平片、着痹畅片各 3 ~ 8 片,每日 3 次,口服;西药强的松 15mg,每日 1 次,继服。

二诊(5 月 20 日):服上药后,腹胀、双下肢水肿、偶有头晕、胸闷、气短等症明显减轻,口干缓解。守上方加黄芪 20g、防己 20g,继服 10 剂。中成药继服,强的松减为 10mg,每日 1 次,继服。

三诊(6 月 1 日):肿胀基本消失,但面部红斑瘙痒,上方加苦参 12g、地肤子 30g、菊花 15g。15 剂,水煎服。中成药和西药继服,巩固疗效。

四诊(6 月 15 日):症状消失,强的松减为 5mg,每日 1 次,继服;中成药瘀痹平片、着痹畅片停服,只服用热痹清片巩固疗效。

按语:本案西医诊断为系统性红斑狼疮;中医诊断为三焦痹,为邪实候火郁饮热证。故治疗以清热解郁、蠲饮通络为主,方中葶苈子、桑白皮清泻上焦心肺之积饮;黄芩清上焦之热;加猪苓、茯苓、薏苡仁通调水道,上药共祛水饮和热邪;生地黄、沙参、黄芩、知母养肺阴,并清热;甘草、大枣益肺脾之气以补虚;郁金、杏仁、枳壳宽胸通络以祛郁(瘀)。综上所述,本方以清热蠲饮祛邪(热饮之邪)为主;同时解郁(瘀)通络,兼顾肺虚(虚)。诸药共用,具有清热解郁、蠲饮通络之功。根据虚邪瘀的病因病机制定本方,方药对证,故临床收到佳效。

医案 31 张某,男,25 岁,经商。

初诊:2018 年 11 月 4 日。

尿急伴膝关节肿痛半个月。半个月前因不洁性交出现尿急、尿痛及尿不尽表现,并渐出现双眼发红,有烧灼感,分泌物增多,双膝及右踝关节肿痛不适。现在症:双膝及右踝关节红肿热痛,屈伸不利,右手小指弥漫性肿胀,呈"腊肠样",低热,口苦口黏,少腹满痛,尿急、尿痛,眼红。

舌质红,苔薄黄,脉细数。

诊断:胞痹(赖特综合征)。

证属膀胱湿热。治以清热利湿、通调水道。

处方:薏苡仁 30g,蚕沙 15g,防己 20g,木瓜 30g,川牛膝 30g,苍术 15g,连翘 12g,木通 12g,车前子 15g,萹蓄 12g,瞿麦 12g,滑石 15g,栀子 12g,赤小豆 30g。10 剂,水煎服。中成药着痹畅片、热痹清片、瘀痹平片 3 ~ 8 片,每日 3 次,口服。

二诊(12 月 5 日):服上药后,关节肿胀明显减轻,小便正常。嘱其守上方,去萹蓄、瞿麦、车前子,加五加皮 15g、地枫皮 15g,络石藤 20g。10 剂,水煎服。中成药继服。

三诊(12 月 16 日):症状基本消失,中药停服,中成药继服 3 个月,巩固疗效。

2019年5月回访,症状消失后无反复,自行停药。

按语:本案西医诊断为赖特综合征;中医诊断为胞痹,为邪实候膀胱湿热证。故治疗以清热利湿为主,方中车前子、萹蓄、瞿麦、木通、赤小豆利膀胱湿热、通利水道;防己、滑石、连翘、栀子清热利湿,通络止痛;薏苡仁、蚕沙、防己、木瓜、川牛膝、苍术清热通络,宣痹止痛;薏苡仁、苍术、木瓜又可健脾扶正;川牛膝逐瘀通络。综上所述,本方清热利湿为主以祛湿热之邪(邪);兼顾脾虚(虚);同时兼祛瘀血(瘀)。诸药共用,具有清热利湿、通络止痛之功。根据虚邪瘀的病因病机制定本方,方药对证,故临床效佳。

医案32 吕某,女,55岁,教师。

初诊:2015年6月28日。

双肩胛部及臀部肌肉重着、僵痛3年。3年前夏天,因淋雨出现右侧肩胛部肌肉重着、僵痛,后渐及左侧肩胛及双臀区。多方治疗,效不明显,病情进行性加重。曾服醋酸泼尼松片10mg/d,症状明显缓解,但停药后症状反复。现在症:双肩胛及臀区肌肉疼痛、重着,晨僵约2小时,痛处固定,麻木不适,局部热感,汗出,身热不扬,烦闷,渴不欲饮。

查体:肌力正常。舌质红,苔黄腻,脉滑数。

诊断:肌痹(风湿性多肌痛)。

证属湿热痹阻。治以清热除湿,宣痹通络。

处方:石膏20g,忍冬藤30g,肿节风30g,黄柏9g,连翘9g,滑石(包煎)15g,蚕沙15g,防己15g,赤小豆30g,薏苡仁30g,地龙12g,赤芍9g。10剂,水煎服,每日1剂。医院制剂着痹畅片、热痹清片、瘀痹平片各8片,每日3次,口服。

二诊(7月10日):双肩胛及臀区肌肉疼痛、重着有所减轻,僵硬缓解,汗出、口渴、烦闷明显减轻,但局部仍有麻木不适及热感;舌红苔黄腻,脉滑数。中药守方加茯苓20g,白术30g,木瓜30g。继服15剂。

三诊(8月2日):双肩胛及臀区肌肉疼痛明显减轻,汗出、口渴、烦闷、麻木、热感等症状消失;但局部仍有重着、僵硬感。舌红,苔黄腻,脉滑。守上方去石膏、滑石、黄柏,加丹参30g、鸡血藤30g。继服60余剂。

四诊(10月6日):臀区肌肉偶有疼痛,潮湿天气明显,余无不适。舌淡红,苔薄黄,脉滑。停服中药,继续服用医院制剂着痹畅片、热痹清片、瘀痹平片。

五诊(2016年4月8日):患者服用着痹畅片、热痹清片、瘀痹平片各8片,每日3次。半年后无症状,然后药物减为各5片,每日3次。

又服用至2017年6月,症状无反复,药物全部停服。随访至今病未复发。

按语:本案诊断为肌痹(风湿性多肌痛),证属邪实候(湿热痹阻证)。因夏日感受湿邪,而致本病。治当清热除湿,宣痹通络。方用《温病条辨》之宣痹汤加减。方中石膏、忍冬藤、连翘清热为主;黄柏、肿节风、滑石、蚕沙、防己、赤小豆、薏苡仁清热利湿,共祛湿热之邪;地龙、赤芍活血通络以祛瘀;而薏苡仁、赤小豆为五谷之品,又可养脾胃,扶正补虚。诸药合用,以祛湿热之邪为主,兼顾活血祛瘀,扶正补虚养胃。本案虚(脾胃虚)、邪(湿热邪)、瘀(痰瘀)三者根据程度(湿热邪甚,痰瘀次,脾胃虚轻)而兼顾治疗,取得良效。

医案 33 刘某,男,60 岁,农民。

初诊:2009 年 3 月 30 日。

四肢多关节肿痛 1 个月。1 个月前,无明显诱因出现双足踝肿痛,到当地诊所口服西药,疼痛缓解,但停药则加重。渐及双踝、双膝、双髋、双手近端指间关节、掌指关节肿胀、疼痛;双肩、双肘疼痛。到新乡某医院求治,怀疑类风湿关节炎,口服克痹骨泰胶囊、氯诺昔康片等药治疗,效差。现在症:双手晨僵 4 小时,双手近端指间关节、掌指关节、双腕、双膝、双踝肿痛,双膝、双肩疼痛,自觉体热,纳可,眠差,二便调。

体检:双手近端指间关节、掌指关节及双腕、双膝、双踝肿胀,压痛 II 级。舌质淡红,苔薄黄,脉弦细数。

实验室检查:ESR 69mm/h,RF 40IU/ml,ASO 32IU/ml,CRP 20.23mg/L。

诊断:顽痹(类风湿关节炎)。

证属湿热痹阻。治以清热利湿,通络止痛。

处方:丹参 30g,桑寄生 30g,络石藤 30g,忍冬藤 30g,生地黄 30g,白芍 30g,黄芪 30g,醋延胡索 20g,甘草 9g,川牛膝 20g,木瓜 20g。15 剂,水煎服,每日 1 剂。中成药热痹清片 3 ~ 10 片,每日 4 次。

二诊(5 月 4 日):双手晨僵减轻,关节肿痛略有减轻,夜间低热,汗出。舌质红,苔薄黄,脉弦细。中药汤剂守上方去黄芪,加土茯苓 20g,牡丹皮 20g 继服;中成药继服。

三诊(10 月 9 日):症状较前明显改善,双手活动较前灵活,但夜间仍汗出,五心烦热,纳食可,夜寐安,二便调。舌淡黯,苔黄厚。复查 ESR 46mm/h。

处方:桑寄生 30g,桑枝 30g,络石藤 30g,透骨草 30g,虎杖 30g,威灵仙 30g,羌活 20g,丹参 30g,生地黄 30g,牡丹皮 30g,五味子 5g,鸡血藤 30g,当归 20g,甘草 6g。10 剂,水煎服,每日 1 剂。中成药:热痹清片继服;加痛痹宁片 3 片,每日 3 次。

四诊(2010年3月12日):上肢关节疼痛基本消失,汗出消失,五心烦热。现唯双膝有疼痛,继服中成药巩固疗效。

五诊(2011年4月11日):双膝关节较前有力,近2个月自行停药。嘱其药物减量继服2个月,巩固疗效后再停服。

2年后回访,病情稳定,停药后未反复。

按语:本案诊断为顽痹(类风湿关节炎),证属湿热痹阻证,为邪实候。从虚邪瘀辨证:邪以湿热为主,虚、瘀居其次。因此,治疗以川牛膝、木瓜、忍冬藤、络石藤清利湿热,以祛邪为主,桑寄生、生地黄、黄芪、白芍配合中成药养血扶正固本;丹参和醋延胡索活血通络祛瘀。全方祛邪为主,兼扶正、祛瘀,疗效明显。二诊关节肿痛有所减轻,但夜间低热、汗出,方药加土茯苓利湿消肿,牡丹皮滋阴清热。三诊关节症状明显改善,但仍夜间汗出,五心烦热,阴虚症状明显,方药加牡丹皮、五味子、当归、鸡血藤滋阴养血并敛汗而取效。

医案34 王某,女,36岁,农民。

初诊:2007年10月5日。

间断四肢关节肿痛3年。2004年冬感右腕部肿痛、活动受限,后渐及左腕、右膝肿痛,至当地医院就诊,以"类风湿关节炎"为诊断予中药口服(具体不详),症状减轻。2006年10月症状加重,到当地医院就诊,予中药口服,时轻时重。为求进一步治疗,来我院求治。现在症:双腕及右膝关节肿痛,活动受限,怕风怕冷,夜晚加重,遇冷疼痛症状加剧,纳眠可,二便调。脉弦细数,舌质黯红,苔中心黄腻。对青霉素过敏。

体检:双腕肿胀Ⅰ级,压痛Ⅱ级;右腕屈0~5°、伸0~5°,左腕屈0~5°、伸0~10°。

实验室检查:ESR 47mm/h,RF 47IU/ml,ASO 32.0IU/ml。

X线片:双腕关节间隙狭窄。

诊断:顽痹(类风湿关节炎)。

证属内热外寒。治以清热利湿,补气固本,活血通络。

处方:丹参30g,桑寄生30g,忍冬藤60g,络石藤30g,穿山龙30g,白芍30g,生地黄30g,焦三仙各20g,甘草9g,黄芪30g,薏苡仁30g。10剂,水煎服,隔日1剂。配合中成药热痹清片3~8片,每日4次,口服,服用半年。

二诊(2008年3月24日):服药后症状较前减轻,但因外伤引右踝肿痛。脉细数,舌红,苔薄黄。复查ESR 45mm/h,RF 15.10IU/ml,ASO(-)。

处方:当归15g,赤芍20g,生地黄20g,牡丹皮10g,桑枝30g,秦艽

10g,威灵仙 12g,云苓 20g,白术 20g,泽泻 15g,木瓜 20g,川牛膝 12g,甘草 6g。10 剂,水煎服,每日 1 剂。中成药加服痛痹宁片 2 片,每日 3 次,口服;着痹畅片 4 片,每日 4 次,口服。

1 个月后病情稳定停药。

按语:本案诊断为顽痹(类风湿关节炎)。患者关节肿痛,怕风怕冷,遇凉加重,一派寒象;但其脉弦细数,舌质黯红,苔中心黄腻,内有湿热之邪。故证属内热外寒,其外寒,乃正气不足,卫外不固所致。故治以清热利湿,补气固本,活血通络。方中忍冬藤、络石藤、薏苡仁清热利湿;桑寄生、穿山龙祛风湿,强筋骨;黄芪、甘草、焦三仙健脾补气固本;丹参、生地黄、白芍活血养血,化瘀通络。本方内清湿热,外祛风寒湿邪,扶正固本,活血化瘀通络,故效佳。二诊时,患者外伤引右踝肿痛,局部必有瘀血,此时瘀和邪(湿)较为突出,虚已不是主要矛盾。故中药汤剂以活血化瘀、祛湿消肿为主;加服中成药痛痹宁片、着痹畅片也是此意。此即证变方亦变之理也。

二、正虚候

(一)寒证

医案 35 路某,女,21 岁,农民。

初诊:1978 年 9 月 12 日。

四肢大关节走窜性持续疼痛 1 年。现在症:双肘、双膝及肩关节游走性疼痛,活动不便,遇寒、遇劳累加重,体倦乏力,面色淡白,自汗。ASO(+)。

舌淡嫩,苔薄白,脉弦。

诊断:行痹。

证属气虚风扰,脉络不畅。治以益气活血通络。方用黄芪桂枝五物汤加味。

处方:黄芪 60g,桂枝 9g,白芍 12g,当归 30g,丹参 30g,鸡血藤 30g,羌活、独活各 15g,海风藤 18g,薏苡仁 30g,香附 12g,甘草 6g,生姜 3 片,大枣 3 枚。5 剂,水煎服。

二诊(9 月 28 日):上方略有加减,共服 15 剂,症状消失。

3 年后得知病未复发。

按语:本案患者正值青年,而气虚症状明显,属正虚候风寒湿痹(风偏胜),故选黄芪桂枝五物汤。此方祛邪而不伤正,益气而不碍祛邪,为攻补兼施之剂,对风偏胜兼气虚者,加减应用效果理想。如兼热加忍冬藤,风胜加千年健、钻地风,湿胜加草薢,寒胜加乌头,血虚加熟地黄,血瘀加制乳香、制没药。

医案36 王某,女,52岁,农民。

初诊:1982年1月4日。

两手、渐及两肘关节持续酸麻疼痛8天。现在症:四肢酸麻,疼痛,伴头晕眼花,心慌失眠多梦,纳差,乏力。舌质淡,少苔。脉沉细稍数。

诊断:血痹。

证属血虚受风,风湿阻络。治以养血活血,祛风除湿。

处方:当归18g,丹参30g,鸡血藤30g,黄芪30g,熟地黄30g,白芍20g,老鹳草30g,透骨草30g,桑枝60g,焦三仙各18g,薏苡仁30g,甘草9g,生姜9g,大枣5枚。3剂,水煎服。

二诊(1月8日):服上方3剂,诸症若失,肘部微有酸感。依方继进3剂。1个月后告知,病愈。

按语:此案为《金匮要略》所说的血痹。血痹者,正虚受邪入血分也。其证见"阴阳俱微,寸口关上微,尺中小紧,外证身体不仁,如风痹状"。"阴阳俱微,寸口关上微",指营卫气血不足;"尺中小紧"指阴血凝滞;"不仁"即麻木;"如风痹状"即见疼痛游走不定。本例与上述诸证甚合,而血虚明显,故取黄芪桂枝五物汤意加熟地黄。方中,当归、熟地黄、白芍、丹参、鸡血藤养血行血;黄芪、薏苡仁益气健脾除湿;老鹳草、透骨草祛风通络。因脉数,故改桂枝为桑枝,疗效理想。

医案37 王某,女,37岁,工人。

初诊:2005年11月9日。

全身关节肿痛,发热6年,双手屈曲畸形3年余。6年前外感后,右手指掌关节肿痛,趾关节痛,身热(体温37.5℃),1个月内波及全身多关节肿痛,以四肢小关节为甚,某市级专科医院诊为类风湿关节炎,用激素、中药治疗数年,病情时轻时重,逐渐双手畸形。今年8月2日来院治疗3个月,效不明显,请会诊。现在症:全身多关节肿痛,局部灼热怕冷,午后身热恶风,汗出,纳差,腹胀便溏,面浮肿,失眠,多梦,心悸,口腻。脉弦细弱,舌淡嫩黯,苔薄白。

既往史:桥本甲状腺炎6年,慢性肾功能不全3年(至今未愈),2001年因贫血曾输血3次。

体检:四肢多关节肿痛Ⅰ～Ⅱ级,库欣综合征阳性。

实验室检查:ESR 5mm/h,WBC 6.6×10^9/L,RBC 4.15×10^{12}/L,Hb 113g/L。

诊断:顽痹(类风湿关节炎,桥本甲状腺炎,肾功能不全)。

证属气血亏虚,湿瘀闭阻。治以益气养血,健脾除湿,活血化瘀。方用炙甘草汤合化瘀通痹汤化裁。

处方：当归 20g，丹参 20g，鸡血藤 30g，白术 30g，薏苡仁 30g，草薢 30g，合欢皮 15g，阿胶 20g，桂枝 20g，白芍 30g，炙甘草 30g，陈皮 9g，生姜 3 片，大枣 3 枚。3 剂，水煎服。

二诊（11 月 13 日）：服上药 3 剂，双下肢肿胀较前减轻，心悸、汗出、乏力也减，失眠、多梦如故，改桂枝为 15g，甘草 20g，加菊花 12g。

三诊（11 月 16 日）：服上方 3 剂，下肢肿胀痛、心悸汗出再减，但作齿龈肿痛，口干。舌淡红，苔薄黄，脉缓。当为温补太过，有化热之势。调整治疗原则为：益气育阴，活血通络。

处方：当归 20g，丹参 20g，鸡血藤 30g，忍冬藤 30g，生地黄 20g，薏苡仁 20g，太子参 15g，麦冬 12g，香附 15g，木香 12g，陈皮 9g，炙甘草 8g。水煎服，每日 1 剂。

四诊（11 月 21 日）：服上药低热除，心悸、汗出、乏力、头晕及关节肿痛明显减轻。舌脉如常，守方继服。

五诊（12 月 2 日）：诸症好转，病情得以控制，激素减量 1 个月也未出现反跳，患者要求出院。守上原则服中成药巩固。

按语：患者久患顽痹，长期服用激素及非甾体抗炎药，导致正气亏虚、邪瘀互结，闭阻经脉，深入骨骼，见长期关节肿痛，屈伸不利，以及关节畸形。恶风发热、汗出、脉弱，为营气虚弱，卫外失和；气短心悸，失眠多梦则为宗气亏虚，心神无主；腹胀便溏为脾虚湿盛。本案初用炙甘草汤合化瘀通痹汤，剂大且猛，数剂病情减轻。继而见齿龈痛、口干等阴虚之象，当为助阳太过，治以气阴双补，使病情缓解。可见对于久病体虚之人，关键在于调理阴阳，以平为期。

医案 38 申某，男，30 岁，农民。

初诊：1981 年 6 月 4 日。

手足胀痛无力半年。今年春节，始感两手持续胀痛，握持无力，逐渐双足胀痛，近 1 月尤甚。现在症：双手足胀麻无力，阵发性震颤抽搐，每遇劳累，伴头痛，乏力，自汗。舌质淡胖，苔白滑，脉细缓。

诊断：血痹。

证属正虚湿盛，脉络失养。治以益气养血，除湿活络。

处方：黄芪 30g，茯苓 15g，白术 15g，生地黄 30g，丹参 30g，当归 30g，木瓜 30g，香附 30g，甘草 9g。5 剂，水煎服。

二诊（6 月 10 日）：服上药 5 剂，诸症消失，早晨偶觉手胀紧。服后两剂药时，自觉头晕。嘱其改服痹证丸，连服 10 天，巩固疗效。

按语:此例初期两手胀痛,握物无力,乃湿邪阻络,气血不达四肢。长久失治,气血亏虚,筋肉失养,两手震颤,身倦乏力,自汗,遇劳加重。方中黄芪、白术、当归、生地黄,益气养血;木瓜除湿舒筋;丹参、香附,活血理气。诸药配伍,益气养血,除湿活络。湿祛正复,经脉通畅而收效。后感头晕,属药力过大,改服丸剂,缓图之,效果理想。

医案 39 于某,男,34 岁,干部。

初诊:1990 年 5 月 10 日。

全身关节肌肉酸困疼痛,以肩、肘、膝大关节为重两年。两年前体劳汗出,冷水冲洗,睡卧电扇下,醒后周身关节肌肉沉困酸痛、恶寒发热、无汗。按感冒治疗,数日后寒热缓解,周身困痛不除,每遇劳累、气候寒冷、潮湿,疼痛加重。服激素、吡罗昔康、阿司匹林、中药汤剂,效不明显。现在症:多发性关节肌肉酸困疼痛,以肩、肘、膝大关节为重。气候变化和劳累加重,双足踝轻度肿胀、局部欠温,伴自汗乏力,嗜卧,纳少便溏,面色苍白,唇甲色淡。舌质淡胖嫩,苔白滑,脉沉弱。

诊断:虚痹。

证属气血亏虚,风湿痹阻。治以益气养血,除湿蠲痹。

处方:黄芪 60g,桂枝 15g,白芍 20g,青风藤 30g,鸡血藤 20g,白术 30g,茯苓 30g,生姜 5 片,大枣 6 枚,甘草 6g。5 剂,水煎服。

二诊(5 月 16 日):服 5 剂,痛减食增,黄芪加至 120g,白术加至 45g。20 剂继服。

三诊(6 月 10 日):服药 20 剂后,周身关节肌肉疼痛大减,诸症若失,劳累或天阴时腰膝偶感沉困。上方黄芪减为 60g,加桑寄生 30g,木瓜 20g,隔日 1 剂,10 剂巩固。

半年后随访,痹病未发。

医案 40 迟某,女,36 岁,农民。

初诊:2005 年 11 月 18 日。

全身多关节痛僵肿胀,四肢小关节为甚 2 年余。2003 年 4 月,因劳累双足面肿胀热痛,1 个月后双手指近节肿胀晨僵。当地省级医院诊为类风湿关节炎,门诊用扶他林治疗 1 个月余,效不明显,后多方治疗,病情加重。1 个月前来住院治疗,病情减轻仍不明显。现在症:四肢小关节肿痛,晨僵,伴口鼻干燥,失眠,心悸,胸闷。恶寒发热,身痒,脱发。形瘦面色萎黄。脉结代,舌淡红,苔黄。

既往史:慢性荨麻疹 10 年。

体检:双手晨僵 > 1 小时,现划痕征(+)。

实验室检查：ESR 4mm/h，RF 为 1∶40，ASO 为 1∶15。

诊断：顽痹（类风湿关节炎）。

证属气阴两虚，风热外袭。治以疏散风热，先解其表，银翘散加减。

处方：荆芥 15g，防风 15g，金银花 30g，连翘 20g，薄荷 9g，羌活 20g，桔梗 9g，柴胡 9g，麦冬 12g，瓜蒌 15g，忍冬藤 30g，陈皮 9g，甘草 6g。4 剂，水煎服。

二诊（11 月 23 日）：服上方 4 剂，恶寒发热，身痛，咽干痛若失，心悸胸闷，关节肿痛尚存。脉弦细结，舌淡红黯，苔薄白。表证解，改为治里，健脾化痰，活血宽胸。

处方：白术 20g，云苓 20g，薏苡仁 30g，当归 15g，丹参 20g，鸡血藤 30g，瓜蒌皮 15g，半夏 9g，薤白 12g，天花粉 12g，桂枝 9g，白芍 12g，陈皮 9g，甘草 6g，生姜 5 片。7 剂，水煎服。

三诊（12 月 3 日）：关节肿痛，心悸，胸闷，脉结代若失，近 20 日病情稳定，患者要求出院。

按语：本案为顽痹，患者四肢多关节肿痛，晨僵，小关节为甚，病属顽痹。失眠，心悸，胸闷，口鼻干燥，为气阴两虚。顽痹日久内舍于心，心脉痹阻，心悸胸闷，脉结代。久病正虚招邪，见风热表证。根据《黄帝内经》理论，急则治其标，缓则治其本，表里同病当先解表。故用银翘散加减。卫分证解，转为治里，健脾化痰，活血宽胸，取得效果。

医案 41 梁某，女，27 岁，干部。

初诊：1991 年 5 月 29 日。

周身肌肉酸困疼痛 1 年。患者产后未满月劳累受风，周身肌肉酸困痛。经某省级医院治疗半年，日渐加重。现在症：周身肌肉酸困痛，伴畏风怯寒，时值盛夏，仍着春装，外出须裹头巾，遇电扇则避而远之，精神萎靡不振，少气乏力，嗜卧自汗，面色苍白，形体消瘦，难持家务，食欲尚可，二便调，月经色淡质稀。

舌淡嫩有齿痕，苔薄白，脉虚弱无力。ESR、ASO 均正常。

诊断：虚痹。

证属气血亏虚，风寒痹阻。治以益气养血，通阳蠲痹。黄芪桂枝青藤汤加减。

处方：黄芪 60g，桂枝 15g，当归 15g，防风 6g，白芍 30g，青风藤 30g，鸡血藤 30g，炙甘草 9g，生姜 5 片，大枣 10 枚。6 剂，水煎服。

二诊（6 月 6 日）：服 6 剂，疼痛稍减，上方黄芪加至 90g。

三诊（6 月 14 日）：又服 6 剂，前症减轻。守方 20 剂，巩固疗效。

1个月后来述,诸症悉除,精力充沛,已恢复正常工作。

按语:治疗风湿病气虚证,黄芪用 30g 左右,疗效多不明显,用至 90 ~ 120g 效果显著。

医案 42 张某,女,25 岁,农民。

初诊:1981 年 3 月 21 日。

下肢阵发性走窜痛 3 个月。3 个月前产后受凉,开始左膝关节疼痛,逐渐致整个下肢走窜痛,呈阵发性,近 20 天症状加重。现在症:下肢阵发性剧痛,且麻沉,局部怕凉,有时疼痛从小腿肚向上经背走窜至左侧头顶部,伴昼夜不宁,神疲,不思饮食。

体检:体质一般,表情痛苦。舌尖稍红,苔薄白,脉细弦。

实验室检查:Hb 80g/L,WBC 9.0×10^9/L,N 0.78,L 0.22,ESR 39mm/h。

诊断:行痹,血痹。

证属正虚邪侵(风偏胜),风湿阻络。治以益气养血,祛风通络。

处方:黄芪 21g,当归 12g,川芎 9g,生地黄 15g,白芍 30g,独活 18g,秦艽 12g,钻地风 12g,防风 6g,青风藤 20g,川牛膝 9g,木瓜 15g,香附 15g,制川乌、制草乌各 9g,甘草 9g。9 剂,水煎服。

二诊(4 月 2 日):服上方 3 剂,疼痛减轻,窜痛消失,已能行走,仍不灵活。继服 6 剂,疼痛大减,左腿微有不适,活动稍受限。舌、脉无明显变化。上方改黄芪 30g,当归 24g,木瓜 18g。药量加大,再进 3 剂,以巩固疗效。

1 个月后随访,病痊愈。

按语:产后气血虚,御外邪之力下降,风寒湿邪乘虚入侵。风胜走窜疼痛。用四物汤加黄芪,补益气血;防风、青风藤、独活、秦艽、钻地风祛风散寒通络;木瓜舒筋;川牛膝祛风通经,引药下行。诸药配合,益气养血,祛风散寒,活瘀止痛。后加大黄芪、当归、木瓜用量,邪祛正复病愈。

本案疼痛剧烈,缓解疼痛选用白芍、甘草(芍药甘草汤)和制川乌、制草乌,后者大辛大热,驱寒湿之力甚捷。风因寒凝引起的疼痛,制川乌、制草乌为首选,但因其毒性较烈,应用时应配甘草或蜂蜜,可解乌头之毒,又可缓解疼痛,收效甚速。

医案 43 贾某,男,36 岁,农民。

初诊:1991 年 6 月 20 日。

肌肤板硬萎缩,关节疼痛 1 年余。1990 年 5 月,无原因渐感全身困乏,手指麻木。3 个月后肌肤困胀微肿,皮肤变硬,不能捏起,关节僵硬疼痛。在某省级医院诊为系统性硬皮病,治疗半年余(用药不详),病情日渐加重。现在症:全身困乏无力,肌肤困胀,面部及四肢皮肤变硬萎缩,皮肤贴骨,不能捏起。面纹消失,无表情,张口困难,鼻尖呈鹰嘴样,口唇变薄。双手指尖细,僵硬如鸡爪样,双手指、腕、肘、膝关节疼痛僵硬。皮肤欠温。纳差,乏力,畏寒。舌质淡黯,苔薄白。脉沉细弦。

实验室检查:WBC 10.1×10^9/L,N 0.60,L 0.40,ESR 60mm/h,RF(+)。

诊断:皮痹(系统性硬皮病)。

证属气血亏虚,肌肤失养,寒凝血瘀。治以益气养血,活血通络。

处方:黄芪60g,当归30g,赤芍30g,桃仁12g,红花30g,首乌30g,生地黄30g,丹参30g,地龙30g,桂枝15g,甘草9g。7剂,水煎服。

二诊(10月14日):服上方60剂,身感有力,关节疼痛减轻,皮肤较前稍变软,余症同前。上方加水蛭20g,陈皮12g,水煎服。

三诊(1992年1月24日):服上方60剂,皮肤出现皱纹,扪之较前变软。面部有润色,稍丰满。双臂及下肢僵硬、屈伸受限明显好转,可提水行走,生活自理。畏寒乏力症状若失,精神状态大好。嘱按1991年10月14日方共为细末,每服4~6g,每日3次,连服6个月。

1993年6月10日随访:停药1年,面部皮纹清晰,面容改观,表情较丰富,面色红润,皮肤变软,可捏起。各关节功能活动正常,已能从事正常劳动。

按语:该病属中医学"皮痹",多由阴阳气血失调,风寒湿邪杂合,凝闭皮肤经络。皮肤经络失于濡养,临床见形寒肢冷,皮肤板硬等。本例为气血亏虚,瘀血闭络,治以益气养血,化瘀温经为主,坚持长期用药而获效。

医案44 杜某,女,54岁,农民。

初诊:1992年3月5日。

头晕目眩,肢节疼痛3年。3年前停经,逐渐出现头晕目眩,性情急躁,多关节疼痛,时有关节轻度肿胀及双小腿胫前水肿。经某市级医院诊为类风湿关节炎,服雷公藤及吲哚美辛等药物半年余,症状无改善。现在症:多发性关节疼痛,以双手指及腕、踝关节为重,肿胀乍起,肢体时麻,遇劳倦、寒冷及情绪波动加重,局部畏寒,欠温,手指关节晨僵,活动3~5分钟即解。伴头晕目眩,倦乏无力,上半身易出汗。舌质红,苔薄黄,脉弦细。

实验室检查:RF(-),ESR 15mm/h。

X线片:双手及腕各骨未见异常。

诊断:虚痹(更年期关节炎)。

证属气血亏虚,筋骨失荣。治当健脾益气,养血通脉。

处方:白术9g,茯苓9g,山药15g,枸杞子12g,首乌20g,陈皮9g,枳壳 9g,天麻 12g,甘草 9g。6 剂,水煎服。

二诊(3 月 12 日):服上方 6 剂,头晕、自汗消失,目眩、体倦、关节疼痛、麻木有减。守上方继服 6 剂。

三诊(3 月 20 日):诸证全消。着冷水或劳累后腕、踝关节微痛。舌脉如常。上方加秦艽、穿山龙各 15g,共为细末,每服 5g,每日 3 次,连服 1 个月。

按语:更年期关节炎的发生与妇女的月经有密切关系。多发生于壮年妇女月经将绝或未断绝时。本病又称绝经期关节病(炎)。青年女子因疾病、手术、深部 X 线照射、卵巢分泌功能减退,或产后月经尚未恢复时亦可发生。本病系由雌激素分泌减少,内分泌和自主神经功能紊乱,血管舒缩功能减退所致。受累部位主要集中在上下肢周围关节,如腕、手指、肘、踝关节。主要临床症状是受累关节的疼痛、慢性肿胀和活动范围减小。关节症状随精神刺激、贫血、劳累、受凉及其他病灶存在而加重。有显著的游走性和时愈时发倾向,病程可有数年。对称性小关节晨僵较突出,晨僵多半不超过 30 分钟。关节僵硬或疼痛,在站立过久或长时间不活动之后也较明显,活动后关节僵硬和疼痛迅速消失。本病多伴有自主神经功能紊乱症状,如头昏、心悸、急躁、情绪多变、颜面及下肢浮肿、血压及体温不稳等。

对于该病,目前西医尚无特效治疗方法,普遍采用女性内分泌替补疗法,未能获得满意效果。娄老从益气健脾,调补肾气,滋阴养血着手,多获效果。

妇女更年期疾病多以肾亏为主。该案表现为一派气血亏虚征象。故以健脾益气、养血通脉收功。所用药物全无蠲痹止痛之品。可见治疗风湿病,必须辨证施治。

医案 45 贾某,男,34 岁,电工(外线工)。

初诊:1991 年 5 月 12 日。

四肢麻木 3 年。3 年前因长期野外作业,累年受风寒侵袭,劳后汗出防护不当,渐出现四肢麻木,夜间及劳累后加重,严重时四肢活动不便,行动迟缓,至今未愈。现在症:四肢麻木,颈项部及腰部沉困疼痛,双足跟酸困。伴全身乏力,食欲差,便溏,自汗盗汗。

体检:精神疲惫,面色㿠白。四肢皮肤弹性好,皮色皮温正常,无皮疹,无瘀斑。四肢肌力正常,四肢关节活动正常。

舌质淡,苔薄白,脉弦细。

诊断:血痹。

证属气血虚弱,邪痹经脉。治以益气养血,祛风除湿。

处方:黄芪90g,桂枝9g,白芍30g,当归30g,茯苓30g,白术30g,生地黄30g,薏苡仁20g,香附20g,秦艽9g,五加皮9g,甘草9g。12剂,水煎服。

医嘱:加强营养,食易消化食物;避风寒湿邪;勿劳累。

二诊(6月7日):服上方12剂,症状大减,四肢麻木消失,体力明显增强。现感腰部酸、足困沉。舌质淡红、苔薄白,脉有力。上方继服10剂。

2年后随访,病无复发。

按语:长期野外作业,劳伤气血,复感风寒湿邪。气虚无力推动血运行,血虚经脉空虚,皮毛肌肤经脉失于温煦与濡养;风寒湿邪乘虚入侵,客于肌表经络,气血运行受阻,故肢体麻沉困痛。该证临床较多见。治以黄芪桂枝五物汤加健脾祛湿通络药物,往往收效。

医案46 樊某,男,38岁,汽车司机。

初诊:1991年12月12日。

左侧肢体麻木冷痛近2年。1990年4月,因着衣单薄,感受风寒,遂引起左半身肌肤麻木、冷痛、酸困。经服中药月余,症状若失。9个月前出车外宿受寒,病情发作,服多种中西药,效果不明显。现在症:左侧肢体重度畏寒,且麻木、酸困、疼痛,影响日常生活和工作。阴雨天、受风寒症状加重,夏天不能进空调房间,不敢吹电风扇。轻捶局部,活动后或得热后稍舒。

体检:左侧肢体皮温低于右侧。两侧肢体触觉、痛觉正常。

舌质淡红微胖,苔白,脉沉细涩。

实验室检查:血常规、ESR、ASO均正常。

诊断:血痹。

证属劳后伤风,阳气痹阻。治当益气温阳,调和营卫。

处方:黄芪60g,桂枝20g,白芍20g,附子6g,淫羊藿30g,当归30g,丹参20g,鸡血藤30g,独活20g,千年健20g,甘草9g。10剂,水煎服。

二诊(1992年1月8日):服上方10剂,畏寒、麻木、疼痛症状有减。舌质淡红,苔薄白,脉弦。上方继服。

三诊(3月21日):服上方30剂,左半身肢体麻木、疼痛诸症悉除,身感有力。近期冷天出车,未感到不适。要求巩固治疗。上方共为细末,每服3g,每日3次,连服1个月。

按语:该案属血痹。左半边身麻木疼痛者,在汽车司机中不少见。因司机驾车外出,左半边肢体邻车窗,易被风寒所伤。治疗时用大量黄芪益气通阳,桂枝汤调和营卫(即《金匮要略》之黄芪桂枝五物汤)有效。根据临床症状,酌加活血通络、祛风温经之品,效果更好。

医案 47 李某,女,46 岁,农民。

初诊:1992 年 5 月 13 日。

全身多关节肿痛 10 年。1982 年 6 月原因不明突然左拇指近节热痛,半年后四肢小关节游走性疼痛,手晨僵。近 5 年双腕肿痛尤甚,手指梭形肿。长期用激素等中西药治疗,病情不减。现在症:全身多关节肿痛,手腕及踝肿甚。局部刺痛凉痛,手晨僵持续 60 分钟以上。四肢抬举受限,肢体倦怠乏力,纳差,呕恶,善太息。经闭 2 年。

体检:双手中指、无名指近节梭形肿,皮色淡黯。舌质淡胖,苔薄白,脉滑。

实验室检查:ESR 40mm/h,ASO > 800U,RF(+)。

X 线片:双手骨质疏松,严重脱钙,双腕关节间隙变窄或融合,左肘关节间隙变窄。

诊断:顽痹(类风湿关节炎)。

证属脾虚湿停,经脉痹阻。治以健脾除湿,蠲痹通络。

处方:黄芪 30g,白术 30g,薏苡仁 30g,萆薢 30g,茯苓 30g,透骨草 30g,木瓜 20g,香附 20g,甘草 9g。6 剂,水煎服。

二诊(5 月 20 日):服上方 6 剂,近 2 日未服止痛药。疼痛未增,纳差呕恶不明显。继服上方 20 剂。

三诊(7 月 23 日):服上方 40 剂,关节肿痛消失,体质大好,舌脉如常。上方加青风藤 30g,6 剂,共为细末,每服 6g,每日 3 次巩固。

1993 年 7 月 12 日随访:近 1 年病未复发,生活能自理。

按语:类风湿关节炎的治疗,目前仍有医者不加辨证,不分虚实,一味用蠲邪止痛药,如是对实证尚可,若虚者往往使疼痛难止,正气更伤。本例患者益气健脾取得佳效,不止痛而痛自止,道理就在于以辨证论治取效。

医案 48 胡某,女,50 岁,教师。

初诊:1992 年 2 月 13 日。

全身筋骨疼痛 4 年,加重 1 年。1988 年 3 月因精神刺激及受寒冷,渐见双手指胀痛、僵硬不适,病情持续发展,波浪式加重。1 年后全身多关节及双下肢皮肤胀痛、眼睑肿胀。间断服用非甾体抗炎药及中成药(不详),症状不减。现在症:全身筋骨肌肉疼痛、酸困、憋胀,以四肢为甚。手指晨僵,活动 3 ~ 5 分钟即缓解。局部怕冷,喜热敷。伴身倦乏力,手汗多,盗汗,焦虑易怒,情绪不稳,每遇劳倦、精神刺激等诸症加重。时纳差、口苦、心悸。日常梳头、穿衣、行走困难。

舌淡黯,苔薄白,脉沉缓。

诊断:虚痹(更年期关节炎)。

证属脾虚气滞,经脉痹阻。治以益气健脾,养血疏肝。

处方:黄精 20g,茯苓 20g,白术 20g,何首乌 20g,泽泻 15g,青皮 9g,陈皮 9g,桑寄生 30g,鸡血藤 20g,甘草 3g。6 剂,水煎服。

二诊(2 月 23 日):服上方 6 剂,精神好转,症状减轻。自述药性平和。上方加枸杞子 20g,丹参 30g,枳壳 6g,继服。

三诊(4 月 15 日):间断服用上方 20 剂,自感身体舒适,症状消失。目前,遇劳累时感手指稍僵、肢体沉困,别无不适。脉沉缓,舌质淡红,体稍胖,苔薄白。嘱服六味地黄丸,连服 2 个月,以巩固疗效。

按语:妇女更年期关节炎,以肝肾阴虚为多见。本证表现以脾虚肝郁为主。方用黄精、白术、茯苓益气健脾,枸杞子、何首乌养血滋肝益肾,桑寄生强肾、祛风湿、通络止痛,丹参、鸡血藤活血通络,青陈皮、枳壳理气疏肝。诸药相伍,益气健脾、养血疏肝,收到佳效。

医案 49 徐某,男,33 岁,干部。

初诊:2005 年 7 月 15 日。

全身关节疼痛,腹泻反复发作 5 年,加重 2 年。2000 年 4 月无明显诱因始作颈疼,数月全身多关节、肌肉疼痛,晨僵。当地市级医院诊为多发性肌炎,治疗近 2 年效不明显。2002 年 12 月化验 HLA-B27(+),来我院门诊治疗至今,病情时轻时重。今年 7 月 4 日住院治疗。现在症:全身多关节僵痛,双膝踝肿胀,局部畏寒,腰膝酸软无力,双腕膝髋功能受限,伴眠差,乏力神疲,便溏,面色淡黯,自汗。

体检:被动体位,双腿"4"字试验(+),双膝肿Ⅱ级,口唇紫黯。脉弦细,舌淡晦黯,苔薄白腻。

实验室检查:ESR 106mm/h。

诊断:肾痹(炎症性肠病性关节炎,急性期)。

证属脾肾亏虚,湿瘀闭阻。治以健脾补肾,除湿化瘀,方用独活寄生汤加减。

处方:独活 20g,桑寄生 60g,制首乌 30g,淫羊藿 20g,枸杞子 20g,黄芪 30g,白术 20g,桂枝 15g,白芍 30g,当归 20g,丹参 30g,鸡血藤 30g,络石藤 30g,陈皮 9g,甘草 6g。3 剂,水煎服。

二诊(7 月 22 日):服上方 3 剂,身痛较前减轻,行姿改观。昨日感冒,兼见恶寒发热,无汗,咽干痛。脉数,舌偏红,苔薄黄。治当补肾舒督,疏散风热。另拟:独活 20g,桑寄生 30g,熟地黄 25g,白芍 30g,炮山甲 9g,当归 12g,丹参 30g,鸡血藤 30g,土茯苓 30g,白花蛇舌草 30g,荆芥 9g,防风 12g,连翘 9g,陈皮 9g,甘草 6g。水煎服。

三诊(7 月 26 日):服上方 4 剂,腰酸膝软肿减,恶寒发热,无汗,咽干痛除,五更泄作。舌淡胖嫩,苔白腻。上药过于寒凉,损伤脾肾阳气,治当温补脾肾。再拟:白术 25g,茯苓 20g,薏苡仁 30g,山药 20g,黄芪 30g,干姜 9g,半夏 9g,煨豆蔻 15g,白芍 30g,骨碎补 30g,陈皮 9g,木香 12g,甘草 6g。10 剂,水煎服。

四诊(8 月 10 日):服上方 10 剂,纳可,二便正常,关节肿痛亦减。舌淡嫩,苔薄白,守方继服 15 剂。

五诊(10 月 10 日):关节肿痛大减,行姿如常,二便调,饮食增,面色红润,睡眠好,舌脉如常,患者要求出院。

按语:本案顽痹伴久泄,泄作诸节肿痛增,泄止病情减轻。通过益肾健脾,使泄止痹病得以控制。此病西医诊为炎症性肠病性关节炎,每因肠炎而加重,X 线片关节酷似强直性脊柱炎。按照《素问·标本病传论》:"先泄而后生他病者治其本。""先泄则中土先虚,治其本,必先调之……所以重其中也"(清代高世栻《黄帝素问直解》)。临床上各种慢性病,只要泄泻,一般都应先健脾止泄,因为"脾为后天之本",有胃气则生,无胃气则死。

医案 50 吴某,女,25 岁,农民。

初诊:1980 年 12 月 15 日。

肢体强硬疼痛 20 余天。1980 年 11 月 22 日月经来潮,次日结婚,婚后即日行房,2 天后先觉下肢强硬疼痛,屈伸不便,继而颈项强硬,上肢亦觉强硬疼痛,难以上举和屈伸。自述肢体硬痛如"直棍一条",不能转侧。无发热恶寒,肿胀,酸沉症状。曾服祛风药数剂,症状反而加重。现在症:如前述,神志清,饮食尚可,二便正常。

舌苔白,脉弦细。

诊断:虚寒痹。

证属邪滞肾督(寒偏胜),经脉闭阻。治以散寒除湿,壮督通脉。

处方:淫羊藿 30g,桂枝 12g,独活 12g,千年健 12g,钻地风 18g,木瓜 18g,当归 30g,鸡血藤 30g,丹参 30g,川牛膝 9g,甘草 9g,黑豆 30g,黄酒 100ml(另服)。3 剂,水煎服。

二诊(12 月 25 日):服上方 3 剂,即觉肢体轻松。继服 9 剂,肢体活动较便,已能下床行走。嘱其继服。

三诊(1981年1月3日):又服上方6剂,症状基本消失,双腿稍硬。依方又服3剂而愈。

按语:本证临床较少见。据理推测,冬季天气寒冷,适逢经潮出阁,精神紧张,恐怯伤肾。"卫气根于下焦",肾伤及督,卫外不固,邪气入侵,凝滞脉络,故周身强硬。治以散寒除湿,壮督通脉为主,佐以固肾活血。方以千年健、钻地风、独活、木瓜、牛膝、桂枝祛邪通络;当归、丹参、鸡血藤、黄酒活血除风;淫羊藿、黑豆固肾壮督,诸药相配,攻补兼施而收效。

医案51 白某,男,10岁,学生。

初诊:1978年9月26日。

4个月来,每遇寒冷,双手及双足抽搐拘急,微痛,伴有关节弹响,至今未愈。舌淡红,苔薄白,脉沉细。

诊断:筋痹、挛痹。

证属阳虚不达四肢。治以温阳活络。

处方:桑枝30g,桂枝6g,鸡血藤15g,淫羊藿9g,黄芪30g,薏苡仁30g,丹参9g,生地黄9g,甘草6g。3剂,水煎服。

二诊(10月11日):服上方3剂,诸症减轻,但遇凉仍稍有抽搐感。依上方再服3剂。

10月29日家长来述,病已痊愈。

按语:此属内风证。内风证古人多从热极或血虚论述,而对此描述得不多。吾称之为"筋痹""挛痹"。乃禀赋不足,阳气不达四肢,遇寒冷经脉痹阻,手足缺乏气血温煦濡养而抽搐拘急,关节弹响。治疗用淫羊藿补肾壮阳,治筋骨拘急;桂枝、桑枝行上肢,温经通络;配合活血养血除湿之药,而治愈此证。

医案52 孙某,女,35岁,农民。

初诊:1991年10月21日。

身冷痛,汗出21年。1970年10月,产后20天用凉水洗脚,即感双足轻浮,如踩棉登云。数日后出现全身酸困疼痛,畏风怯寒,夜间盗汗。曾多方求治,服用多种西药(药物不详)及中药(黄芪、桂枝、白芍等),效果不明显。现在症:全身关节肌肉酸困疼痛,活动不便,行动缓慢。稍有麻木感。畏风怯寒,着厚衣,夜间盗汗如水洗。手足抬举费力,倦怠嗜卧。四肢欠温,面色㿠白无华。月经量少,色淡黯。经期腹部冷痛。白带清稀量多。

舌质淡胖,苔薄白,脉沉迟无力。

既往无特殊病史。孕 1 产 1,顺产无大出血史。

诊断:虚痹、产后身痛。

证属阳气虚弱,腠理失固,肢体失荣。治以温阳固表,敛汗通脉。

处方:制附片 3g,淫羊藿 15g,首乌 15g,黄芪 20g,白芍 12g,防风 6g,当归 12g,熟地黄 12g,川芎 6g,浮小麦 30g,陈皮 9g,甘草 9g。水煎服。

二诊(1992 年 1 月 16 日):服上方 30 剂,全身畏寒困痛,汗出若失,身感有力,面色红润有光泽,月经正常,能从事一般性家务。嘱上方共为细末,每服 5g,每日 3 次,连服 2 个月,以巩固疗效。

按语:产后正虚,百节开张,血脉流散。骤着凉水,寒凝经脉,阳气不达于足,双足轻浮无根。阳虚体弱,筋脉失荣,见身困痛畏寒。卫阳不固,腠理疏松,盗汗。汗不止,阳气更伤;阳气伤,汗出益甚。治之关键在于温阳固表敛汗,打破二者的恶性循环。

医案 53 王某,男,35 岁,农民。

初诊:2018 年 1 月 2 日。

反复腹痛、脓血便伴腰膝冷痛 3 年,加重 3 个月。3 年前无明显原因出现腹痛,脓血便,里急后重。按痢疾治疗无效,后经肠镜检查确诊为溃疡性结肠炎。经多方治疗,效不佳。且渐出现腰膝疼痛,近 3 个月病情加重。现在症:腹痛及血便,血色淡,右膝踝肿胀,局部畏寒,腰膝酸软无力,伴眠差,乏力神疲,气喘,面色萎黄,多饮自汗,小便时有不畅。

舌淡,苔白,脉沉细。

诊断:肠痹(溃疡性结肠炎,炎症性肠病性关节炎)。

证属脾胃虚弱。治以健脾和胃,益气养血。

处方:人参 12g,茯苓 20g,白术 20g,莲肉 15g,山药 30g,白扁豆 30g,薏苡仁 30g,砂仁 9g,当归 20g,川芎 9g,熟地黄 20g,白芍 12g,阿胶(烊化)9g,艾叶 10g,独活 20g,怀牛膝 15g,川续断 15g,制附子 6g,桂枝 9g,灶心土 30g。14 剂,水煎服,每日 1 剂。中成药骨痹舒片 3 ~ 8 片,每日 3 次,口服;健膝丸 3g,每日 3 次,口服;着痹畅片 5 片,每日 3 次,口服。

二诊(1 月 17 日):诉腹痛及血便消失,右膝踝肿胀也减轻,畏寒,腰膝酸软无力仍存在,乏力气喘明显改善,余症尚存。舌淡,苔白,脉沉细。上方制附子加至 9g,再服 14 剂。中成药继服。

三诊(2 月 16 日):服上药 14 剂,诸症大减。身感较前有力,小便正常,多饮自汗消失,右膝踝肿胀基本消失,但仍有沉困感。上方制附子加至 12g,继服 14 剂。中成药继服。

四诊(3 月 6 日):症状基本消失,阴雨天偶有反复。中药停服,只服用中成药。

五诊(7月6日):病情稳定,无反复,中成药只服用骨痹舒以巩固疗效。1年后回访,中成药已停服半年,病情稳定无反复。

按语:本案西医诊断为溃疡性结肠炎,炎症性肠病性关节炎;中医诊断为肠痹,为正虚候脾胃虚弱证。故治疗宜健脾和胃,益气养血。方以参苓白术丸合胶艾汤加减。方用人参、茯苓、白术、莲肉、山药益气健脾和胃以补气虚;当归、川芎、熟地黄、白芍、阿胶、艾叶、灶心土补血养血止血以补血虚;制附子、桂枝温阳以温补阳虚,又祛寒邪;白扁豆、薏苡仁、砂仁健脾祛湿;独活、怀牛膝、川续断补肝肾、祛风湿;四物汤和牛膝同时活血化瘀。综上所述,本方以健脾和胃、益气养血为主,扶正补虚(虚);兼祛寒湿之邪(邪);同时活血通络以祛瘀血(瘀)。根据虚邪瘀病因病机制定本方,方药对证,故临床收到佳效。

医案 54 王某,女,35 岁。职工。

初诊:2006 年 5 月 8 日。

全身多关节疼痛不适 5 年。5 年前因居住环境潮湿出现双膝疼痛,未予重视,后渐出现双腕、手、足疼痛,腰背部凉痛不适,在当地医院未明确诊断。2 年前曾查 RF(-),骶髂关节 CT 未见异常,间断服用中药治疗,症状时轻时重,近 2 个月来未予治疗,于 2006 年 2 月 11 日来我院以骨痹为诊断口服骨痹舒、痛痹宁 3 个月,症状稍改善,为进一步治疗,请娄老会诊。现在症:双膝疼痛,腰部凉硬不适,臀区发凉,双足跟热感;时有双腿瘀胀不适,劳累或受凉后上述症状加重,纳眠可,二便调,怕风怕冷,月经不规律,色黑有块量少。其父有腿痛病史。

体检:指地距 0cm,臀地距 10cm。舌质红,苔薄黄,脉平。

实验室检查:ESR 8mm/h,RF 0.82IU/ml,ASO 132.16IU/ml,HLA-B27(-)。

X 线片:双手诸骨骨密度减低,双骶髂关节面欠光整,关节间隙稍模糊;腰椎曲度变直并骨变,关节模糊。

诊断:骨痹(骨关节炎)。

证属肝肾亏虚,风湿痹阻。治以补肝肾,祛风湿,通经络。

处方:当归 20g,川芎 12g,生地黄 20g,白芍 20g,透骨草 20g,伸筋草 20g,老鹳草 30g,青风藤 20g,络石藤 20g,萆薢 30g,香附 15g,甘草 9g。15 剂,水煎服,每日 1 剂。中成药骨痹舒片 8 片,每日 4 次;痛痹宁 2 片,每日 3 次,继服。

二诊(6月3日):服上药有效,关节症状均明显减轻,目前唯有手腕、足踝关节仍痛,脉沉细,舌质淡。守上方 15 剂,水煎服,隔日 1 剂。中成药继服。

三诊(11月10日)：诉双手腕、肩背腰疼痛不适，双臀区怕冷，周身怕冷，纳可，夜寐可，二便调，月经正常。舌质红嫩，脉弦细数。复查：WBC 8.5×10⁹/L，RBC 4.35×10¹²/L，ESR 8mm/h，RF 12.76IU/ml，ASO 174.38IU/ml。继服中成药。

四诊(2007年7月21日)：间断服药至今，关节症状减轻，唯有双手小指僵硬，怕冷，伴口干，纳眠差，二便调。舌红，苔薄黄，脉弦细。中成药继服。

五诊(2007年10月7日)：服药后症状减轻，关节疼痛、双手僵硬已不明显，唯有怕冷，口苦，纳眠可，二便调。舌红，苔薄白，脉弦细。中成药继服3个月后停药。

按语：本案诊断为骨痹（骨关节炎）。证属肝肾亏虚，风湿痹阻。治以补肝肾，祛风湿，通经络。方用透骨草、伸筋草、老鹳草、青风藤、络石藤、萆薢祛风散，通经络；当归、川芎、生地黄、白芍养血活血，配合香附活血化瘀；甘草养血益气。中成药骨痹舒片滋补肝肾，强筋壮骨；痛痹宁片活血止痛。整个治疗方案起到补肝肾、祛风湿、通经络之功效，虚邪瘀三者兼顾。另外，本病为疑难痹病，治疗困难，需长期坚持，方得疗效。

(二)热证

医案55　张某，女，49岁，干部。

初诊：2005年7月3日。

面部红斑2年余。2年前无意间发现遇太阳面部痒，色红，起蝶形斑，乏力，逐渐加重，多方治疗罔效。现在症：面部痒，蝶形斑，伴头晕头痛，彻夜不眠，心烦燥热，精神恍惚，言不达意，口干咽燥，小便量少，大便干结。舌黯红，脉弦细数。体温37.8℃，脉搏100次/min，血压158/98mmHg，尿蛋白(+++)，24小时尿蛋白定量8.7g，尿沉渣中有红细胞、白细胞，抗核抗体阳性，滴度1∶320，抗双链DNA抗体阳性，抗心磷脂抗体阳性，抗SM抗体阳性，补体C3降低，补体C4降低，甘油三酯4.4mmol/L，胆固醇9.2mmol/L。患者原无精神异常表现，前1周服强的松每日60mg，4天后出现神志恍惚，烦热加重，胸中闷，尿蛋白升高到+++，测体温37.8℃。

诊断：皮痹（系统性红斑狼疮，狼疮性肾炎）。

证属阴虚火旺，心肾不交。治以育阴清热，交通心肾。

方用六味地黄汤加减。

处方：生地黄60g，山萸肉15g，山药15g，牡丹皮10g，泽泻10g，女贞子15g，当归12g，白芍10g，益母草25g，大黄(后下)10g，郁金10g，菖蒲

10g,琥珀2g(研冲)。7剂,水煎服。强的松减至每日40mg。

二诊(7月11日):强的松减量后患者精神恢复正常,燥热减轻,睡眠好转,每日可睡7小时左右,饮食、二便均正常。查尿蛋白(++),尿沉渣检查正常,抗核抗体阳性,滴度1∶80,抗双链DNA抗体1∶80,抗心磷脂抗体转阴,补体C3、C4恢复正常范围,甘油三酯降至2.6mmol/L,胆固醇7.8mmol/L,体温36.8℃,脉搏88次/min,呼吸20次/min,血压120/79mmHg。前方去大黄、琥珀,加僵蚕10g,继服15剂。强的松减至每日25mg。

三诊(8月12日):患者无任何不适,查尿蛋白阴性,继续减强的松用量,继服上方中药1周,后出院门诊治疗。

半年后复诊无复发。

按语:本案患者素体阴虚,虚热内盛,上蒸于面,面部红斑;内扰心神,则彻夜不眠,心烦燥热,精神恍惚,言不达意;阴津不濡官窍,则口干咽燥,小便量少,大便干结;肾失封藏,精气下泄而致蛋白尿。治疗中药六味地黄汤育阴清热,郁金、菖蒲开窍醒神,交通心肾,同时快速调整激素用量,使患者得以康复。

医案56 王某,女,41岁,干部。

初诊:1992年2月29日。

反复发作性口疮,伴肘膝关节肿痛20余年。20多年前因久卧阴暗潮湿之地,渐出现双膝关节疼痛,未介意。之后病情渐加重,呈发作性,每遇阴雨气候病情加重。每遇关节肿痛时,先出现口腔黏膜、舌黏膜或外阴部溃疡、疼痛。近半年上述病情尤甚。按风湿多方治疗,服用中西药物无效。现在症:双肩、肘、膝关节疼痛微肿,活动不便。局部寒热不明显。咽干痛。口腔黏膜有3处溃疡,口渴喜凉饮。外阴部有1处溃疡。皮肤划痕试验阳性。体倦乏力,纳差,心烦,盗汗,眼干涩,视力下降。

舌质淡红,苔薄,脉弦细数。

实验室检查:Hb 120g/L,WBC 10×10^9/L,N 0.68,L 0.32,ESR 54mm/h。

诊断:狐惑(白塞综合征)。

证属阴虚热伏,经脉失养,黏膜失荣。治以滋阴清热。

处方:金银花30g,生地黄30g,桑枝30g,竹叶12g,乌梅9g,甘草6g。水煎服。

二诊(3月6日):服上方6剂。咽干痛及口渴症状减轻,关节痛稍减,余症同前。脉弦细数。舌质淡红,尖有瘀点,苔薄黄。上方加丹参、薏苡仁各20g,继服20剂。

三诊(4月22日):诸关节肿痛消失,功能正常。咽干、口腔及外阴部溃疡愈合,纳增,身感有力。嘱上方共为细末,每服 5g,每日 3 次,连服 2 个月,以巩固疗效。

半年后随访,病无复发。

按语:白塞综合征是慢性复发性口疮、阴部溃疡和眼部病变的综合征。病因可能是多因素的,系全身性自身免疫性疾病,患者以青壮年为主。其相当于中医的狐惑病。病因病机主要为:①阴虚内热,津液内耗,黏膜失荣;②湿热、湿毒内蕴,腐上注下;③脾肾虚弱,瘀血内阻。总的病证则以脾、肾、肝阴阳气血亏虚为本,湿、毒、热交结为标。治以标本兼顾。临床分邪实候、正虚候。邪实候主要有湿热蕴结,或热毒内炽,治疗用黄连泻心汤或清营汤。正虚候主要有阴虚火旺证、脾肾阳虚证,治用知柏地黄汤、实脾饮等。

该案属《金匮要略》之“狐惑”。仲景主张用“甘草泻心汤主之”。而此案以阴虚热伏征象突出,故以滋阴清热收功。

医案 57　马某,女,7 岁,学生。

初诊:1989 年 12 月 16 日。

持续性发热(37 ~ 39℃),伴小关节肿痛 1 年。1 年前因受凉,身出扁平疙瘩(荨麻疹),后间断发热,数日持续发热,凌晨汗出后热渐减。1 年来间断性服强的松、吲哚美辛,暂有效。现在症:双手足小关节肿胀、疼痛,局部灼热皮色红,双手足心发热,喜放于被外,身痒,口干渴而饮不多,夜间盗汗,神倦乏力,面色虚浮红嫩。舌质红嫩,少苔,脉弦细数。发热 38℃。

实验室检查:Hb 105g/L,WBC 4.6×10^9/L,N 0.61,L 0.29,E 0.09,B(嗜碱性粒细胞)0.01,ESR 40mm/h,RF(-)。心电图大致正常。

诊断:热痹(斯蒂尔病)。

证属气阴亏虚,火旺邪恋。治以益气养阴,清热通络。

处方:黄芪 30g,薏苡仁 20g,何首乌 15g,生地黄 20g,淫羊藿 15g,生石膏 30g,知母 15g,忍冬藤 30g,土茯苓 20g,败酱草 20g,陈皮 9g。3 剂,水煎服。

二诊(12 月 19 日):服 3 剂,自觉有效,舌脉同上。守方继服 25 剂。

三诊(1990 年 2 月 15 日):服上方 25 剂,偶尔服 1 片强的松。关节肿痛若失,午后或有低热,盗汗、口渴无,身感有力,纳增。舌质淡红,苔薄黄,脉弦细数。火热不炽,另拟方:

黄芪 30g,薏苡仁 20g,生地黄 20g,玄参 15g,何首乌 20g,白芍 12g,玉竹 12g,忍冬藤 30g,丹参 20g,秦艽 12g,陈皮 9g,甘草 6g。15 剂,水煎服。

四诊(1990 年 4 月 2 日):服上方 30 剂(隔日 1 剂),停所用激素、吲哚美辛 2 月余,关节肿痛消失,体温正常月余。目前偶感身困,舌质淡红,苔薄白,脉缓。上方 20 剂共为细面,水为丸如黄豆大,每服 5g,日 3 次,巩固疗效。

1991 年 4 月 10 日来信述,其间偶感冒两次,3 ~ 5 日自愈。余无明显不适,正常学习生活。

按语:本案为邪毒犯及肌表,传入气营,日久不愈,耗气伤阴;长期内服激素,更使阴阳失调,气阴两虚,热伏邪恋,外闭肌表经络,内扰脏腑气血。治以黄芪、薏苡仁健脾益气,化生气血;何首乌、生地黄育阴清热;生石膏、知母、败酱草清热解毒;淫羊藿、忍冬藤蠲痹通络。诸药配合,益气养阴,清热解毒,蠲痹通络。扶正不碍邪,祛邪不伤正,缓缓调之,而收佳效。

医案 58 赵某,男,42 岁,教师。

初诊:1990 年 3 月 16 日。

肌肤银屑,腰及四肢关节疼痛 20 年,加重 5 个月。20 年前发现双肘部伸侧肌肤瘙痒,脱银屑,腰部疼痛,夜间及晨起僵硬酸痛,有时伴不对称性膝、肘、肩等关节疼痛。20 年间断性治疗,服用多种中西药及外用药,未能治愈。5 个月前病情突然加重,在当地住院治疗,服用吲哚美辛、阿司匹林、左旋咪唑,肌内注射祖师麻注射液,局部理疗,无明显效果,且出现上腹不适、恶心、反酸等消化道反应。今来诊,患者坐在藤椅上,被四人抬入诊室。现在症:腰及双膝、双手多个指关节明显肿胀,疼痛剧烈。卧床不起,生活不能自理,夜间难以入眠。双肘、背部、颈部皮肤瘙痒,脱银屑,呈大片状皮损,瘙痒难忍。伴低热(38℃),全身乏力,面色苍白。遇寒冷及天气变化时病情加重。饮食差,上腹部不适。大便溏,小便黄。

家族史:母亲年轻时腰痛,以后驼背。兄妹 4 人无类似病史。

体检:端坐于藤椅上,消瘦,面色苍白无光泽。双手多个关节畸形,双膝关节肿大。腰椎强直,无活动度。颈部、背部及双肘部大片状银屑病皮损,瘙痒,用竹签刮掉皮屑,可见鲜红色皮肤。指(趾)甲可见大量斑点状凹陷,甲床不平,可见纵嵴及横沟。双膝关节局部皮肤微热、红。少语懒言,声音低微。体温 38℃,脉搏 100 次 /min,呼吸 24 次 /min,血压 120/75mmHg。

脉弦细数,舌质淡,苔薄黄。

实验室检查:Hb 85g/L,WBC 12.1×10^9/L,N 0.79,L 0.21,ESR 130mm/h,ASO(+),RF(+)。

X 线片:双侧骶髂关节融合,腰椎及胸椎呈"竹节"样改变。双膝关节间隙变窄,边缘呈唇样增生。

诊断：银屑病关节炎。

证属气阴两虚，热毒着皮蚀骨。治以益气养阴，清热通络。

处方：黄芪60g，党参20g，茯苓20g，薏苡仁30g，石斛15g，玉竹15g，忍冬藤30g，透骨草30g，焦三仙各20g，甘草6g。7剂，水煎服。

医嘱：停用抗风湿止痛等西药；加强营养；避外邪；调情志；在疼痛能耐受的情况下，注意保持双膝关节的功能活动。

二诊(3月23日)：饮食明显增加。双手关节及腰部疼痛减轻，僵硬感也减轻。自觉下午身上较前舒服。舌脉同前。继服上方60剂。痹隆清安片连服6个月。

三诊(10月26日)：患者步入3楼诊室。面色红润，声音洪亮。间断服用上方60剂，坚持服用痹隆清安片7个月。病情日渐好转。全身关节及腰部基本不疼痛，全身银屑病已基本痊愈，只有双肘伸侧留有钱币大小的皮肤病变。脉沉。舌质淡红，苔薄白。嘱：继服痹隆清安片6个月。

四诊(1991年6月9日)：患者来述，疾病痊愈，已能坚持上班。初诊时体重49kg，现体重为65kg。为防止病情复发，患者要求再服痹隆清安片3个月。

1年后随访，病情未复发，已从事正常工作。

按语：银屑病关节炎临床并不太少见，据统计，有2.6%～4%的银屑病患者伴有关节炎。其特点是患者兼有银屑病与关节炎。多数先出现皮肤病变，也可能两种病变同时发生，先发生关节炎者较少。在整个病程中，二者可同时加重或减轻。临床上，它很类似类风湿关节炎，但银屑病关节炎属血清阴性类骨关节病。

本病的病因尚未明了，一般认为是因皮肤的病变产生毒素引起的关节炎。根据临床特征，多为寒湿或湿热痹阻皮肉筋骨，气血瘀滞。治疗时当注意祛湿通络，活血化瘀。

本案患者先天不足，感受外邪，阻滞经脉，见腰及四肢关节疼痛；经脉阻滞，瘀滞不通，日久化热，热伤营血，阴液被耗，低热不退；阴血不足，肤失濡养，皮肤干燥且迭起鳞屑。疾病反复发作，长期不愈，久病必虚，现气阴两虚证。治疗本病，紧扣病机，重剂久服，收到理想效果。

医案59 娄某，女，50岁，教师。

初诊：1992年5月8日。

全身关节肿痛2年。2年前突然见双肩关节肿胀热痛，身困发热，咽痛。半个月后累及全身多个关节。经某省级医院诊为类风湿关节炎，服非甾体抗炎药、雷公藤半年，病情乍起乍落，每因情志刺激、劳倦复发，旬而解,终不除。1周前复作,现在症:全身多关节肿痛,以四肢为甚,痛肿呈对称性,服阿司匹林维持,影响工作生活。手晨僵持续3~5分钟,对寒热刺激均敏感。伴全身倦乏无力,畏风寒,时头面烘热,五心烦热,汗多,胸闷,失眠,纳呆腹胀。

既往史:子宫全切3年,慢性胃炎2年。

体检:双手握力弱。舌质淡嫩,苔薄,脉弦细。

实验室检查:ESR 25mm/h,ASO(−),RF(−)。X线片示双手骨骨质无明显病理改变。

诊断:虚痹(更年期关节炎)。

证属脾胃气阴双虚,邪闭肢体经脉。治以平调脾胃,蠲痹通络。

处方:薏苡仁30g,茯苓20g,黄精20g,玉竹20g,当归12g,丹参20g,透骨草30g,伸筋草30g,木瓜20g,陈皮9g,甘草3g。6剂,水煎服。

二诊(8月28日):关节痛肿,汗出,五心烦热,失眠减轻,肢节抬举较前便利。时下胸闷、吐痰色白,咽部似有物,脉弦滑,舌淡黯胖有瘀点,苔薄白干。上方加白术15g,瓜蒌皮15g,继服10剂。

三诊(9月23日):服上方10剂。诸症若失,心情畅快。嘱其注意情志调摄,保持精神愉快,平素间断服用逍遥散。

1993年7月追访:病未复作。

按语:更年期关节炎也称绝经期关节炎,该病发生与妇女的月经有密切关系。多发生于壮年妇女月经将绝或未断绝时。青年女子因卵巢摘除术也可发生。受累部位主要集中在四肢,如腕、手指、肘、踝。临床须与类风湿关节炎鉴别。类风湿关节炎关节肿胀多长期(4~6周)不能消肿,手晨僵持续30分钟以上,骨质可有穿凿样破坏。而此病肿痛多时作时止,手晨僵3~5分钟可缓解,因情志波动而波动。该病多由肝肾或脾肾亏虚所致。治疗当以调补肝肾为主。

医案60 朱某,女,50岁,教师。

初诊:1992年5月29日。

右半身凉麻10年,疼痛1年。1982年5月劳累受风,右半边肢体凉麻少汗,时轻时重,当地市级医院诊为偏枯,用中药治疗年余,效不明显。近1年腰胯及右手足亦痛。昼右半身畏寒无汗,夜半潮热盗汗不止,临时用强的松治疗,疼痛有减。现在症同前,伴身倦乏力,口渴喜热饮,面色淡。素易"上火"。居处环境寒冷。检查关节无肿胀,右侧肢体肤温低于左侧,体胖。

舌质淡黯有齿痕,苔薄白,脉弦细数。

实验室检查：WBC 15.1×10^9/L，N 0.83，L 0.17，Hb 115g/L，ESR 2mm/h，RF（−）。

诊断：血痹。

证属邪闭肌肤，气阴两伤。治以益气育阴，蠲痹通络。

处方：黄芪60g，玉竹20g，茯苓20g，薏苡仁30g，桑枝30g，忍冬藤30g，陈皮9g，甘草9g。10剂，水煎服。

10月29日来人述：服汤剂15剂，身凉麻、疼痛、盗汗大减。又间断服20剂，诸症悉除，体质转好。近3个月无明显不适。

按语：本案似黄芪桂枝五物汤证（身麻、冷痛，倦乏无力），但有夜半潮热、盗汗，口渴阴虚症状，及体胖舌淡等湿邪内阻症状。治疗时以黄芪益气，玉竹代白芍育阴，茯苓、薏苡仁、陈皮除湿，改桂枝为桑枝，与忍冬藤通络蠲痹。诸药补而不腻，蠲邪不伤正，药性平和，取效故佳。

医案61 张某，48岁，女，农民。

初诊：1992年11月25日。

全身多部位关节肌肉疼痛，伴情绪不宁年余。去年冬月浇灌田后即感四肢疼痛麻木、肤痒，爱发脾气，血压不稳，病情呈波浪式加重，某省级医院按风湿以中西医药治疗近1年，效果不明显。现在症：全身多部位关节肌肉酸困、疼痛、麻木，以下肢为重，呈游走性，双手晨僵持续3～10分钟，遇阴雨、寒冷、劳累及心情不畅时加重。伴困倦乏力，盗汗，易怒，焦虑，心烦，善太息，两胁胀满，纳呆，脘腹胀，头痛，耳鸣，失眠多梦，易惊，咽干，眼干涩，小便频，大便溏，腹部畏寒，畏食生冷，遇冷腹泻。月经不规律，量少，白带多。

舌质淡黯，苔薄白，脉弦细。

实验室检查：WBC 7.4×10^9/L，N 0.73，L 0.27，Hb 130g/L，ESR 15mm/h，ASO（−），RF（−）。

诊断：虚痹，肝痹（更年期关节炎）。

证属肾虚肝郁，水不涵木。治以滋水疏肝，扶脾助阳。

处方：生地黄30g，山萸肉15g，云苓20g，泽泻15g，牡丹皮20g，柴胡9g，当归20g，白芍15g，枳壳9g，陈皮9g，黄芪45g，桂枝12g，甘草9g。水煎服。

二诊（12月2日）：上方服6剂，自觉身轻有力，心情畅快。胁胀、多梦、易惊、心烦、咽干、眼涩、盗汗等症状减轻。仍觉肢体困痛，头顶畏寒，便溏。脉沉细。舌质黯，苔薄白。嘱上方加白术15g，继服。

三诊（12月12日）：上方服10剂。尚觉劳倦后身困、畏寒。舌脉正常。

嘱继服上方6剂,以巩固疗效。

1993年4月13日来述:停药4个月,自觉良好,身体无明显不适。

按语:上方属黄芪桂枝五物汤合滋水清肝饮加减而成。黄芪桂枝五物汤益气健脾,固表和营;滋水清肝饮滋肾疏肝。两方相合,对肝肾阴虚之肝痹确有良效。

医案62 陆某,女,47岁,教师。

初诊:2017年11月8日。

口眼干燥6年,周身关节疼痛2年。6年前秋季始觉口舌干燥,馒头需喝水送下,在当地医院以养阴生津中药煎水代茶饮治疗,效不明显;之后出现两眼干涩,牙齿焦黑;2年前出现双手多个指关节疼痛,渐及腕关节,在当地以类风湿关节炎治疗,效不明显,经介绍来诊。现在症:口、眼、鼻腔干燥少津,进食需用水送下,齿焦,视物模糊;双手关节疼痛、肿胀、僵硬,晨起尤甚;伴五心烦热,午后尤甚,腰膝酸软,头晕耳鸣,夜寐不宁;大便干,6天始得一行,小便调。

舌质红,舌面干燥无津,无苔,脉细数。

诊断:燥痹(干燥综合征)。

证属肝肾阴虚。治以滋养肝肾,养阴生津。

处方:生地黄30g,山茱萸9g,山药30g,牡丹皮15g,茯苓20g,泽泻20g,沙参20g,麦冬20g,当归20g,枸杞子15g,川楝子9g,陈皮12g,甘草6g。15剂,水煎服,每日1剂。医院制剂舒督丸5g,热痹清片、瘀痹平片3～8片,每日3次,口服。

二诊(11月25日):双手关节疼痛减轻,口干明显缓解,眼鼻干燥改善,五心烦热减轻,腰膝酸软及头晕耳鸣缓解,夜寐尚可,大便干,两日一行,小便调。舌质红,苔薄,脉细数。中药守上方加乌梅9g,花粉15g,芦根12g,菊花30g。15剂,水煎服,每日1剂。医院制剂继服。

三诊(12月10日):双手关节疼痛明显减轻,口干已不明显,眼鼻干燥明显缓解,五心烦热及腰膝酸软基本消失,头晕耳鸣缓解,夜寐可,大便调,每日一行,小便调。舌质红,苔薄,脉细数。中药守上方15剂,水煎服,每日1剂。中成药继服。

四诊(2018年1月2日):双手关节疼痛基本消失,眼鼻干燥明显缓解,余无不适。脉弦细,舌淡红,口干。中药守上方15剂,水煎服,每日1剂。中成药去热痹清片,舒督丸和瘀痹平继续服用。

五诊(2018年3月5日):口干、眼鼻干燥基本消失,春节期间因食用辛辣食物稍有反复,现症状消失,关节症状无反复。嘱中药停服,医院制剂只服用舒督丸,继服半年后停药。

2019 年 12 月回访病情无反复。

按语:本案诊断为燥痹(干燥综合征),证属正虚候肝肾阴虚证。治当滋养肝肾,养阴生津。方用六味地黄汤合一贯煎加减,其中六味地黄汤滋补肝肾,一贯煎养阴生津。方中生地黄、山茱萸补肝肾,山药补益脾阴,三药以补阴为主;配伍茯苓、泽泻以防滋阴药滋腻恋邪,并助山药健运脾胃;牡丹皮清泄相火燥邪,并制山茱萸之温涩;沙参、麦冬、当归、枸杞子益阴养血润燥,配合生地黄生津;佐以少量川楝子,疏肝泄热,理气止痛。全方共奏滋养肝肾、养阴生津之效。本案虚(肝肾阴虚)、邪(燥热之邪)、瘀(瘀血)三者根据程度(肝肾阴虚甚,燥热之邪次,瘀血轻)而兼顾治疗,以滋补肝肾,养阴生津为主,兼顾清热润燥,活血通络,取得良效。

医案 63 张某,女,39 岁,农民。

初诊:2009 年 3 月 30 日。

全身多关节间断肿痛 4 年,加重 3 个月。2005 年春,因受湿受风出现右膝、左肩肿痛不适,渐及双手、肘等多关节肿痛不适,伴双手晨僵约 2 小时。在当地查 RF(+),按类风湿关节炎诊治,具体用药不详。其后改用某自制药及中药(疑含激素),症状减轻,渐出现"满月脸"。其后间断用药,渐出现双颞颌关节肿痛,双足等多关节肿痛,活动不利。遇阴雨天、寒冷、劳累等加重。2008 年 1 月无诱因出现双手、肘、肩、膝等多关节肿痛不适。近 3 个月症状加重,自服某自制药及雷公藤片等效不明显。现在症:双手、肘、肩、膝、髋等多关节肿痛不适,双手晨僵约 15 分钟,遇阴雨天、受风受湿、劳累加重。偶有腰痛,畏寒,胃脘不适,纳呆,口干,小腹部疼痛,眠一般,大便干,小便可,经期紊乱,色黯红,量少。

既往史:居住环境潮湿,有慢性胃炎、妇科病史,间断用药;曾行阑尾切除术。对双黄连针剂过敏。

体检:右第二掌指关节肿胀 I 级,压痛 I 级。脉沉细数,舌质淡红,苔薄黄。

实验室检查:ESR 33mm/h,RF 49.2IU/ml,ASO 266.15IU/ml,CRP 5.84mg/L。

X 线片:双手、双腕诸骨骨质疏松,右手食指掌指关节间隙狭窄。

诊断:顽痹(类风湿关节炎)。

证属虚热型。治以滋阴清热,通络止痛。

处方:桑寄生 30g,丹参 30g,络石藤 30g,生地黄 30g,白芍 60g,菝葜 30g,肿节风 30g,醋延胡索 20g,甘草 9g。15 剂,水煎服,每日 1 剂。中成药:热痹清片 3 ~ 8 片,每日 4 次;舒督丸 3g,每日 3 次。

二诊(10 月 4 日):关节疼痛较前减轻,舌质淡红,苔薄黄,脉沉细弱。继服上药以巩固疗效。中成药服用 1 年后停药。

按语:本案西医诊断为类风湿关节炎;中医诊断为顽痹,证属虚热证,为虚实夹杂之证。从虚邪瘀辨证:虚以肾阴虚为主;邪以湿热为主,瘀居其次。因此,治疗以桑寄生、生地黄、白芍滋阴补肾,配合中成药扶正固本;菝葜、肿节风利湿通络祛邪;生地黄配合中成药滋阴清热;丹参、醋延胡索活血通络祛瘀。全方祛邪扶正兼顾,并兼祛瘀,疗效明显。本案为顽痹,故病情稳定后需长期服药以巩固疗效,以免复发。

医案 64 杨某,女,73 岁,退休。

初诊:2009 年 8 月 3 日。

全身多关节间断肿痛不适 9 年。9 年前无明显诱因出现右手中指关节肿胀,病情渐重,出现全身多关节肿痛不适,以腕、肘、膝为重,活动欠灵活,在附近医院求治,具体检查不详,按风湿治疗(具体用药不详),口服抗风湿药后胃部不适停药,病情反复不愈,疼痛重时至当地小诊所行局部封闭针及针灸、拔罐、电疗等治疗,症状减轻则停用,但停止治疗则症状再次加重。为求系统治疗于 2008 年 12 月 7 日来我院就诊。来院前 1 周前全身肿痛不适,以双肘、双膝、双腕为重,双肘屈伸受限,在当地小诊所静滴液体后症状消失,但每次用药后脸部肿胀。来院时全身多关节肿痛已不明显,口干口苦,汗多,夜寐差。门诊以类风湿关节炎为诊断,先后予口服热痹清片、舒督丸、瘀痹平片治疗 4 个月,效不明显,今请娄老会诊。现在症:四肢多关节仍疼痛,仍需用激素缓解症状。天气变化影响不大,怕风、怕冷不明显,纳食尚可,二便调,双上肢疼痛无力,时心悸不适,口苦。血糖高。

既往史:既往体差,有胃病 9 年,有心肌缺血病史 9 年。

体检:右肘压痛约 I 级,右肘屈约 120°,伸约 15°;双膝关节活动伴摩擦音,压痛不明显。舌质淡,苔薄黄,脉弦细数。

X 线片:双手、双腕诸骨骨质疏松,远位可见赫伯登结节(Heberden node),近位指间关节软组织肿胀,右肘关节间隙略窄,双膝边缘略示增生,颈 2、3 椎间孔变小。

实验室检查:ESR 21mm/h,RF 120.39IU/ml,ASO 68IU/ml,抗 CCP 抗体 12.28U/ml,WBC 11.9×10^9/L,RBC 4.5×10^{12}/L,Hb 137g/L,PLT 180×10^9/L,CRP 4.59mg/L。

诊断:顽痹(类风湿关节炎,骨关节炎)。

证属肝肾气血亏虚。治以滋阴补肾,祛风除湿,活血通络。

处方:云苓 20g,太子参 20g,丹参 30g,五味子 3g,麦冬 15g,桑寄生 20g,黄芪 20g,白芍 30g,焦三仙各 20g。30 剂,水煎服,每日 1 剂。中成药:舒督丸、瘀痹平片继服。

二诊(2010 年 2 月 25 日):诉服中药 80 剂,中成药 6 个月,现右足小趾疼痛减轻,双腕疼痛减轻,余症不明显,脉弦细数,舌质淡红嫩。复查 ESR 40mm/h,RF 66.74IU/ml,ASO 53.67IU/ml,CRP 5.98mg/L,GLU(随机血糖)6.09mmol/L。继服舒督丸、瘀痹平片。3 个月后症状明显改善而自行停药。

3 年后回访病情稳定,无症状。

按语:本案全身多关节间断肿痛不适 9 年,久治不愈,故诊断为顽痹(类风湿关节炎,骨关节炎)。患者年老体弱,基础疾病较多,除关节症状外,伴口干口苦,汗多,夜寐差,双上肢疼痛无力,时心悸不适,故证属肝肾气血亏虚。治以滋阴补肾,益气养血,活血通络。黄芪、太子参、白芍、云苓益气养血;桑寄生、麦冬、五味子滋补肝肾;焦三仙健脾和胃;丹参活血化瘀。配合舒督丸补肝肾,强筋骨;瘀痹平片活血化瘀,通络止痛。整个方案"虚邪瘀"兼顾,达到滋阴补肾,祛风除湿,活血通络之功效。

医案 65 刘某,女,66 岁。

初诊:2006 年 4 月 10 日。

全身多关节走窜痛 2 年。2 年前,无明显原因出现双肩疼痛,在当地检查,RF(+),诊断为类风湿关节炎,予消炎止痛类药物,症状时轻,渐及双腕、双手诸指、双膝肿痛,以左膝为甚,活动受限。最近 3 个月行膝关节封闭术治疗,症状时轻时重。2006 年 3 月 9 日来诊时症见:双手诸指、双腕、双膝肿痛,无明显怕冷、发热,遇天气变化症状加重,纳可,眠可,口干,吐黏痰,喜饮。门诊以顽痹为诊断,予中成药热痹清片、痛痹宁片口服 1 个月,效不明显,今请娄老会诊。现在症:双手近端指间关节仍肿痛、双膝关节肿痛,口干苦,大便干,舌干质红,舌苔黄厚腻,脉弦细。曾应用地塞米松针间断肌内注射治疗,停药后症状加重。既往有腰痛病史。

实验室检查:ESR 56mm/h,RF 84.14IU/ml,ASO 19.6IU/ml。

X 线片:双手部分远位指间关节边缘可见增生,双手近位指间关节周围软组织梭形膨隆,右腕关节舟状骨可见囊状透亮影。双膝关节胫骨内侧髁增生。

诊断:顽痹(类风湿关节炎)。

证属虚热型。治以养阴清热,通络止痛。

处方:生地黄 30g,麦冬 20g,忍冬藤 30g,柴胡 9g,黄芩 9g,菝葜 30g,桔梗 9g,甘草 6g。3 剂,水煎服。中成药热痹清片、痛痹宁片继服 5 个月。

二诊(10 月 25 日):双手诸关节肿胀减轻,双膝、双腕关节肿胀均减轻,口苦干,舌质红,苔白厚微黄,脉弦细。复查:ESR 19mm/h,RF 33.16IU/ml,ASO 154.2IU/ml。目前病情较稳定。中药守上方 6 剂,水煎服。中成药只服用热痹清片,继服半年。

三诊(2007 年 5 月 14 日):病情较前改善,双手、双膝关节疼痛缓解,偶有口干,余无特殊不适,纳眠可,二便调,舌质淡红,苔薄白,脉弦细。复查 ESR 17mm/h,RF 18.11IU/ml,ASO 105.33IU/ml。热痹清片继服半年巩固疗效。

四诊(2007 年 12 月 5 日):双膝疼痛已消失,双手第二远端指间关节时有肿胀,但可自行消退,下蹲起立自如,可健步行走,纳眠改善,二便调,舌淡稍黯,苔薄黄,偏干。热痹清片继服半年以巩固疗效。

停药后病情无反复。

按语:本案西医诊断为类风湿关节炎;中医属于顽痹,治疗较为困难。患者多关节肿痛,无明显怕冷,伴见口苦,大便干,脉弦细,舌干质红,舌苔黄厚腻,证属虚热型,为正虚候。治以养阴清热,通络止痛。方中生地黄、麦冬养阴清热;忍冬藤、柴胡、黄芩、桔梗清热通络;菝葜祛湿通络,甘草调和诸药。配合热痹清片养阴清热,痛痹宁片化瘀止痛。方案中总以养阴扶正为主(虚),清热祛邪为次(邪),通络化瘀为辅(瘀),虚邪瘀三者根据程度而辨证治疗,故获良效。

医案 66 王某,女,46 岁,会计。

初诊:2008 年 8 月 25 日。

四肢多关节肿痛 4 年余。2004 年 5 月,因扭伤致双踝肿痛,在当地行针灸治疗,效欠佳。渐及出现双膝、双手近指、掌指关节肿痛,双腕酸痛,在当地口服独活寄生汤,效可,症状减轻。但之后双肘、双肩渐及疼痛,口服独活寄生汤及蚂蚁胶囊至今,效一般。曾两次肌内注射胸腺五肽,共 30 支,乏力症状减轻。2008 年 8 月 6 日来我院以类风湿关节炎为诊断,口服中成药热痹清片十余天,今请娄老会诊。现在症:双手近指关节、掌指关节、双膝、双踝肿痛,双腕、双肘、双肩酸痛,双膝关节憋胀,屈伸不利,双手晨僵,乏力 / 口干,纳眠正常,小便黄,大便正常。

既往史:2008 年 6 月至今月经未行,之前月经量少,偶见血块。易咽痛咳嗽。受凉易腹泻。3 年前有湿疹史。

体检:双腕、双手近指、掌指关节、双膝、双踝肿胀Ⅱ级,压痛Ⅱ级,下蹲困难,双膝屈 100°,左腕背伸 20°,掌屈 30°,右腕背伸 30°,掌屈 30°,双肘伸 10°,屈 110°,双肩外展前屈 150°。舌质淡红,舌苔黄,脉弦数。

实验室检查:ESR 66mm/h,RF 35IU/ml,ASO 153IU/ml,WBC 13.2×10^9/L,Hb 85g/L。

X 线片:双手近位指间关节及双腕关节肿胀;双膝退行性改变。

诊断:顽痹(类风湿关节炎)。

证属气血亏虚。治以补气养血,清热通络。

处方:黄芪 15g,独活 15g,桑寄生 20g,生地 30g,云苓 15g,白术 15g,穿山龙 15g,肿节风 15g,忍冬藤 90g,络石藤 30g,败酱草 30g,丹参 30g,甘草 6g。30 剂,水煎服,每日 1 剂。中成药热痹清 8 片,每日 4 次,口服。

二诊(10 月 11 日):服药后自觉关节僵硬感较前减轻,痛较明显,仍觉口干,余无特殊不适,纳眠一般,二便正常。舌红,苔黄,脉弦细数。热痹清片减为 6 片,每日 4 次继服。

三诊(11 月 11 日):关节肿痛较前减轻,继服中成药。

之后热痹清片又服用 3 个月,患者无症状停药,病情无反复。

按语:本案患者四肢多关节肿痛,西医诊断为类风湿关节炎。中医诊断为顽痹,患者病程较久,耗伤气血,故见乏力,经量少,停经;小便黄,脉弦数,舌红苔黄,有阴亏之象,故属于正虚候气血亏虚证。方用黄芪、云苓、白术、生地、甘草补气养血;忍冬藤、络石藤、败酱草清热通络;独活、桑寄生、穿山龙、肿节风祛风湿,通经络;丹参活血化瘀。全方共奏补气养血、清热通络之效。本案为正虚候,虚以气血虚为主;邪以热邪为主;瘀也是存在的。故方中以扶正和祛邪为主,以丹参一味活血化瘀。另外,病情改善后,服用中成药热痹清片以巩固疗效,故远期疗效较佳。

医案 67 李某,女,60 岁。退休。

初诊:2015 年 7 月 26 日。

间断低热伴关节疼痛 10 年。10 年前绝经后无明显诱因出现低热,体温 37.5℃左右,未予重视,后渐加重,双手、双膝关节出现疼痛,活动不利,腰膝酸软。在当地静脉滴注抗生素,体温正常,症状缓解。但之后仍反复,间断应用解热镇痛药及抗生素治疗,效果不明显,低热持续,经别人介绍来诊。现在症:低热,T 37.0 ～ 37.8℃,双手、双腕、双膝等关节疼痛,双手晨僵不明显,伴全身乏力、酸困,盗汗,目眩耳鸣,口干目涩,失眠多梦。

舌红,苔薄黄,脉细数。

实验室检查:ESR 15mm/h,RF 11.93IU/ml,ASO 109.89IU/ml,CRP 1.84mg/L。

诊断:热痹、更年痹(更年期关节炎)。

证属阴虚内热证。治以滋阴清热、通经活络。

处方:生地黄 20g,石斛 30g,玉竹 15g,牡丹皮 15g,白薇 30g,地骨皮 30g,青蒿 20g,金银花 9g,川牛膝 9g,地龙 9g,赤芍 9g,羌活 9g,太子参 9g,陈皮 12g,甘草 6g。15 剂,水煎服,每日 1 剂。医院制剂热痹清片、瘀痹平片,6 ~ 8 片,每日 3 次。

二诊(8 月 11 日):体温下降,T 37.0 ~ 37.2℃,关节疼痛减轻,乏力酸困、盗汗和口干目涩等症缓解,仍有目眩耳鸣,失眠多梦,舌淡红,苔黄,脉弦细。中药守上方去羌活,加柴胡 9g,黄芩 9g。15 剂,水煎服,每日 1 剂。热痹清片、瘀痹平片继服。

三诊(9 月 3 日):服上药 2 剂后体温已正常,关节疼痛基本消失,乏力、酸困、盗汗消失,口干目涩、耳鸣、失眠多梦等明显缓解。但近日因感冒,自觉不适,项背沉重,舌淡红,苔薄,脉浮数。守上方加连翘 15g、荆芥 15g、防风 9g、桂枝 9g、葛根 30g。3 剂,水煎服,每日 1 剂。热痹清片、瘀痹平片继服。

四诊(9 月 29 日):感冒已愈,体温正常,关节症状不明显,舌淡红,脉弦细,口干。热痹清片、瘀痹平片继服。

五诊(11 月 5 日):关节症状无反复。嘱其热痹清片、瘀痹平片各减为 5 片,每日 3 次口服,继服半年停药。

2016 年 12 月回访病情无反复。

按语:本案西医诊断为更年期关节炎,根据其发病特点和临床表现,属中医学"热痹""更年痹"范畴,证属阴虚内热,因绝经后而发本病。治当滋阴清热、通经活络,方用丁甘仁的丁氏清络饮加减。方中生地黄、石斛、玉竹养阴清热,配合牡丹皮、白薇、地骨皮、青蒿清虚热为主;金银花、赤芍清热泻火以祛热邪;羌活性温,以防药性太凉,阳中求阴,又祛风湿;地龙、川牛膝活血通络;太子参、陈皮、甘草益气养阴。诸药共用,以滋阴清热,活血通络。本案虚(阴虚)、邪(热邪)、瘀(瘀瘀)三者根据程度(阴虚甚,热邪次,瘀血轻)而兼顾治疗,以滋阴清热为主,兼顾活血通络,取得良效。

医案 68 张某,男,36 岁,农民。

初诊:2008 年 10 月 3 日。

全身多关节疼痛不适 5 年。5 年前,患者无诱因出现右手腕肿胀疼痛,渐及双手诸指关节肿痛,双肘、双肩、双膝、双踝、双足趾等处关节疼痛不适,在当地诊所按"风湿"给予服西药治疗(具体不详),效不佳。2008 年 8 月到郑州某中医院仍按"风湿"诊治,服西药(具体不详)效不佳,9 月 9 日经人介绍来我院诊治,以"骨痹"为诊断,口服骨痹舒片、双氯芬酸钠缓释胶囊20余天,症状有所减轻,今日请娄老会诊。现在症:双手诸指关节肿胀较前有所减轻,诸关节仍觉疼痛不适,遇感冒和逢春季症状加重;双膝怕凉,时觉有蚁行感,双手晨僵不明显,纳食可,眠可,二便调,服骨痹舒后大便干。

既往史:对青霉素过敏。曾患肾结石2年,时轻时重。

体检:双手诸指关节近位指间关节肿大Ⅱ级,压痛Ⅱ级,双膝关节压痛Ⅱ级,肿胀Ⅰ级,双下肢静脉曲张。脉弦数,舌质红黯,苔薄黄。

实验室检查:ESR 2mm/h,RF 7.44IU/ml,ASO 192.90IU/ml,抗CCP抗体10.09IU/ml,CRP 3.00mg/L,WBC 6.2×10^9/L,RBC 5.2×10^{12}/L,Hb 169g/L,PLT 185×10^9/L。

诊断:顽痹。

证属虚热证。治以养阴清热,活血通络。

处方:忍冬藤30g,络石藤30g,生地黄30g,黄芪30g,丹参30g,鸡血藤30g,穿山龙30g,桑寄生30g。10剂,每日1剂,水煎服。中成药热痹清片3～8片,每日4次,口服;痛痹宁片3片,每日3次,口服。

二诊(10月27日):诉诸关节疼痛较前减轻,前几日时觉胸口处疼痛不适,时有恶心感,近几日好转。舌质红,苔薄黄,脉弦细。中药守上方加焦三仙各20g,陈皮12g,醋延胡索15g。10剂,每日1剂,水煎服。热痹清片、痛痹宁片继服。

三诊(2009年6月8日):症状消失后,上药服用不按时。偶有怕冷怕风,汗出不多,纳可,二便调。舌质淡黯,苔薄黄,脉弦细。中成药热痹清片减量,加骨痹舒片,服用1个月巩固疗效。停药后病情无反复。

按语:本案为顽痹,病程5年。脉弦数、舌质红黯、苔薄黄为虚热征象。故用忍冬藤、络石藤、生地清热养阴;丹参、鸡血藤活血化瘀通络;穿山龙、桑寄生祛风湿、通经络;黄芪扶正固本。热痹清片养阴清热,痛痹宁片活血止痛。全方配合中成药,共同起到养阴清热、活血通络的作用。二诊根据症状加减用药,消除症状。此患者为顽痹,故病情稳定后,嘱服中成药巩固疗效,以防反复。

三、瘀(痰)候

(一)寒证

医案69 马某,女,56岁,家庭妇女。

初诊:1992年4月6日。

全身多关节肿痛36年,手畸残6年。1956年6月产后数日拉风箱,句日手指关节剧烈肿痛,满月时已波及全身多个关节。当地县医院诊为产后身痛,予激素治疗可暂缓症状,10 年后双手指梭形改变,20 年后双手呈典型鹅颈样"类风湿手"。间断服用激素 30 年,近 3 个月须配双氯芬酸。现在症:全身多关节肿痛、酸困、僵硬,四肢及下颌关节为甚,张口困难,生活失理。肢体畏寒怕冷,倦乏无力。情绪悲观。

家族中,三姐及大姐的儿子患类风湿关节炎(已残)。

体检:形瘦,面苍白,四肢肌萎筋挛,类风湿手。舌淡黯,苔薄白,脉弦细涩。

实验室检查:WBC $7.0×10^9$/L,N 0.76,L 0.23,Hb 105g/L,ESR 60mm/h。ASO(−),RF(+)。

X 线片:双手指关节破坏,畸形,腕骨融合。

诊断:顽痹(类风湿关节炎)。证属血瘀邪凝。治以养血活血,蠲痹通络。

处方:当归 30g,丹参 30g,鸡血藤 30g,炒山甲 12g,桂枝 12g,独活 20g,千年健 30g,木瓜 18g,香附 30g,川牛膝 30g,陈皮 15g,甘草 9g。9 剂,水煎服。

二诊(4 月 19 日):服上方 9 剂,疼痛肿胀有减。近有傍晚下肢水肿,夜尿频。加制附子 6g,茯苓 20g。继服 6 剂。

三诊(4 月 26 日):肿痛再减,下肢水肿及夜尿频亦不明显。加田三七 3g,10 剂。共为细面,水为丸,每服 9g,日服 3 次。

四诊(7 月 6 日):坚持服上药,虽手畸残未改观,但关节肿痛若失,身体感觉已舒适,已能自行上下楼活动。四肢肌肉较前丰满。上方 5 剂共为细面,水为丸,守法继服,巩固疗效。

1993 年 6 月 18 日追访:病情稳定,生活基本自理。激素及其他抗风湿药已停。

按语:类风湿关节炎病至Ⅲ期,关节畸形,骨损筋缩。多数人认为此时瘀血顽痰凝结,应以虫类药搜风剔络,破瘀涤痰为主。根据临床所见,此虽确有瘀血顽痰凝结,但正气虚弱,筋骨失养更多。病至Ⅲ期的治疗指导思想为改善症状,提高生存质量。除个别患者体质尚可,适当或临时用虫类攻逐药外,主要当扶正固本。该案以当归、丹参、鸡血藤活血养血药为主,辅以炒山甲行血止痛;独活、千年健、木瓜、桂枝、川牛膝为祛风除湿散寒之平剂,祛邪而不伤正气。陈皮、甘草共为佐使。该方养血活血、蠲痹通络,缓缓调之,收效确佳。

医案 70 张某,女,39 岁,农民。

初诊:2005 年 12 月 28 日。

全身肌肉游走性胀痛,失眠,胃胀近 10 个月。今年 2 月无明显原因左手拇指近节肿痛,2 个月后波及四肢小关节肿痛。按肌纤维疼痛综合征用中成药治疗 4 个月,病情至今未愈,全身肌肉酸困乏力,游走性疼痛,局部发热,伴头晕、目眩、咽干,自觉胃脘内热气蒸腾。现在症:失眠,纳差,腹闷胀,胆怯、盗汗,悲伤欲哭。脉弦细数,舌质淡,苔薄黄干。

实验室检查:ESR 10mm/h。

诊断:肝痹(肌纤维疼痛综合征)。证属气血郁滞,脉络闭阻。

处方:柴胡 12g,当归 20g,白芍 30g,白术 20g,云苓 15g,薄荷 9g,桃仁 15g,红花 12g,益母草 30g,延胡索 9g,香附 20g,秦艽 15g,桂枝 15g,玉竹 15g,陈皮 9g,甘草 6g,生姜 3 片,大枣 3 枚。6 剂,水煎服。

二诊(2006 年 1 月 4 日):服汤剂 6 剂,身痛,盗汗,口渴减轻,睡眠较前佳。目前胃脘胀满,舌痛、头沉困,大便溏,脉沉细数,舌淡有瘀斑,苔薄黄干。治以消痞除满,疏肝和胃。

另拟:清半夏 15g,干姜 12g,黄芩 9g,太子参 20g,柴胡 9g,当归 15g,云苓 20g,白术 20g,香附 30g,桃仁 9g,红花 9g,陈皮 9g,甘草 6g,淮小麦 30g。10 剂,水煎服。

三诊(1 月 15 日):服上方 10 剂,诸症悉除。

按语:肌纤维疼痛综合征多由精神抑郁而成,属中医"肝痹"范畴。本案初以逍遥散加减疏肝健脾,再用半夏泻心汤调和脾胃,疗效较好。

医案71 秦某,男,46 岁,汽车司机。

初诊:1981 年 12 月 13 日。

右肘关节持续性刺痛 5 个月,腰骶关节隐痛 2 个月。遇劳累、寒冷时加剧。近日症状较甚,夜不能寐。

体检:局部压痛。舌质黯淡,苔白腻,脉沉涩。

实验室检查:WBC 11.0×10⁹/L,N 0.85,L 0.15,ESR 在正常范围。

诊断:瘀血痹。

证属血瘀寒凝。治以活血化瘀,温经散寒。

处方:当归 30g,丹参 30g,赤芍 24g,白芍 18g,姜黄 12g,桂枝 9g,透骨草 30g,香附 18g,延胡索 12g,五灵脂 12g,威灵仙 18g,甘草 9g。3 剂,水煎服。

二诊(12 月 17 日):服上药 3 剂,肘部痛减,腰部隐痛消失。复查:WBC 8.0×10⁹/L,N 0.83,L 0.17。舌质、苔正常,脉沉弦。上方去五灵脂,加桑枝 30g。

三诊(12 月 23 日):症状大减,劳累时右肘关节稍感疼痛。改服化瘀通痹丸。

四诊(1982年1月9日):病愈。恐其复发,继服化瘀通痹丸,用量同上,连服10日。

按语:痛处固定,有明显压痛,与气候变化有关,此为血瘀兼风寒,非单纯风寒湿痹可比。故以活血化瘀理气为主,佐祛风湿通经络之剂收效。腰骶关节疼痛,3剂药消失,此为意外疗效。以药推证,属气血瘀滞之腰痛,并非肾虚或单纯风湿之证。

医案72 王某,女,70岁,农民。

初诊:1992年9月2日。

全身多关节肿痛1年余。1990年10月,原因不明突然右膝关节剧痛肿胀,8个月后波及全身多关节,以手足小关节为甚,皮下见类风湿结节数个。当地县医院诊为风湿,用非甾体抗炎药治疗效不明显,近3个月病情尤重。现在症:全身多关节肿痛,四肢小关节及颈部痛为甚,局部喜温热,手指终日僵硬。伴肢体酸困,倦乏,纳差,腰膝酸软,头晕嗜睡。

体检:双手指近节梭形变,皮色淡黯。四肢关节痛肿、功能受限。肘部、膝部有类风湿结节5个。面色黄黯。舌质淡黯,苔白滑,脉弦滑。

实验室检查:ESR 8mm/h,RF(+)。

X线片:双腕关节模糊,骨质疏松,密度不均,间隙稍窄。

诊断:顽痹(类风湿关节炎)。

证属邪闭痰阻。治以化痰除湿,蠲邪通络。

处方:清半夏15g,茯苓20g,麻黄6g,白芥子6g,白术20g,萆薢30g,木瓜20g,千年健15g,独活15g,首乌20g,地龙6g,陈皮9g,甘草3g。10剂,水煎服。第3煎外洗局部,每次30～60分钟。

痹苦乃停片,100片×30瓶,每服3～12片,每日4次。

二诊(1993年2月25日):上药配合应用3天后见效,3个月后肿痛消失,生活自理。时下停煎剂近4个月、片剂1个月,劳倦时手指晨僵或偶肿。继服痹苦乃停片2个月,巩固疗效。

按语:类风湿关节炎出现类风湿结节,一般从痰论治。痰有寒痰、湿痰、热痰、燥痰等不同,治疗方法也各异。本案以湿痰为主,用燥湿化痰之二陈汤收功。

医案73 鲁某,女,44岁,农民。

初诊:1992年10月5日。

全身多关节肿痛3年,伴胸闷咳嗽1年。1989年5月不明原因渐出现双手指小关节肿痛,晨起僵硬,月余波及全身多关节肿痛。经多方治疗,不能控制病情。1年前,全身多关节肿痛加重、失去工作能力,生活自理困难。同时胸闷、咳嗽、吐白色少量痰液。经某省级医院诊为类风湿关节炎侵及肺脏,治疗月余症状不减。现在症:全身多关节肿痛、活动不便、生活不能自理。咳嗽、气短、胸闷,咳少量白痰。纳呆,心悸,便溏。全身畏寒,酸困乏力,自汗。舌质淡黯,苔薄滑,脉弦细数。

体检:精神不振,面色黯、无华,被背入病室,不能行走。双膝、腕及手指关节肿胀呈梭形,压痛,局部皮肤色黯欠温。心率94次/min,节律齐,未闻及病理性杂音。两肺呼吸音粗糙。腹软。体温36.4℃。

实验室检查:WBC 4.5×10^9/L,N 0.73,L 0.27,Hb 125g/L,ESR 101mm/h,RF(+)。

X线片:双手骨骨质疏松脱钙,关节间隙变窄,软组织肿胀。两肺纹理增粗,心影稍大,肋间隙增宽。

诊断:肺痹(类风湿病侵及肺)。

证属体痹日久,内舍于脏,痰湿闭经阻肺。治以健脾利湿,泻肺化痰。

处方1:党参20g,茯苓30g,白术9g,薏苡仁15g,陈皮6g,车前子20g(另包),葶苈子6g,川贝母6g,桔梗6g,甘草3g,生姜5片,大枣5枚。10剂,水煎服。

处方2:高丽参6g,琥珀9g,田三七6g,川贝母6g,冬虫夏草6g,礞石6g,朱砂3g。1剂,共为细末,每服3g,每日3次。

二诊(10月15日):上两方共服10天。胸闷咳嗽、关节疼痛减轻,患者能登上3楼诊室就诊,仍心悸、纳呆。舌淡胖,苔薄黄干燥,脉沉细数无力。嘱上方1加炒杏仁9g,继服10剂;上方2散剂,继服10天。

三诊(11月5日):胸闷、咳嗽、心悸等症状明显减轻,饮食明显增加。关节肿痛减轻,生活可自理。ESR 30mm/h。大便溏。舌质淡红,有齿印,舌苔白腻,脉弦滑。另拟以健脾化痰降气为主之方药。

处方:茯苓15g,白术9g,丹参15g,陈皮9g,姜半夏12g,枳壳6g,沉香6g,桔梗6g,甘草3g,水煎服。

四诊(1993年3月10日):服上方60剂。饮食正常。劳累时有轻度胸闷及膝关节疼痛,余无不适。ESR 15mm/h。医嘱:上方共为细末,每服3~4g,每日3次,连服2个月,以巩固疗效。嘱避风寒湿邪,勿过劳。

按语:类风湿病是全身性结缔组织病,其病变侵犯内脏者(如肺、心等)不少见。《素问·痹论》曰:"诸痹不已,亦益内也。"其预后往往不佳。本例根据其临床特征,按痰浊阻肺论治,效果明显。

(二)热证

医案 74 谢某,女,36 岁,农民。

初诊:1991 年 9 月 17 日。

全身多关节肿痛,时有皮肤硬肿斑 5 年。5 年前无明显原因双手指关节肿痛,晨僵,渐及全身多关节。服中西药物,病情时轻时重。伴低热(37 ~ 38℃),双小腿前侧硬肿红斑,枣样大小,数日内消退,留有色素沉着斑。近半年病情加重。现在症:全身多关节肿痛,遇阴雨天或情志不遂加重,生活自理困难,影响夜间睡眠。双手近指间关节梭形肿胀,晨僵。左小腿前侧皮肤内见多个结节,核桃样或枣样大小,局部色红,微高出皮肤,压之刺痛。伴胁胀,易怒,咽痛,口不欲饮,午后低热(37.2 ~ 37.8℃)。

舌质淡红黯,苔薄黄腻,脉弦细。

实验室检查:WBC 7.5×10^9/L,N 0.81,L 0.19,Hb 120g/L,ESR 100mm/h,ASO(+),RF(+)。

X 线片:双手各骨骨质疏松,皮质变薄,指间关节间隙变窄。

诊断:顽痹(类风湿关节炎伴结节性红斑)。

证属气滞血瘀,湿闭脉络。治以祛风除湿,凉血化瘀。

处方:当归 30g,丹参 30g,鸡血藤 30g,青风藤 30g,穿山龙 30g,草薢 30g,青皮、陈皮各 9g,香附 30g,木瓜 20g,甘草 6g。水煎服。

二诊(10 月 26 日):服上方 30 剂。低热,结节性红斑消退,四肢诸关节肿痛有减,晨僵减轻。时下诸节轻度肿痛,久坐右髋疼痛。舌质淡红,苔薄白。脉弦数。邪痹征象不明显。治以活血化瘀为主。上方去青风藤,加赤芍 30g、桃仁 12g、红花 9g。30 剂,水煎服。

三诊(1992 年 4 月 28 日):坚持服上方 2 个月,诸症消失,舌脉正常。能从事生产劳动。

按语:该案依据肌肤结节性红斑、刺痛、舌黯,诊为气滞血瘀,湿闭脉络。ESR 增快,时有低热,苔薄黄腻,乃内合湿邪,湿重于热。只要气滞湿瘀消散,邪痹得解,热象自除。以清热为主,反易遏经气,热象难解。

医案 75 韩某,女,53 岁,工人。

初诊:1989 年 11 月 23 日。

双下肢皮下结节半月余。半个月前因左踝关节扭伤,渐引起双下肢皮下结节。现在症:结节大者如鸡蛋,其处疼痛、水肿,皮色黯红,伴头痛,身酸困。舌质淡红黯,苔薄黄腻,脉弦涩。

既往病史:腰痛数年,发现 RF(+)2 个月。

体检:双下肢多处硬结(沿静脉排列),压痛,色红,扪之热。

实验室检查：WBC 4.3×10^9/L，N 0.70，L 0.27，M 0.02，Hb 110g/L，RF（+），ASO 833U。

诊断：脉痹（静脉炎）。

证属热瘀湿结，痹阻经脉，治以清热利湿，化瘀通脉。

处方：金银花30g，败酱草30g，萆薢30g，当归30g，丹参30g，鸡血藤30g，牡丹皮20g，制乳香、制没药各9g，炒山甲12g，醋延胡索15g，白芷9g，怀牛膝20g，甘草9g。8剂，水煎服。

二诊（12月24日）：服上方24剂，双下肢硬结、关节肿痛消失，皮肤颜色正常，头痛、腰痛及全身酸困症状亦除，行走自如。脉弦，舌质淡红，苔薄白。改服痹隆清安，巩固疗效。

1993年2月25日来述，停药1年半余，病未作。

按语：静脉炎为临床较常见疾病，有深浅之分。发于浅静脉的名浅静脉炎，发于深静脉的名深静脉炎，均属风湿病中"脉痹"范畴。

由于发病部位及病情缓急不同，临床表现各异。瘀血闭阻脉络为病机关键。抓住"瘀"字，再从寒热虚实进行辨证治疗即可。临床较常见的有寒凝血瘀、湿热瘀滞、气虚瘀滞三种证型。分别以温经活血，通络散结；清利湿热，活血通脉；益气养血，活血通络进行治疗。还须根据疾病的不同阶段，初、中期以散邪为主，晚期以扶正化瘀蠲邪并举。

该案毒热内蕴，瘀血阻络，瘀热征象尤为突出，故重用活血化瘀药，清热解毒，佐以利湿通络，取得较好效果。

医案76 高某，女，29岁，农民。

初诊：1992年5月15日。

周身痛，下肢结节红斑近2年。1990年8月，产后未满20天，突然见双足跟剧痛。半个月后全身多关节肌肉疼痛，双下肢结节性红斑。此后病情时重，终年不止，曾在当地市级医院按风湿，给激素等药治疗，效不明显，近2个月靠吲哚美辛维持。现在症：全身多关节肌肉疼痛肿胀，呈跳痛、热痛。双下肢肌肤红斑高起，压之顽硬疼痛。全身发热（体温39℃），肢体沉重，倦乏，肢麻，皮肤痒，纳呆，头痛，失眠，眼红，口糜，咽痛。月经有血块。

体检：面颊见瘀血丝。舌质红，苔少，脉弦细数。

实验室检查：WBC 10.1×10^9/L，N 0.61，L 0.31，E 0.08，Hb 125g/L，ESR 28mm/h，ASO（+），RF（−）。

诊断：瘀血痹（结节性红斑）。

证属阴虚血热，瘀闭经脉。治以育阴凉血，化瘀散结。

处方：生地黄45g，当归20g，丹参20g，鸡血藤20g，桃仁9g，牡丹皮

15g,赤芍 15g,忍冬藤 30g,络石藤 20g,木瓜 18g,怀牛膝 12g,甘草 6g。10 剂,水煎服。

二诊(7 月 6 日):服上方 10 剂,关节肿痛,结节红斑消失,热退。继服上方 10 剂。

12 月 2 日来述:停药 4 个月余,至今上症未作。

按语:产后多虚多瘀,易招外邪,邪闭肌肤,身痛肿、发热、痹麻。久病不愈,郁而化热,血热耗阴,黏稠凝结,闭阻经络,而见结节红斑。此案以阴虚血热为主,未兼湿邪,故重用生地黄,育阴凉血逐瘀,与大队活血化瘀之品如当归、丹参、鸡血藤、桃仁、牡丹皮、赤芍蠲邪,散热通络,疗效显著。

医案 77 张某,女,42 岁。

初诊:2005 年 12 月 29 日。

四肢多关节肿痛 5 年。5 年前,手术后受凉出现右手食指、无名指近端指间关节及左手食指关节肿痛,后渐及双足趾、双膝、双髋关节疼痛。曾至某医院诊治,服“药酒”及雷公藤等药,效可,停药后加重。近日再服药酒效不佳,来我院诊治。现在症:右手食指、无名指近端指间关节肿痛,右足趾肿痛,晨僵 > 1 小时,左侧腰骶部劳累后疼痛。曾做宫外孕手术。

体检:右手食指、无名指肿胀Ⅱ级,疼痛Ⅱ级。脉弦细,舌质淡黯嫩,舌苔薄,微黄干。

实验室检查:ESR 6mm/h,RF(-),ASO(-),抗 CCP 抗体(+)。

X 线片:双手骨骨质密度减低,右手食指近位骨远端见一囊性透光区。

诊断:顽痹(类风湿关节炎)。

证属瘀血阻络。治以活血化瘀,养阴清热。

处方:当归 15g,丹参 20g,鸡血藤 30g,桃仁 10g,红花 10g,生地黄 30g,桑枝 30g,青风藤 20g,白芍 20g,羌活 20g,陈皮 9g,甘草 6g。10 剂,每日 1 剂,水煎服。中成药热痹清片 3 ~ 6 片,每日 4 次,口服;瘀痹平片 3 ~ 4 片,每日 4 次,口服。

二诊(2006 年 1 月 13 日):右手食指、无名指近端指间关节肿痛,右足趾肿痛;脉弦细,舌质红,苔薄黄。中药守上方 10 剂,水煎服,每日 1 剂。中成药继服,并加服痛痹宁片。

三诊(2006 年 4 月 2 日):口服上药后无明显不适,疼痛较前明显好转,肿胀基本消失,纳寐可,二便调。中药停服,中成药热痹清片、瘀痹平片、痛痹宁片继服 1 年余巩固疗效。

按语:本案诊断为顽痹(类风湿关节炎),证属瘀血阻络,为瘀血候。治以活血补血,养阴益气,疏通经络。当归、丹参、鸡血藤、桃仁、红花活血化瘀;生地黄、白芍补血养阴;桑枝、青风藤、羌活祛风除湿通络;陈皮、甘草理气健脾。配合中成药瘀痹平片活血化瘀;热痹清片养阴清热。整个治疗方案活血化瘀,养阴清热,祛邪通络。该患者未用西药治疗,仅服用中药与中成药,效果良好,因此在治疗风湿病中,在准确辨证的基础上正确选方用药,也是可以取得良好效果的。

颈痹

颈痹俗称颈项痛,临床以颈项部疼痛或酸困、僵硬、肿麻,仰俯扭转功能受限,甚者连及肩背为主要表现。多由风寒湿邪侵袭,扭转损伤,筋脉失养三种因素而致,临床上分急性、慢性两种类型,急性者多为颈部过度疲劳,汗出当风,毛窍开放,风寒湿邪乘虚侵入颈部,局部气血凝滞;慢性者多因长期劳损,复感外邪。急性者若治疗不及时或不彻底,可转为慢性;而慢性者加之疲劳,复受风湿,可急剧发作。临床常见有颈肌筋膜疼痛综合征(落枕)、颈椎退行性病变等。

治疗法则主要为:祛风散寒除湿、活血养血,舒筋止痛。

常用处方有:葛根汤、羌活胜湿汤、颈痹汤(经验方)等。

一、邪实候

(一)寒证

医案78 许某,女,40岁,农民。

初诊:1981年4月29日。

项背持续酸沉掣痛10日余。10日前清晨,起床时感觉颈项胀痛,前屈,后仰,左右侧屈活动受限,转动则痛剧,甚至右上肢酸痛延及肩、背、腰部。疼痛朝重暮轻,日益加重,生活不能自理,至今不愈。

舌淡,苔薄,脉弦。

诊断:落枕(颈肌筋膜疼痛综合征)。

证属风寒痹阻,筋膜失和。治以祛风散寒,活血通络。

处方:葛根30g,羌活21g,威灵仙15g,秦艽12g,透骨草30g,青风藤18g,防风9g,丹参30g,鸡血藤18g,生地黄18g,木瓜18g,甘草9g。3剂,水煎服。

二诊(5月3日):服上药3剂症状大减,生活已能自理。依上方继服

3 剂。

三诊(5 月 6 日):晨起颈项稍强,余无所苦。舌质淡红、苔稍黄。脉沉细。上方加忍冬藤 30g,继服 3 剂。

四诊(5 月 10 日):来述病痊愈。

按语:颈肌筋膜疼痛综合征俗称失枕或落枕。《伤科汇纂》载:"有因挫闪及失枕而项强痛者。"20 岁以后的成年人发病较多,冬春两季多发。根据其病因病机及临床特点,属"筋痹"范畴。

本病原因在于睡眠时的枕头过高或过硬,或睡眠时姿势不良,头颈过度偏转,使局部肌肉过度紧张,发生静力性损伤;或颈背部遭受风寒湿侵袭,如严冬受寒,盛夏贪凉,风寒湿之邪痹阻颈项经络;或长期伏案工作,气血循行障碍,筋肌失濡所致。

临床表现,睡眠后颈部出现疼痛,头常歪向患侧,不能自由旋转后顾,如向后看时,须整个躯干向后转动,颈项部肌肉痉挛压痛,触之有条索状,斜方肌及大小菱形肌部位亦常有压痛。

风寒外乘,颈痛项强者,渐渐恶风,身有微热,为表证;因湿者,头胀沉重,颈筋酸痛。失枕一般病程较短,1 ~ 2 天缓解,1 周内多能痊愈。但治疗不彻底,易于复发。若久延不愈,应注意与其他疾病引起的颈背痛相鉴别。

本病治以疏风祛寒,宣痹通络,可用葛根汤、桂枝汤或独活寄生汤。有头痛、身寒表证者,用羌活胜湿汤加减,外贴伤湿止痛膏。配合理筋手法及针灸,效果益佳。

本案属风寒偏胜型,早晨气候寒凉,"寒主收引",故朝重暮轻。方中祛风散寒与活血通络之品配合,收效甚速,后因有化热之象,加忍冬藤清热通络,使邪去络通,肩痹自愈。

医案 79 蔡某,女,36 岁,工人。

初诊:1981 年 6 月 9 日。

昨天中午汗出当风,午休后项背阵发性强痛甚,连及整个脊背,不能侧卧,疼时冷汗出,伴全身酸楚乏力,四肢沉困。

舌质淡,苔薄白,脉浮缓。

诊断:项背痹(项背肌筋膜炎)。

证属寒邪闭阻太阳经腧。治以温经散寒,解肌祛风。

处方:桂枝 18g,白芍 30g,葛根 30g,甘草 15g,生姜 19g,大枣 10g。3 剂,水煎服。

1 周后诉,服上方 2 剂,其症状即除。3 剂服完后痊愈。

按语：足太阳经者，上交巅顶，络脑，夹脊抵腰。汗出受风，经气不舒，项背强急，俯仰不能自如。《伤寒论》云："太阳病，项背强几几，反汗出恶风者，桂枝加葛根汤主之。"遵循古训，选此方果然奏效。

医案 80 高某，女，45 岁，农民。

初诊：1980 年 1 月 4 日。

左侧颈部疼痛及左肩臂麻木窜痛 3 月余。3 个月前，因母亡悲啼过甚，渐觉颈项凉痛且胀，持续不止，继而左肩臂窜痛麻木。现在症：颈项强硬，疼痛加重，不能扭转，肩臂疼痛、胀、麻。

体检：压顶试验阳性。舌质淡，苔薄白，脉弦。X 线片示颈椎退行性变。

诊断：项痹（颈椎骨关节炎）。

证属风寒湿痹。治以祛风除湿，温经散寒，佐益气养血。

处方：羌活、独活各 18g，威灵仙 15g，秦艽 15g，透骨草 30g，葛根 30g，桂枝 15g，木瓜 18g，黄芪 30g，鸡血藤 30g，当归 15g，丹参 30g，香附 18g。3 剂，水煎服。

二诊（1 月 7 日）：上药服 3 剂，症状有减。继服。

三诊（1 月 21 日）：又服 12 剂，颈项肩部强硬疼痛、胀、麻消失，扭转便利。改服痹证丸，服 10 天，巩固疗效。

按语：退行性关节炎是一种慢性骨关节病，俗称骨质增生。病变特点是关节软骨退行性改变。好发于负重大、活动多的关节，如髋、膝、踝、颈椎、腰椎等关节。关节软骨变性、粗糙，失去光泽，继之出现裂隙、软化和剥脱，骨质裸露。此后软骨周围骨组织继发性增生，骨赘形成，软骨下骨质致密，关节肥大、畸形及发生运动受限。

肝主筋，肾主骨。人体的筋骨赖肝肾精血滋养，才能维持关节的活动灵活滑利。中年以后，肝肾精血渐亏，筋骨失养，同时易兼风寒湿邪内侵。

临床一般发病缓慢，早期表现为关节钝痛和发僵，疼痛随活动、负重增加而加剧，常与天气有关，每当天气突变，疼痛则加重；晚期疼痛持续，关节积液、僵硬，甚至骨性强直。X 线见关节间隙变窄，软骨下骨质致密，骨小梁断裂，随之囊性变，关节缘呈唇样骨质增生，有时可见关节内游离体。

本病治疗宜补益肝肾，活血舒筋，兼祛风胜湿。并根据病变的主要部位，择用相应的引经药物。

本案患者悲啼过甚，悲伤肺，肺气虚，卫外不固，风寒湿邪乘虚侵袭，经络受阻，气血凝滞，疼痛、胀、麻、凉诸症并发。时值严冬，复受寒邪，故而症状加重。方以羌活、独活祛风除湿散寒为主，古人云"羌活善治项强筋急,独活治百节风痛、酸痛、不仁尤效";透骨草、威灵仙、秦艽、葛根、木瓜,祛风湿、舒筋通络,治筋骨拘挛,四肢麻木;桂枝温经通脉,治肩背肢节酸痛,行上部肩臂,领诸药直达病所;更加益气活血之药,扶正祛邪。诸药相配,痹通病愈。

(二)热证

医案 81　娄某,女,51 岁,农民。

初诊:1981 年 9 月 9 日。

颈项间断性强痛,屡次发作(无明显诱因)半年,但多可自行缓解。近日连续强痛不解,俯仰或转侧均感不适,且左上第 2 臼齿疼痛难忍。

舌质红,苔薄黄,脉浮数。

实验室检查:WBC 20.0×10^9/L,N 0.79,L 0.21,ESR 8mm/h。

诊断:项痹(颈肌筋膜疼痛综合征)。

证属内热招风,络闭血瘀。治以清热疏风,活血通络。

处方:当归 30g,白芍 18g,生地黄 18g,丹参 24g,金银花 30g,连翘 18g,败酱草 30g,蒲公英 30g,威灵仙 12g,秦艽 12g,葛根 9g,甘草 9g。3 剂,水煎服。

二诊(9 月 14 日):颈项强痛及牙痛均减。复查:WBC 18.0×10^9/L,N 0.78,L 0.22。守方继服 3 剂。

三诊(9 月 18 日):牙痛消失,颈项稍有隐痛不适。复查:WBC 7.8×10^9/L,N 0.68,L 0.32,ESR 12mm/h。改服痹证丸,每服 60 粒,每日 3 次,连服 5 天。

1 个月后随访,诸症消失。

按语:此症俗称"落枕",属西医的颈肌筋膜疼痛综合征。病因多为素有风湿宿疾,体弱或因疲劳过度,加之睡卧姿势不当,经久不动,致使肌肉长时间受到牵拉而致伤,复受风寒湿邪而得。本证属内有蕴热复受风邪,气血瘀滞,脉络不通。故以清热凉血解毒为主,佐以活血祛风,收效甚捷。

二、正虚候

(一)寒证

医案 82　张某,女,37 岁,工人。

初诊:1992 年 4 月 18 日。

项背酸困疼痛 1 年余,加重 2 个月。从事制鞋工作,长期伏案,1991 年春渐出现右项背酸困,沉重无力,继而连及双臂。某省级医院按颈椎病治疗半年,病情不减,近 2 个月尤甚。现在症:项背及双肩臂疼痛,酸困无力,右侧为甚。疼痛为游走痛、跳痛、凉痛,每逢阴雨、劳倦、转项时即加重。

伴头晕头痛,目困涩,体倦,面色萎黄无泽,口唇淡。

舌质淡红,苔薄黄,脉弦细。

X 线片:第 3 ~ 7 颈椎前角稍变尖。

诊断:骨痹(颈椎病)。

证属血虚寒凝。治以养血活血,温经散寒。

处方:生地黄 30g,白芍 30g,枸杞子 20g,当归 20g,丹参 20g,鸡血藤 20g,葛根 30g,桂枝 30g,青风藤 20g,透骨草 30g,黄芪 30g,菊花 15g,姜黄 15g,甘草 6g。6 剂,水煎服。

二诊(4 月 29 日):服上方 3 剂,项背疼痛减轻,体倦畏寒如故,手尖时麻。第 4 剂后胃脘胀,腹泻。另拟健脾除湿方:

白术 15g,茯苓 20g,萆薢 30g,葛根 30g,丹参 30g,木瓜 30g,陈皮 9g,甘草 6g。6 剂,水煎服。

三诊(5 月 14 日):项背及臂酸困疼痛减轻,胃肠症状消失,身感有力。舌淡红,苔薄白,脉细。以 4 月 18 日方化裁,去枸杞子、菊花,减生地黄、桂枝、姜黄剂量。继服 20 剂。

四诊(6 月 15 日):服上方 20 剂,诸症消失,项背活动如常。

12 月 3 日来述:停药近半年,诸症不明显,对寒冷不敏感,已从事日常工作。

按语:长期伏案,颈部骨节慢性劳损,血不养筋,正虚邪至,闭阻经脉,罹患该病。头晕,肢体酸困乏力,为气血亏虚。治以养血活血,温经散寒。中见胃脘胀满、腹泻,为用药剂量过大、过腻,损伤脾胃。临时调理而症失。

医案 83 米某,女,30 岁,农民。

初诊:1981 年 6 月 2 日。两个月前因产后受风寒,引起颈项持续凉麻沉痛,经治不效。近日颈项强痛难忍并波及两肩、臂,以左侧为甚。转侧困难,朝重暮轻。

舌质淡,苔薄白,脉弦紧。

诊断:项痹,产后身痛。

证属气血虚弱,风寒湿邪凝滞经络。治以温经散寒,活血通络,益气养血,扶正祛邪。

处方:当归 30g,丹参 30g,鸡血藤 30g,羌活 18g,桂枝 15g,熟地黄 30g,透骨草 30g,黄芪 30g,香附 18g。3 剂,水煎服。

二诊(6 月 6 日):服上药 3 剂,颈肩部疼痛减轻,不觉凉(仍觉麻沉);颈项及后枕部仍有沉痛不适感。脉涩。上方加葛根 24g,钩藤 18g,川芎 15g。3 剂,水煎服。

三诊(6月11日):上方服3剂,颈项、肩和上臂痛消失。舌脉正常。改用痹证丸,连服10天,巩固疗效。

按语:产后气血亏损,营卫虚弱,风寒之邪乘虚而入,阻滞经脉,气血运行不畅,则感痛、沉、麻,颈项强硬;朝重暮轻,为阳气虚。故以羌活、桂枝、透骨草温阳祛风散寒;黄芪、当归、鸡血藤、熟地黄益气养血,活血通络;川芎、香附活血理气;葛根、钩藤引经达肩背,治颈项强痛挛急。诸药配伍,共奏扶正祛邪之功。

(二)热证

医案84 尹某,女,44岁,教师。

初诊:1979年10月29日。

左颈项及肩胛部持续疼痛1月余。现在症:颈项扭转困难,疼甚时有热感,痛点固定,局部不肿,皮色不变。

舌质偏红,苔白,脉弦稍数。

诊断:项痹。

证属血虚肝旺,风湿热邪痹阻经络。治以疏风清热,活血通络,养血平肝。

处方:当归18g,生地黄30g,白芍18g,忍冬藤30g,秦艽21g,威灵仙15g,葛根18g,连翘24g,制乳香、制没药各9g,香附18g。9剂,水煎服。

二诊(11月10日):上方服9剂,疼痛大减。效不更方,继服3剂。

三诊(11月13日):症状基本消失,但颈项有沉困乏力感。上方加黄芪30g、桑寄生30g。继服3剂。

四诊(11月17日):症状完全消失,患者恐复发,要求继服。照方再投3剂。

3个月后随访未复发。

按语:此证属血虚肝旺,脉络空虚,风湿热侵袭,脉络不和。治以疏风清热,养血平肝,乳香、没药活血止痛,收效更捷。后加桑寄生补肝肾,黄芪补气通痹,邪去正复,项痹自愈。

医案85 丁某,男,50岁,教师。

初诊:1979年6月10日。

颈及肩走窜抽掣样跳痛半年。现在症:颈肩走窜抽掣样跳痛,左侧为甚,下肢偶痛。伴胸胁胀满,四肢乏力,时常心悸,纳差。

舌质稍红,苔薄白,脉弦细。

实验室检查:ESR 45mm/h。颈椎X线片及神经科检查均未发现异常。

诊断:项痹、肝痹。

证属血虚邪侵,气血郁结。治以养血活血,祛风通络,宽胸利气。

处方:忍冬藤 60g,白芍 30g,鸡血藤 30g,石斛 24g,瓜蒌皮 30g,焦三仙各 21g,姜黄 9g,威灵仙 18g,秦艽 12g,甘草 6g。3 剂,水煎服。

二诊(6 月 15 日):服上药 1 剂后,大便如发酵面包之状。2 剂后,大便呈黑红色黏条物。3 剂大便呈泡沫状。颈肩疼痛及胸胁胀满消失,食欲有增,心悸好转,四肢仍乏力。上方去瓜蒌皮,加黄芪 30g,继服 3 剂。

3 个月后随访,症状痊愈,未再复发。

按语:颈肩抽掣跳痛,为外邪侵袭筋脉;胸胁胀满属肝气郁结。木郁生火,火旺则心神不安,故心慌。《素问·痹论》曰:"肝痹者,夜卧则惊……上为引如怀。"故此属肝痹。拟养血活血,行气解郁,利气宽胸,祛风通络,收效甚速。纵观诸药,并无异常,服后大便排出黑红色黏条物,症状消失甚速。此情况少见,机理有待进一步探讨。

三、瘀血候

医案 86 张某,女,46 岁,农民。

初诊:1981 年 12 月 1 日。

颈项强痛,遇劳累甚 18 年。18 年前因产后汗出受风,引起寒战高热,四肢抽搐,颈项强硬,经治余症消失,颈项强痛久而不愈,遇劳累甚,转侧即觉头晕、恶心。今年 10 月因悲伤,急躁劳累致病情加重。现在症:颈后部持续酸沉硬痛,午后更甚,低头转项其痛点固定在 5 ~ 7 颈椎间。叩击局部稍舒,痛甚时酸痛延至肩、肘。双手憋胀不能握。舌质淡、舌尖有瘀点,苔薄白,脉沉滑。

实验室检查:ESR 30mm/h。

X 线片:第 3、4、6 颈椎下缘,呈现唇样骨质增生影像。

诊断:项痹(颈椎病)。

证属气血瘀滞,风寒闭络。治以祛风散寒,养血活血。

处方:丹参 30g,当归 18g,鸡血藤 18g,炒山甲 9g,制乳香、制没药各 9g,葛根 18g,秦艽 12g,威灵仙 18g,白术 20g,青风藤 21g,姜黄 12g,香附 9g,羌活 12g,甘草 9g。6 剂,水煎服。

二诊(12 月 7 日):诸症稍有减轻。上方青风藤加至 30g,6 剂。

三诊(12 月 13 日):自述大椎穴处在午后感觉酸痛,夜间、早晨痛不明显,余症消失。邪去大半,改拟益气养血补肾为主,兼以祛邪。

处方:熟地黄 18g,首乌 15g,葛根 18g,当归 18g,黄芪 30g,桑寄生 10g,透骨草 18g,威灵仙 18g,毛姜 18g,羌活 12g。5 剂,水煎服。

四诊(12月18日):病情进一步好转,但时有头晕、恶心,大椎穴偏右侧有如手掌大小范围的酸、麻、痛感,劳累、低头则有酸沉感,午后为甚。舌、脉同上。改用痹证丸,每服80粒,1日3次,连服20日。

1982年2月12日来告知,近2个月劳累时颈部稍感不适,余无所苦。

按语:现代医学认为此属影响臂丛神经和椎体动脉的颈椎病,属中医学"颈项痹"范畴,病初为风邪入络,失治或误治后,病程日久,筋骨组织退变,故而难愈。遇此须有信心,坚持治疗,方可获效。

肩痹

肩痹,俗称"肩痛"。古人称"肩凝证""漏肩风",又称为"肩关节周围炎(肩周炎)""五十肩""老年肩""冰冻肩""肩关节粘连"等。临床多见于50岁以上者,主要表现为肩部凉痛,酸胀或麻木,遇冷痛增,夜间较剧,肩关节功能受限。

本病多由年老体弱,肝肾亏虚,气血不足,筋失濡养,关节失于滑利;或风寒湿邪乘虚侵入,寒凝经脉;或外伤闪挫,瘀血闭阻筋脉,关节失荣。总的治疗原则为扶正祛邪,疏通经络。业师拟肩凝汤,结合爬墙锻炼,临床效果良好。

一、邪实候

(一)寒证

医案87 刘某,女,64岁,农民。

初诊:1981年4月10日。

左肩关节无明显原因持续性沉困酸痛,逐渐加重3个月余。现在症:左肩沉困酸痛,局部怕凉,得暖痛减,活动时痛增,入夜尤甚。

舌质淡,苔薄白,脉弦。

诊断:肩痹,证属风湿痹阻。治以祛风除湿,活血通络。

处方:羌活18g,萆薢18g,桂枝18g,透骨草30g,黄芪30g,当归21g,丹参24g,鸡血藤30g,香附18g。3剂,水煎服。

外用痹证膏,1张,贴患处。

二诊(4月13日):服上药3剂,疼痛消失,肩关节活动较前灵活,但仍感酸沉。萆薢加至30g,继服3剂。

三诊(4月18日):症状消失。改服痹证丸,连服10日,巩固疗效。

按语:桂枝温经通脉,善治肩背肢体酸痛,《药品化义》云:"专行上部肩臂,能领药至痛处,以除肢节间痰凝血滞。"配祛风、除湿、活血之药,行窜走上,温通之性更强。因年老体弱加黄芪。二诊后仍感肩酸沉,说明有湿,故萆薢加至30g,以除湿蠲痹,酸沉得解。

医案88 袁某,男,65岁,干部。

初诊:1981年11月13日。

双肩关节持续疼痛2个月,加重3天。2个月前出汗受风,两肩关节疼痛,遇凉加重,功能受限,不能上抬,近3天加重。现在症:肩痛遇凉加重,夜间更甚,功能受限。舌淡,苔薄白,脉弦。

诊断:肩痹、寒痹。

证属寒凝脉闭。治以温经散寒,活血止痛。

处方:制川乌、制草乌各9g,羌活18g,桂枝18g,生地黄30g,香附18g,甘草9g。5剂,水煎服。

二诊(11月19日):肩痛减轻,畏寒亦减。舌质偏红,苔薄黄,脉弦。有化热趋势,上方加忍冬藤60g、桑枝60g,继服5剂。

三诊(11月28日):症状消失,改服痹证丸,巩固疗效。

按语:证属寒痹,故用制川乌、制草乌、羌活、桂枝散寒通络,余药活血祛风。二诊后,有化热迹象,原方未去温热药,只加了忍冬藤、桑枝,使其既制约上方燥热之性,又通经络,药力大增,收效更速。此说明风湿病病程较长者,当寒热并用,若一派苦寒往往引起不适,疗效不佳。

医案89 刘某,女,53岁,家庭妇女。

初诊:1979年3月9日。

左肩关节疼痛,功能受限1年。去年2月因抱孩子不慎扭伤左肩部,当即肩部疼痛。此后,时轻时重。现在症:左肩关节疼痛,夜间尤甚,左肩部怕凉,功能受限,解系腰带极度困难,上厕所需照顾。

体检:三角肌和冈上肌及喙突部均有压痛。舌质淡,苔白,脉弦。

诊断:肩痹(肩关节周围炎)。

证属风寒湿痹,气虚血瘀。治以温经散寒,活血通经。

处方:丹参30g,桂枝15g,羌活15g,威灵仙12g,鸡血藤18g,透骨草18g,当归15g,制川乌、制草乌各9g,香附18g,木瓜15g,黄芪30g,甘草9g,白酒500ml,3剂。先将诸药放入砂锅内,用白酒浸泡6~8小时,加水适量,水煎服。

二诊(3月13日):服上药3剂,症状有减。继服12剂。

2 个月后随访,痊愈。

按语:原有扭伤史,延至严冬,风寒侵袭。"寒主收引",疼痛剧烈,固定不移,怕凉,功能受限。治以温经散寒,活血通经。配黄芪益气,走而不守,扶正祛邪。现代医学研究,黄芪能使全身末梢血管扩张,皮肤血液循环畅盛,为风湿病益气首选药物。

(二)热证

医案 90 丁某,女,60 岁,农民。

初诊:1981 年 11 月 13 日。

劳累引起右肩持续性沉痛半年余。现在症:右肩沉痛,入夜尤甚,夜不能寐,功能受限。既往咳嗽史数年。

舌质红,苔厚腻,脉数。

诊断:肩痹。

证属风寒外袭,湿热内蕴。治以祛邪清热,活血通络。

处方:忍冬藤 90g,秦艽 12g,桑枝 60g,萆薢 21g,羌活 12g,桂枝 9g,地龙 18g,丹参 30g,白芍 30g,香附 18g,老鹳草 30g,蜈蚣 3 条。3 剂,水煎服。

二诊(11 月 18 日):服 3 剂,右臂疼痛减,夜间疼痛能忍受,可入睡。舌、脉同上。继服 3 剂。

三诊(11 月 27 日):沉痛大减,上肢有力。上药略作加减继服。

四诊(12 月 9 日):又服 9 剂,右肩疼痛消失。患者自述,每次服药之初均感局部痛增,但服药 10 分钟后疼痛缓解,此乃药力起效,正邪相争所致。

按语:患者局部热痛,舌红,脉数。证属素有蕴热,复感外邪,局部经络被邪所阻。以忍冬藤、老鹳草、秦艽、桑枝、萆薢,清热通络;羌活、桂枝,祛风通络;蜈蚣、地龙,通搜经络伏痰;丹参、香附,活血理气。此寒热兼施,各对其症,故收到良好疗效。

二、正虚候

医案 91 靳某,女,53 岁,农民。

初诊:1980 年 6 月 3 日。

右肩关节酸痛半年。现在症:右肩酸痛,抬肩困难,痛向背部放射。伴四肢乏力,面色无华。

舌质淡,苔白,脉迟无力。

诊断:肩痹(肩关节周围炎)。

证属气血亏虚,风寒湿痹。治以益气养血,祛风散寒,舒筋通络。

处方:黄芪 30g,白术 15g,白芍 30g,当归 18g,丹参 30g,鸡血藤 21g,

桂枝 15g,羌活 18g,威灵仙 12g,透骨草 30g,木瓜 18g,甘草 9g。

6 剂,水煎服。

二诊(7 月 11 日):服 14 剂,疼痛消失。结合爬墙锻炼,功能恢复。改服化瘀通痹丸,巩固疗效。

按语:本证于大队辛燥药中,无生地黄制约诸燥,而未出现不良反应,此乃由于脉迟,病属虚寒,另有当归、白芍制其燥性。因此,临证不可死求一药一方。另外,爬墙锻炼对肩关节周围炎的功能恢复很重要。

三、瘀(痰)候

医案 92 李某,女,47 岁,农民。

初诊:1979 年 3 月 2 日。

左肩关节持续疼痛半年余。去年秋季从架子车上摔下致左肩部受伤,当即觉疼痛,后逐渐加重,每遇气候变化而痛剧,按摩则痛减。现在症:夜间左肩疼痛剧烈,功能受限。

舌质、苔正常,脉弦。

诊断:肩痹(创伤性关节炎)。

证属瘀血内留,邪闭筋脉。治以散寒祛风,活血通络。

处方:当归 30g,丹参 30g,鸡血藤 30g,生地黄 15g,羌活 15g,桂枝 15g,威灵仙 15g,透骨草 30g,制乳香、制没药各 9g,青风藤 18g,黄芪 30g,香附 18g,甘草 6g。9 剂,水煎服。

4 月 9 日告知,上方服 9 剂,疼痛消失,肩关节功能正常。服药期间,药后有头晕感,约 20 分钟即解。

按语:外伤后痛是局部筋脉损伤,气血阻滞。痛与气候有关,关乎外邪。本证气滞血瘀与外邪交织,闭阻脉络,局部痛增。夜间痛剧,按摩痛减,说明阳气不足。"动则生阳",按摩可助阳行血,血脉稍通则痛减。方药以桂枝行上肢,辛温散寒,助阳化气,得黄芪效速成,携活血祛风通经络之药,直达病所。服药后头晕,为药辛燥,升腾过甚,上越清窍。

臂痹

臂痹俗称"上肢痛",是指肩以下、腕以上部位关节肌肉疼痛、重困、麻木、肿胀、抬举不便为主要表现者。临床中单独出现,或由颈痹、肩痹引发。

其包括臂丛神经痛。此处患痹，以风胜多见，且往往有损伤史，形成邪阻经络，血行不畅，筋脉失养。治以祛风通络，益气养血，舒筋通络。临床常用上肢痹证汤(经验方)加减。桂枝、羌活、桑枝、姜黄等上行引经药亦不可少。

一、邪实候

(一)寒证

医案93 窦某,女,65岁,农民。

初诊:1981年12月30日。

右臂游走性酸痛3个月。3个月前无明显原因出现右臂游走性酸痛,其疼痛从肩放射至腕部。局部怕凉,昼轻暮重,经治无效。近日逐渐加重,伴纳差,口淡无味。

体检:右上肢后伸0°,前举80°,外展70°,内旋0°。舌脉如常。

诊断:臂痹、行痹。

证属外邪侵袭(风邪偏胜),气血郁滞。治以祛风散寒除湿,活血通络。

处方:羌活20g,桂枝15g,当归20g,丹参30g,透骨草30g,生地黄12g,姜黄12g,香附24g。12剂,水煎服。

二诊(1982年1月14日):服12剂,症状基本消失。舌脉正常。右上肢后伸15°,前举90°,外展90°,内旋80°,外旋15°。效不更方,继服5剂。

1个月后告知,康复。

按语:风湿病侵袭,用桂枝、羌活、姜黄、透骨草,祛风散寒;当归、丹参,活血;香附理气止痛;生地黄通血脉,抑制辛温燥。诸药配合,祛邪活血通络力专。

医案94 陈某,女,67岁,农民。

初诊:1982年2月17日。

右肩至肘部持续隐痛,逐日加重2个月余。现在症:右肩至肘疼痛麻木,夜晚憋胀,痛苦异常,难以入眠。

舌正常,脉弦涩。

诊断:臂痹。

证属风寒湿痹。治以祛邪活血通络。

处方:当归30g,鸡血藤30g,羌活18g,丹参30g,桂枝15g,香附18g,生地黄30g,透骨草30g,淫羊藿15g,桑枝60g。水煎服。

二诊(3月7日):上方服18剂,肩痛麻消失。改服痹证丸,巩固疗效。

按语:夜属阴,阴胜阳弱。夜间阳气虚弱,血行迟缓,脉络痹阻尤甚,故夜痛加重。用桂枝、羌活温热通阳,淫羊藿、桑枝祛风除湿,善治上肢风湿痹痛,四肢麻木。故收效。

(二)热证

医案95 段某,女,29岁,农民。

初诊:1980年5月9日。

右肩臂疼痛5月余。去年冬季因劳累右肩持续疼痛,痛甚时波及右腕,入夜尤甚,遇天气变化加重。经治疗效果欠佳。现在症:右肩臂烧灼样疼痛,麻木沉胀。

舌苔薄黄,质偏红,脉弦稍数。

实验室检查:ESR 36mm/h,WBC $14.0×10^9$/L,N 0.70,L 0.30。

诊断:臂痹。

证属风热侵袭,血行不畅。治以祛风清热,活血通络。

处方:桑枝60g,忍冬藤60g,蒲公英30g,当归30g,丹参30g,鸡血藤30g,白芍21g,生地黄30g,牡丹皮21g,秦艽15g,羌活18g,甘草9g。3剂,水煎服。

二诊(5月15日):诸症减轻。ESR 14mm/h,WBC $8.8×10^9$/L,N 0.70,L 0.30。上方继服3剂。

三诊(5月19日):疼痛大减。舌正常,脉弱。上方去蒲公英、牡丹皮,加透骨草30g,黄芪30g,继服5剂。

四诊(5月27日):症状基本消失。ESR 8mm/h。效不更方,继服3剂,巩固疗效。

按语:疼痛剧烈,可因寒胜、血瘀或热胜。不能认为痛甚者皆寒,而妄用辛温。属热者而用之,如抱薪救火。三诊时脉转弱,故去蒲公英、牡丹皮,加黄芪、透骨草,助正祛邪,恢复正气。

二、正虚候

(一)寒证

医案96 孙某,男,40岁,干部。

初诊:1982年3月16日。

肩部持续麻木疼痛4年。4年前肩部外伤致局部持续麻木疼痛,每年冬春之季或因劳累、阴雨潮湿加剧。近两个月疼痛益甚。现在症:肩部麻木疼痛,自肩部沿手阳明大肠经向指尖放射,麻木如触电样不适。肩关节活动受限,局部怕凉,冈上肌压痛。

舌质淡,苔薄白,脉细弱。

诊断:臂痹(创伤性关节炎)。

证属气血不足,风寒外侵,脉络滞涩。治以益气养血,祛风通络。

处方:黄芪 30g,白术 20g,当归 30g,丹参 30g,羌活 18g,桂枝 15g,透骨草 30g,生地黄 30g,威灵仙 12g,鸡血藤 30g,香附 18g,穿山龙 30g。10剂,水煎服。

4 月 11 日来述,上方共服 20 剂,肩关节疼痛凉麻消失,功能恢复正常。

按语:本案以"麻木疼痛"为主。古人认为"麻属气虚,木属血亏,土强则能胜湿,气旺自无顽麻"。遵循古训,选黄芪、白术、当归、生地黄、丹参益气养血,辅以祛风湿、通经络收效。

医案 97 堵某,女,26 岁,农民。

初诊:1982 年 2 月 21 日。

20 天前正常分娩,失血较多,两上肢时有麻木,近 7 天症状加重。现在症:两上肢持续麻木酸沉疼痛,右上肢甚,昼轻夜重,双手持物困难,动则疼痛如裂,并伴周身畏冷,乏力,嗜卧,乳汁少。

体检:面色无华。舌质淡、尖稍红,苔白,脉细稍数。

诊断:臂痹。

证属气血亏虚,贼风内侵。治以益气养血,祛风通络。

处方:黄芪 60g,当归 30g,丹参 30g,鸡血藤 30g,桂枝 12g,桑枝 30g,白芍 30g,老鹳草 24g,透骨草 24g,香附 18g,威灵仙 12g,甘草 9g。3 剂,水煎服。

二诊(2 月 24 日):服药 3 剂。右上肢麻木消失,左上肢前臂麻沉亦减。微恶寒,时自汗,舌淡,苔白,脉细弱。守方继服。

三诊(3 月 29 日):上方服 6 剂,诸症悉除。

按语:产后多虚多瘀,易感外邪,易伤经脉。黄芪、当归合用,乃当归补血汤,补气以生血;桂枝、白芍,调和营卫;丹参、鸡血藤、香附,治产后之瘀,活血祛风。临床遇此者,虽有外邪,若用辛燥温散之品,气耗血损,敞门招邪,病反加重。

(二)热证

医案 98 申某,男,52 岁,农民。

初诊:1979 年 3 月 9 日。

左肩及上臂持续性热痛、麻木,放射至前臂及拇指、食指、中指,伴午后低热、盗汗 3 个月。

舌红苔黄,脉弦细数。

实验室检查:WBC 14.0×10^9/L,N 0.79,L 0.21。

诊断:臂痹。

证属气阴素虚,风热袭络。治以益气养阴,清热通络。

处方:黄芪 30g,薏苡仁 30g,生地黄 30g,知母 12g,白芍 20g,忍冬藤 60g,桑枝 60g,秦艽 18g,当归 20g,羌活 30g,丹参 30g,香附 30g。3 剂,水煎服。

二诊(3 月 13 日):3 剂,疼痛基本消失,手指仍感麻木。守方继服。

三诊(3 月 29 日):服 12 剂,症状消失。血常规在正常范围内。

按语:此为气阴两虚,用益气养阴通络之品,而收良效。谚曰"痛轻麻重木难医",而本案疗效较佳。只要谨守病机,辨证治疗,大多效果理想。

三、瘀血候

医案 99　时某,女,16 岁,学生。

初诊:1981 年 5 月 5 日。

右肩及上肢持续疼痛 4 年。4 年前右上臂摔伤,经治疗肿痛虽消失,但每遇劳累或受寒则疼痛。现在症:右肩及上肢持续疼痛,较前剧烈,并由肩向手指放射,上臂微肿,活动受限,局部压痛,不能右侧卧位。

舌无明显变化,脉弦涩。

诊断:臂痹(创伤性关节炎)。

证属瘀血留滞,风寒阻络。治以活血止痛,祛风通络。

处方:当归 30g,丹参 30g,鸡血藤 18g,制乳香、制没药各 9g,透骨草 30g,羌活 18g,桂枝 15g,生地黄 30g,威灵仙 18g,姜黄 9g,香附 18g。9 剂,水煎服。

二诊(5 月 15 日):上方 9 剂,肿痛减轻。去乳香、没药,加黄芪 18g,继服。

三诊(5 月 25 日):服 10 剂,诸症消失。改服化瘀通痹丸巩固。

按语:制乳香、制没药乃活血止痛佳品,瘀血痛甚者,每用奏效,但其恶味浓烈,量重易伤胃引起呕吐,每使患者厌药而不受用。胃虚者不可久服。

肘痹

肘痹,俗称"肘痛",指以肘部疼痛、肿胀、麻木、屈伸不利为主要表现的风湿病。常见有肱骨外上髁炎(网球肘)、肱骨内上髁炎、肱桡滑膜炎、肘关节滑膜炎、肘关节扭伤后遗症等。多由劳伤气血,风寒湿邪乘虚痹阻所致。治以养血柔筋,蠲痹通络。配合局部熏洗、牵引或功能锻炼,适当休息,往往可取得较好疗效。

一、邪实候

医案100 王某,女,49岁,农民。

初诊:1982年4月5日。

10天前因劳累左肱骨外髁部持续疼痛,渐趋严重。现在症:肱骨外髁疼痛,局部微肿,怕凉,压痛,扭转、屈伸疼痛加剧。

舌质淡有齿印,苔薄白,脉沉细。

诊断:肘痹(肱骨外上髁炎)。

证属风寒痹阻,血行不畅。治以除风散寒,活血通络。

处方:威灵仙15g,秦艽12g,老鹳草20g,孩儿茶12g,桂枝15g,透骨草30g,羌活12g,当归30g,生地黄15g,甘草9g。3剂,水煎服。

二诊(4月9日):药后疼痛减轻,压痛不明显,肘关节扭转屈伸时疼痛亦减。效不更方,继服3剂。

三诊(4月15日):左肱骨外髁部疼痛、压痛消失,肘关节伸屈自如,病痊愈。

按语:肱骨外上髁炎又称肱桡关节外侧滑囊炎、网球肘,是肱骨外上髁部局限性疼痛,并影响伸腕和前臂旋转功能的慢性劳损性疾病,好发于前臂劳动强度较大的中年人。

本病发生和职业工种有密切关系,多见于木工、钳工、泥瓦工和网球运动员,故有"网球肘"之称。当某种职业需要经常用力屈伸肘关节,尤其需要使前臂反复旋前、旋后时,可由于劳损引起前臂伸肌群联合总腱,在肱骨外上髁附着部的牵拉、撕裂伤,使局部出血、发生水肿损伤性炎症反应,进而在损伤肌腱附近发生粘连,纤维变性。局部的病理改变可表现为:桡骨头环状韧带的退行性变性、肱骨外上髁骨膜炎、前臂伸肌总腱深面滑囊炎、肱桡关节滑膜炎或滑膜皱襞增生。中医认为,本病系损伤后瘀血留滞,经络不通所致。但气血虚亏,血不养筋常为其内因。

治以养血舒筋,蠲痹通络。内服舒筋汤,外用二草二皮汤(经验方)熏洗。并可配合理筋手法、针灸。

本案上肢疼痛属风寒痹阻所致。桂枝辛温,善走上肢,温经通脉,最合此症。《药品化义》云:桂枝"专行上部肩臂,能领药至痛处,以除肢节间痰凝血滞"。依古训,凡上部寒痛常选此引经药,若偏热者,多用苦辛平的桑枝代替。

二、正虚候

医案 101 姚某,男,44 岁,工人。

初诊:1981 年 2 月 18 日。

右腕部和肘关节肱骨外上髁疼痛 6 个月。6 个月前因劳累引起右腕部及肘关节肱骨外上髁疼痛,逐渐加重,经治欠效。现在症:右腕部和肘关节肱骨外上髁持续性疼痛,握拳旋转痛甚,握物无力,肱骨外上髁处压痛。

舌淡红,苔薄白,脉弦。

诊断:肘痹(网球肘)。

证属正虚受邪,脉络闭塞。治以扶正祛邪,活血通络。

处方:黄芪 60g,当归 30g,丹参 30g,鸡血藤 30g,川芎 18g,白芍 21g,忍冬藤 60g,威灵仙 18g,秦艽 18g,桂枝 12g,羌活 18g,香附 21g。3 剂,水煎服。药渣外洗患部。

二诊(2 月 26 日):服上方 3 剂后疼痛减轻。守方继服。

三诊(3 月 9 日):服 14 剂,疼痛消失。

按语:劳累伤气血,姿势不当损伤筋络,复受风寒,致疼痛久而不愈。治以益气养血通络,佐祛风胜湿。内服外洗配合而收效。对局部痹者,熏洗使药物直达病所,温水可助阳通络,促进血液循环,用之每获良效。

三、瘀血候

医案 102 李某,女,49 岁,农民。

初诊:1982 年 4 月 5 日。

左肘疼痛,逐日加重半月余。素日抱小孩,2 周来左肱骨外髁处疼痛。现在症:左肘疼痛,功能受限,不能从事家务劳动,生活自理困难,左肘部肱骨外上髁轻触即感剧痛,旋转前臂或屈伸肘关节痛甚,遇凉疼痛加重,局部无明显肿胀。

舌象正常,脉沉细。

诊断:肘痹(网球肘)。

证属络伤血滞,风寒侵袭。治以活血养血,祛风通络。

处方:当归 30g,丹参 30g,姜黄 15g,鸡血藤 30g,威灵仙 15g,秦艽 12g,透骨草 30g,孩儿茶 12g,青风藤 30g,桂枝 15g,羌活 12g,甘草 9g。3

剂,水煎服。

二诊(4月9日):疼痛基本消失,肘关节功能恢复正常,外髁部轻微压痛。继服5剂,巩固疗效。

按语:劳动时前臂及腕部长期用力,筋脉损伤,气血循行不畅,风寒湿邪阻滞经络,故痛而怕凉。治以活血化瘀,温通经络,奏效迅速。

腕手痹

腕及手痹,俗称"手腕痛""手痛",以腕及手部出现疼痛、肿胀、麻木、屈伸不利为主要症状。如常见有腕管综合征、腕部慢性损伤、末梢神经炎等。

正虚候

(一)寒证

医案103 吴某,女,55岁,工人。

初诊:1977年11月26日。

右手麻木不仁半年。现在症:右手麻木不仁,拇指、食指、中指、无名指为甚,向上麻至肘,有胀痛感,夜半为著,时而烦躁。上肢功能活动尚可,皮色不变。

舌、脉无明显变化。

诊断:手痹。

证属血虚受风。治以祛邪通络,活血养血。

处方:当归12g,白芍15g,丹参30g,鸡血藤15g,桑枝60g,桂枝9g,黄芪30g,秦艽12g,威灵仙12g,老鹳草30g,甘草6g。

3剂,水煎服。

二诊(12月16日):上方3剂,麻木减轻,继服6剂,仅指端有麻感。嘱其照上方再服5剂。

1个月后告知,病痊愈。

按语:本案为血虚复受风邪所引起的肢体麻木。用黄芪桂枝五物汤加当归、丹参、鸡血藤、桑枝、秦艽、老鹳草、威灵仙祛风活血通络等药,效果较佳。

（二）热证

医案 104 薛某,女,37 岁,农民。

初诊:1981 年 11 月 11 日。

右手阵发性疼痛两月余。现在症:右手疼痛酸胀呈烧灼样,遇凉疼痛更剧,入夜尤甚,难以入眠。睡眠时需将手放置被子内,天亮痛减,右手中指及无名指胀麻,掌侧较重。

舌质偏红,脉沉细数。

诊断:手痹。

证属阴虚内热,邪瘀脉络。治以滋阴清热,活血养血,祛邪通络。

处方:生地黄 60g,桑枝 60g,当归 30g,赤芍、白芍各 30g,丹参 30g,香附 18g,孩儿茶 9g,地龙 30g,黄芪 30g,甘草 9g。3 剂,水煎服。

二诊(11 月 14 日):1 剂后,当夜未痛。服 2 剂后,夜虽疼痛,灼热感较前大减。3 剂后,指胀麻木也减。舌质偏红、苔白,脉沉细。继服 6 剂。

三诊(11 月 28 日):右手指痛旬日未发,麻木亦减。舌脉正常。改服痹证丸巩固。

按语:夜间疼痛,病在阴分,舌质偏红,脉沉细数,为阴虚内热。予大量生地黄清热凉血,滋阴通脉;白芍养血柔肝,缓急止痛;当归、丹参、孩儿茶,活血祛瘀,消肿定痛;地龙、桑枝,清热通经,善治麻木,引药走肢端;黄芪益气补虚,补阴育阳。诸药配合,滋阴养血,清热祛瘀通痹,力专而强。

"夜痛似火烧"乃阴虚火旺,虚火燔灼。阴虚者,阳气亦虚,卫外不密,寒气侵袭,腠理闭塞,脉络阻滞,遇凉气痛剧。本病以滋阴清热为主,佐以黄芪资助卫气,故获良效。

背痹

背痹又称"背痛",临床单纯背痛者较少见,多兼肩背、项背、腰背或胸背疼痛。此仅列举由于风寒湿邪痹阻,或气机郁滞不畅引起的单纯性背痛。其他疾病伴背痛者参考有关章节及内科杂病。

背痹有内外二因,虚实迥异。暴痛多为外感,久痛多为虚损。治疗背痛,在辨证论治的同时,注意运用引经药,如防风、羌活、狗脊等。

一、邪实候

医案 105 张某,男,19 岁,农民。

初诊:1992 年 5 月 5 日。

背沉胀酸痛 10 天。10 天前患感冒刚愈,即出工挖河。休息期间卧眠湿地,醒后即觉 1 ~ 4 节胸椎部沉胀疼痛,背上如负千斤。现在症:背沉胀酸痛,遇凉加重,入夜痛甚,咳嗽及头向后仰亦痛。

舌质稍红,苔薄白,脉沉弦。

诊断:背痹。

证属风湿闭督。治以祛风除湿,散寒通络。

处方:葛根 18g,威灵仙 18g,钩藤 15g,秦艽 9g,羌活 12g,桑寄生 30g,当归 15g,鸡血藤 18g,香附 18g。3 剂,水煎服。外用痹证膏 1 张贴患处。

二诊(5 月 10 日):背痛消失,沉胀减轻,食欲欠佳。上方加焦三仙各 18g,继服 3 剂。

半个月后来述痊愈。

按语:感冒刚愈,正气未复,劳累后身卧湿地,风湿邪乘虚侵入督脉,阳气被遏,经气不行,筋脉失柔,项背强,仰俯不能自如。方用葛根、威灵仙、秦艽、羌活、桑寄生,祛风湿、通经络;当归、鸡血藤,活血养血。络通痛止,湿祛胀沉除,仰俯自如,诸症自愈。

二、正虚候

医案 106 宋某,男,30 岁,农民。

初诊:1981 年 12 月 25 日。

背酸沉 2 年。2 年前始作第 1 ~ 10 节胸椎部持续酸沉,久治无效,至今未愈。与气候变化无明显关系。平时易感冒。现在症:背肩酸沉痛,弯腰及劳累尤甚,伴头晕,失眠,自汗。

舌尖红,脉弦细。

诊断:背痹。

证属督脉虚弱,风寒闭络。治以温阳疏督,活血通络。

处方:黄芪 60g,桑寄生 30g,骨碎补 18g,川续断 18g,巴戟天 30g,狗脊 30g,淫羊藿 18g,当归 30g,丹参 30g,鸡血藤 30g。3 剂,水煎服。

二诊(12 月 28 日):背酸痛有减。继服 3 剂。

三诊(1982 年 1 月 2 日):背部酸痛再减,头晕、失眠好转。再服 3 剂。

四诊(1 月 7 日):背部酸痛及失眠、头晕、多梦消失,时有肩胛部酸沉。

上方加白术 30g,继服 3 剂。又服六味地黄丸及十全大补丸巩固。

按语:督脉循脊行于背部,有支脉络肾,为"阳脉之海"。肾气不足,督失充养,易招外邪,引起脊背酸沉疼痛。故治背部疼痛者,补肾气为主。

三、瘀血候

医案 107　吴某,女,61 岁,农民。

初诊:1981 年 12 月 14 日。

背酸沉凉痛,牵涉肩胛和两胁半年。半年前因生气,夜半外出而受凉,次日背部持续酸沉凉痛,至今未愈。现在症:背酸沉凉痛,牵涉双肩胛和两胁作痛,翻身困难,咳嗽则症状加重,入夜更甚。

舌质淡,苔白腻,脉弦滑。

诊断:背痹。

证属气滞寒凝,督脉闭阻。治以疏肝理气,散寒除湿。

处方:柴胡 15g,香附 18g,青皮 9g,老鹳草 30g,透骨草 30g,薏苡仁 30g,淫羊藿 15g,独活 18g,木瓜 18g,丹参 30g,鸡血藤 30g,白术 30g。

3 剂,水煎服。

二诊(12 月 18 日):上药 3 剂,背部痛减,咳嗽时亦不痛,可翻身。依方继服。

三诊(12 月 25 日):上方又服 6 剂,症状基本消失。改服痹证丸巩固疗效。

按语:思虑恚怒,伤脾损肝,脾郁湿聚,肝郁气滞。时值寒冬,夜间外出,寒邪侵袭,阻遏背部,督之阳气不展,背部沉痛。方中淫羊藿,入督脉振奋阳气。香附、青皮,疏肝解郁、理气止痛。余药祛风除湿散寒。阳气旺,风寒湿去,血和气顺,络脉通畅,风湿病愈。

腰背骶髋痹

腰背骶髋痹,以同时或相继出现疼痛、僵硬、沉困、活动受限为临床特征。现代医学的强直性脊柱炎、退行性脊柱炎、骨质疏松症多见之。诊疗该病,须注意患者的性别、年龄。青少年男性者多属强直性脊柱炎,中老年者多属肥大性脊柱炎、骨质疏松症。治疗以滋补肝肾、疏督、壮督为基本原则。本节重点收录强直性脊柱炎病案。

一、邪实候

医案 108 刘某,男,19 岁,农民。

初诊:1992 年 3 月 30 日。

腰髋僵痛 3 年余。1988 年 12 月,劳累汗出后受寒冷雨露,即日出现剧烈腰痛,2 ~ 3 个月后累及双髋关节。经某市级医院诊为风湿病,服抗风湿西药(不详),效果不明显,病情逐渐加重。近半年靠服地塞米松维持。现在症:腰及双髋、膝关节酸困疼痛,影响日常生活,局部热痛,肿胀。下蹲困难,鸭步。每遇刮风前 1 天,以及精神刺激、劳累、久坐、久站、久卧,疼痛加重。情绪低落,腰膝酸软无力,低热(37.1 ~ 37.8℃),目赤。

舌质淡黯有瘀点,苔白滑,脉滑数。

实验室检查:WBC 10.6×10^9/L,N 0.68,L 0.32,Hb 135g/L,ESR 12mm/h,ASO(+),RF(−)。

X 线片:双髋关节边缘硬化、模糊,边缘不齐。双髋关节间隙变窄,双侧骶髂关节破坏,边缘模糊不清。腰椎间小关节模糊。

诊断:肾痹(强直性脊柱炎)。

证属湿热滞督。治以清热祛湿,壮督蠲痹。

处方:重楼 30g,知母 30g,萆薢 20g,桑寄生 30g,独活 20g,首乌 30g,川牛膝 30g,木瓜 30g,甘草 9g。10 剂,水煎服。

医嘱:睡硬板床,尽量仰卧或俯卧位;适当进行腰部功能锻炼;勿劳累、勿受寒湿;地塞米松临时控制,痛轻时渐撤退。

二诊(4 月 12 日):服上方 10 剂,症状无明显减轻。药后觉腹胀,身困欲睡。舌脉同上。嘱上方去首乌,继服。

三诊(5 月 29 日):服上方 20 剂,腰髋疼痛大减。下蹲较前便利,行走时双下肢敢用力。现能大量活动(每天骑自行车 20 公里),已无不适。地塞米松于 2 周前完全撤退。时下尚纳呆,脉弦滑,舌光红。实验室检查:WBC 9.2×10^9/L,N 0.55,L 0.38,E 0.07。上方共为细末,每服 4 ~ 5g,每日 3 次,连服 2 个月。

四诊(7 月 21 日):守法服药。腰髋疼痛若失,可下蹲。唯长时间行走及坐久初站时右髋部僵硬不适。舌质淡红,苔薄白,脉弦细数。继服散剂 3 个月,巩固疗效。

1993 年 6 月 15 日随访,病愈,已从事日常劳动。

按语:强直性脊柱炎湿热证并不少见。本案局部热痛、肿胀,目赤,脉滑数,为湿热偏胜。此乃肾督不足,风寒湿邪杂至督脉,阳气郁遏,化为湿热。该证往往长期低热,身困倦,纳差,时汗出。大量用重楼、萆薢、知母,效果良好。川牛膝为引经入督达腰膝药,不可不用。

医案 109 刘某,男,31 岁,农民。

初诊:2004 年 12 月 25 日。

左腰、胯、膝部持续疼痛 10 余年。10 年来症状时轻时重,久治不愈。现在症:腰胯膝部疼痛,不能直起,跛行,局部酸凉沉困,伴周身乏力,面色少华,精神欠佳。舌质红,苔黄腻,脉结。

实验室检查:ESR 77mm/h。

X 线片:双侧骶髂关节封闭,腰椎呈竹节样改变。

诊断:肾痹(强直性脊柱炎)。

证属湿热闭督。治以清热利湿,育阴通络。

处方:忍冬藤 90g,萆薢 30g,生地黄 60g,薏苡仁 30g,香附 21g,败酱草 30g,桑枝 60g,丹参 30g。15 剂,水煎服。

二诊(2005 年 1 月 16 日):左胯疼痛消失,腰痛也减,近日气候寒冷,也未作。尚酸楚重着,不能直腰。舌质红、苔微黄,脉结代。加桑寄生30g。15 剂。

三诊(2 月 15 日):服上药 15 剂,诸症大减,脊柱仍沉困,仰卧则痛,轻微活动舒适,下肢沉重,负重力差。舌质、苔同前,偶见结脉。上方忍冬藤加至 120g,继服 15 剂。

四诊(3 月 6 日):腰沉酸痛又减,两下肢沉重也减,腿较前有力,但腰仍有强硬感。舌、脉同上。上方加威灵仙 30g,继服 10 剂。

五诊(4 月 6 日):腰部强硬较前减轻,已能直立行走,舌、脉正常。改服痹证丸。

半年后复诊,腰已能挺直,精神较佳,面色有华,已从事日常劳动。

按语:腰痛 10 年,久病必虚。本案证属湿热,兼有阴虚,虚中夹实。患者体质尚可,故急治其标,以清热利湿为主,兼以补肾。本方在清热通络的药中,大量用生地黄,为业师治热痹经验。火热之邪内燔阴血,必致津亏血耗,脉道失濡。生地黄既清热祛邪,又滋养阴血,如增水行舟,使阴血自然流动,而痹行矣;又可填骨髓、长肌肉,使骨髓满、阴血足,正气复而痹自除。

医案 110 李某,男,26 岁,无业。

初诊:2009 年 8 月 5 日。

腰髋膝踝疼痛 13 年。13 年前扁桃体发炎后出现右膝右腹股沟疼痛,以后渐出现双髋、左膝、左踝、腰肩疼痛,腰晨僵,双膝肿胀。在当地门诊输"先锋针"1 个月,效不明显,又在当地门诊服中草药 1 年余,症状减轻,改为中药水丸服用1年。之后5年未治疗,2006年6月来我院以骨痹(强直性脊柱炎)为诊断口服中成药治疗,病情明显改善,其间因服药不规律病情反复,曾住院治疗。出院后服用中药汤剂,胃部出现不适。且遇劳累后腰背疼痛,近来病情有所加重。现在症:腰背疼痛,起床后症状减轻,双髋关节疼痛,双膝、双踝肿痛,纳眠可,二便调。

既往史:反复口腔溃疡史10年余;1998年曾有双眼虹膜炎病史。

体检:改良 Schöber 试验10～13.5cm,左右均20～24.5cm,左侧"4"字试验阳性,指地距33cm。脉弦细数,舌质黯,苔白。

实验室检查:ESR 7mm/h,RF 11.94IU/ml,ASO 146.93IU/ml。

X线片:双骶髂关节炎Ⅲ级。

诊断:骨痹(强直性脊柱炎)。

证属湿热痹阻。治以清热利湿为主,滋补肝肾。

处方:桑寄生30g,老鹳草30g,菝葜30g,青风藤30g,川牛膝15g,木瓜9g,黄芪45g,白术30g,防风15g,赤芍、白芍各20g,王不留行20g,薏苡仁20g,陈皮9g,甘草9g,半夏9g。30剂,水煎服,每日1剂。中成药:舒督丸5g,每日4次;瘀痹平片5片,每日4次。

二诊(12月7日):诉腰背僵痛及下肢关节肿痛减轻,舌质红,苔薄黄,脉细数。中药汤剂守上方40剂,中成药继服以巩固疗效。

三诊(2010年6月21日):腰背部僵感,以凌晨5～6点为甚,余无不适。舌质稍黯,苔薄黄。中成药只服用舒督丸巩固疗效。

四诊(2011年1月12日):病情好转,未按时服药。嘱其坚持服药,巩固疗效。又服8个月后停药。

按语:本案诊断为骨痹(强直性脊柱炎);证属湿热痹阻,为邪实候。从虚邪瘀辨证:邪以湿热为主,虚居其次。因此,治疗以川牛膝、木瓜、薏苡仁、菝葜、白术、半夏、青风藤清利湿热消肿,祛邪为主;桑寄生、老鹳草、黄芪、白芍、白术配合中成药滋补肝肾、益气养血以扶正固本;赤芍、王不留行、陈皮理气活血以通络。全方祛邪为主,兼扶正、祛瘀,疗效明显。本病为顽疾,故稳定后服中成药巩固疗效。

二、正虚候

(一)寒证

医案 111 耿某,男,36岁,农民。

初诊:2003年8月13日。

腰骶疼痛12年。1991年夏天,因受潮湿,腰骶部酸困疼痛,时轻时重,经多方治疗罔效。近 2 年渐出现腰部强直变形。现在症:腰骶及双髋部疼痛,僵硬不适,疼痛呈持续性,夜间尤甚。每遇寒冷、潮湿、劳累加重。伴乏力,自汗,懒言。

体检:胸腰段脊柱强直,无活动度。驼背,鸭步。双髋关节功能基本正常。腰及骶部压痛、叩击痛。

X 线片:胸椎及腰椎骨质疏松,胸腰段后突,腰 1 ~ 4 椎体前缘轻度增生。椎间小关节融合。两侧骶髂关节破坏,已趋融合。双髋关节间隙变窄。

舌质淡红,苔薄白,脉弦细。

家族中,母亲及外祖母有类似病史,现已形成弓腰驼背畸形。

诊断:肾痹(强直性脊柱炎)。

证属督虚邪侵,督脉失荣。治以益气壮督,蠲邪通络。

处方:黄芪 60g,白芍 30g,桑寄生 30g,狗脊 30g,炒山甲 9g,首乌 30g,生地黄 30g,川牛膝 30g,丹参 30g,木瓜 30g,香附 30g,甘草 9g。20 剂,水煎服。

医嘱:适当进行功能锻炼。

二诊(9 月 5 日):上方服 20 剂。身感有力,腰骶疼痛稍减。嘱上方黄芪减至 30g,生地黄改为熟地黄,加巴戟天、威灵仙各 30g,香橼 9g。水煎服。

三诊(10 月 13 日):上方 30 剂,腰骶及髋部疼痛僵硬消失,体质较前增强。腰背稍直,行姿如常。8 月 13 日方共为细末,每服 5g,每日 3 次,连服 6 个月。

2004 年 10 月 20 日来述,停药半年余,病未作,已从事日常生产劳动。

按语:根据其家族史及腰骶酸痛、夜间重、遇寒湿加重及乏力,诊为肾督亏虚,邪气闭阻。

初诊时气虚证突出,重用黄芪益气,辅以狗脊、首乌、地黄、桑寄生、川牛膝等补肾壮督;白芍、甘草柔筋止痛;木瓜、炒山甲、丹参、香附蠲痹通络。配合功能锻炼,气血畅顺、正气恢复,而收佳效。

治疗强直性脊柱炎要选用入督脉药物,引诸药达病所。气虚者用黄芪,阳虚者用附子,精血虚者用熟地黄、首乌、枸杞子,寒凝者用细辛、藁本,湿热者用败酱草、泽泻。

医案 112 赵某,男,35 岁,农民。

初诊:1992 年 4 月 21 日。

腰背及项僵痛 9 年,加重 3 年。1983 年 4 月无明显原因渐见项晨僵不适,1年后腰痛,辗转不利。1986年髋、膝亦痛,背驼,某省级医院予非甾体抗炎药治疗1年欠效。现在症:腰背及项、髋、膝部僵硬凉痛,痛处固定,久坐久卧后及夜间痛僵加重。伴下肢麻木、全身畏寒、倦乏、情绪悲观,噩梦,阳痿。

体检:平腰,背驼,下肢肌肉萎缩,形瘦。腰脊双髋活动受限。舌质淡黯,苔薄,脉弦滑。

实验室检查:WBC 7.7×10^9/L,N 0.65,L 0.35,Hb 100g/L,ESR 36mm/h。

X线片:腰椎间小关节模糊,1～2腰椎间搭桥,骨质疏松。双髋、双骶髂关节模糊,间隙变窄。

诊断:肾痹(强直性脊柱炎)。

证属督虚邪闭。治以壮督蠲痹。

处方:桑寄生60g,狗脊30g,首乌30g,怀牛膝20g,千年健30g,萆薢30g,木瓜20g,香附20g,甘草6g。10剂,水煎服。

医嘱:避寒湿劳累,适当进行功能锻炼。

二诊(4月29日):服7剂,项腰痛僵若失。昨日因感冒,病有反复。守方继服10剂。

三诊(5月20日):服3剂感冒除,10剂后项腰髋痛僵消失。目前左髋关节功能受限,下蹲不便,行走呈鸭步,舌脉如常。4月21日方加炒山甲9g,9剂共为细面。每服9g,日服3次,巩固疗效。

1993年6月13日追访:体质大好,背尚驼,可从事正常劳动。

按语:该案为久年陈疾,数剂汤药症状得以缓解,近期效果不亚于化学药物。但大多数病例显效较慢,多在3～5周以后。迅速获效的原因,需进一步探讨。

医案113 徐某,男,19岁,农民。

初诊:2009年4月20日。

双髋交替性疼痛5年,伴腰酸困不适3月余。2004年春季无明显诱因出现右髋疼痛,渐及左髋疼痛,呈交替性,时轻时重。间断服用美洛昔康片、正清风痛宁片可减轻症状,未系统治疗。2008年5月无诱因病情加重,双髋疼痛,行走困难,双膝肿胀伴发热,在新乡某医院住院治疗,查HLA-B27(-),诊断为强直性脊柱炎,予以甲氨蝶呤、柳氮磺吡啶、羟氯喹,间断服用至今,并行右髋减压术,效尚可。2009年春节以来渐出现久坐后腰酸困不适,活动后减轻。2009年4月11日来诊,口服中成药舒督丸9天。今请娄老会诊。现在症:双髋关节交替性疼痛,久坐后腰背僵痛,活动后减轻,腰膝酸软,怕冷,天气变化病情加重,纳眠可,二便调。

既往史:有流行性红眼病病史,其祖父、父亲均有类似病史。

体检:指地距 0cm,臀地距 20cm;双侧"4"字试验阳性,双髋伸屈 0～100°,内外旋均约 30°。脉弦细,舌质红,苔薄白。

实验室检查:ESR 18mm/h,RF 24.49IU/ml,ASO 314.63IU/ml,CRP 5.84mg/L。

X 线片:双侧骶髂关节面侵蚀破坏伴硬化,关节间隙狭窄模糊,部分趋于消失,双髋关节间隙狭窄,腰椎生理曲度变直。双骶髂关节炎Ⅲ～Ⅳ级,双髋Ⅱ级。

诊断:骨痹(强直性脊柱炎)。

证属肝肾亏虚,瘀血阻络。治以滋补肝肾、活血通络。

处方:桑寄生 30g,丹参 30g,白术 30g,杜仲 20g,川牛膝 15g,木瓜 20g,鹿衔草 20g,狗脊 20g,生地黄 30g,地龙 15g,延胡索 15g,甘草 9g。15 剂,水煎服,每日 1 剂。中成药舒督丸继服。

二诊(5 月 20 日):病情基本稳定,纳眠正常,二便调,脉弦细,舌尖红,苔薄黄。中药守上方 15 剂,水煎服,每日 1 剂;中成药继服。

三诊(9 月 16 日):服上方 60 剂和中成药,其间疼痛减轻。但近 10 天因行走过多,右膝关节疼痛,右髋关节疼痛明显,继服中成药和中药不缓解,舌淡红,苔薄黄。复查:ESR 20mm/h,RF 6.32IU/ml,ASO 94.86IU/ml。中药守 4 月 20 日方加透骨草 30g,伸筋草 30g,骨碎补 30g,地枫皮 30g,炒白芍 60g。7 剂,水煎服,每日 1 剂。中成药继服。

1 个月后症状消失后停药。

按语:本案诊断为骨痹(强直性脊柱炎);证属肝肾亏虚,瘀血阻络,为本虚标实之证。从虚邪瘀辨证:虚、瘀突出,邪居其次;虚以肝肾亏虚为主,邪以湿为主。因此,治疗以桑寄生、杜仲、鹿衔草、狗脊、生地黄等滋补肝肾、强筋壮骨;丹参、川牛膝、木瓜、地龙、延胡索等活血化瘀通络,以祛瘀为主;桑寄生、白术、木瓜又可祛风湿,通经络以祛邪。全方扶正祛瘀兼顾,疗效明显。其间因劳累过度病情反复,加透骨草、伸筋草、地枫皮祛风通络,骨碎补、炒白芍补肝肾、舒筋骨,疗效复现。

(二)热证

医案 114 陈某,男,39 岁,工人。

初诊:2007 年 5 月 11 日。

腰骶、右髋疼痛 6 年,加重 1 个月。2001 年患者无诱因自觉右臀区不适,后渐及右髋关节疼痛,自服头孢类消炎药及止痛药(具体不详),症状缓解。之后症状时轻时重,未予正规治疗。2007 年 4 月 6 日无诱因右髋疼痛加重,行走不利。至哈尔滨市某医院查 HLA-B27(+),CT 片示右骶髂关节炎,以强直性脊柱炎为诊断,服用甲氨蝶呤、雷公藤多苷片、白芍总苷胶囊等药及强的松片(10mg,每日 3 次),口服。后强的松片减至每日 10mg,服用至今,效不甚佳。后又出现双膝关节酸困疼痛,右肘疼痛,不能伸展。经介绍来我院诊治。现在症:腰骶部、右髋、右臀区疼痛,双膝关节酸困疼痛不适,右肘不能伸展,时有疼痛,弯腰下蹲困难,跛行,夜间关节痛甚,白天活动后减轻;伴低热,T 37.8℃,口腔溃疡,咽干痛,口干,纳食可,眠差,二便调。

体检:跛行步入病房。舌质淡红,体胖大,苔薄白,脉弦数。改良 Schöber 试验:前屈 10 ~ 14.5cm,左右侧弯均为 20 ~ 26cm;双侧"4"字试验(++),指地距 30cm,臀地距 40cm,枕墙距 3cm,胸扩距 4cm,腰骶部压痛(++);右髋关节屈曲 100°,后伸 0°,内收、内旋约 5°,外展、外旋约 20°;左髋关节屈曲 120°,后伸 0°,内收、内旋约 10°,外展、外旋约 30°。

实验室检查:WBC $3.9×10^9$/L,RBC $4.39×10^{12}$/L,Hb 147g/L,PLT $99×10^9$/L,ESR 46mm/h,RF、ASO 均正常;肝功能:ALT(谷丙转氨酶)105.34U/L,γ-GT(γ- 谷氨酰转移酶)67.14U/L。

X 线片:右侧骶髂关节面侵蚀破坏、硬化,关节间隙模糊;左侧关节间隙尚可,关节面毛糙致密。腰椎生理曲度稍直,骨突关节模糊,椎体侧缘唇样变。右肘关节间隙尚可,关节面规整。

诊断:骨痹(强直性脊柱炎)。

证属肝肾亏虚夹热。治以滋补肝肾,强筋壮骨。

处方:制首乌 30g,桑寄生 30g,川牛膝 30g,当归 20g,丹参 30g,鸡血藤 30g,白芍 30g,独活 30g,木瓜 20g,威灵仙 20g,淫羊藿 30g,甘草 10g,黑豆 60g,黄酒 100ml。每日 1 剂,水煎服。中成药院内制剂舒督丸 7.5g、骨痹舒片 3 ~ 6 片,每日 3 次,口服;西药继服强的松片、肌苷片 0.6g。液体给予生脉针 20ml、复方丹参针 30ml 静脉滴注。理疗予针灸、超短波等。

2007 年 5 月 17 日查房:患者口腔溃疡、咽干痛等症状缓解,仍伴低热,T 37.3℃左右,双膝关节略有肿胀、疼痛,舌质稍黯,苔薄黄,脉弦细数。

方案调整,处方:柴胡 15g,黄芩 12g,清半夏 9g,透骨草 30g,栀子 9g,生地黄 30g,玉竹 15g,川续断 20g,独活 15g,桑寄生 30g,木瓜 30g,甘草 3g。每日 1 剂。骨痹舒停服,舒督丸加量,并加服瘀痹平片 6 片,每日 3 次,口服。双膝予以中药外敷。液体将复方丹参针调整为清开针 20ml;强的松片减至每日 5mg,加服双氯芬酸钠缓释胶囊,每日 50mg。

2007 年 5 月 18 日查房:腰骶部僵硬疼痛、颈肩疼痛不适,右髋、右臀区仍疼痛不适,给予药浴治疗。

2007年5月28日娄老会诊:腰部疼痛不适,右髋、右臀区疼痛,活动不利,双膝时觉酸困疼痛,右肩疼痛减轻,近1周体温正常,纳食可,眠可,二便调。舌质淡红,苔薄黄,脉弦细。

处方调整:云苓30g,白术30g,薏苡仁60g,桑寄生30g,川续断15g,巴戟天15g,川牛膝15g,杜仲15g,丹参30g,焦三仙各20g,制首乌15g,熟地黄30g,甘草9g。中成药将舒督丸减至5g,每日4次,口服。加服骨痹舒3～8片,每日4次,口服。停服瘀痹平片、强的松片、双氯芬酸钠缓释胶囊,理疗给予磁振热治疗。

2007年5月29日,复查肝功能恢复正常。

2007年6月15日查房:腰僵痛较前缓解,双膝关节酸困、疼痛、肿胀均减轻;右肘关节经治疗后可伸直,弯腰下蹲自如;指地距5cm,臀地距20cm,双侧"4"字试验阳性,右髋屈曲120°,后伸0°,内收、内旋约20°,外展、外旋约30°。复查血常规正常;ESR 16mm/h,RF、ASO均正常。患者带药出院。半年后随访,患者病情稳定未复发,药物已停服。

按语:本案以腰骶、右髋疼痛为主症,属中医学"骨痹"范畴。患者先天禀赋不足,肾气未充,肾主水,"水不涵木",肝肾俱虚,肝藏血主筋,肾藏精主骨生髓,筋骨失养,不荣则痛,故见腰骶、右髋、双膝等关节疼痛。正虚则卫气不固,外邪乘虚而入,邪入体内,痹阻经络,气血不通,"不通则痛",亦致腰髋等关节疼痛。虚以肝肾阴虚为主,阴虚不能制阳,加之邪斥体内,瘀久化热,故见低热、口腔溃疡、咽干痛、口干、脉弦数等热象。综观舌脉诸症,本病属骨痹之肝肾亏虚夹热型。虚邪瘀三者,虚为主,邪为次,瘀为末。正虚以肝肾亏虚为主,故中成药给予院内制剂舒督丸、骨痹舒,共奏滋补肝肾、强筋壮骨之功;邪以热为主,液体给予清开灵针清热解毒;并给予针刺、理疗等活血化瘀,舒筋活络,中药外敷治疗双膝消肿止痛,药浴活血通络。总之,在治疗过程中,随病情变化及时调整治疗方案及药物,做到症变方亦变,使守方和变方有机结合。同时,治本和治标有机结合,标本兼治,虚邪瘀三者根据程度不同,分别辨证用药,综合治疗,取得很好的疗效。

医案115 郭某,男,25岁,无业。

初诊:2009年2月16日。

腰背僵痛2年余。2006年底无明显原因出现背部僵痛,未予重视。2007年10月腰部也出现僵痛,至上海市某医院诊治,未明确诊断。后于2008年6月至某市人民医院查HLA-B27(+),ESR 40mm/h;拍骨盆X片示双侧骶髂关节间隙不对称,左侧关节间隙狭窄,以强直性脊柱炎为诊断。又到北京某医院求治,予以脊痛宁胶囊、沙利度胺、双氯芬酸钠缓释胶囊等药口服治疗至今,疼痛减轻,但自觉精神恍惚。现在症:腰背僵痛,活动后减轻,休息后加重,时有腰酸,纳眠可,二便调。

体检:指地距约10cm,臀地距约10cm,枕墙距0cm,双侧"4"字试验阳性,双侧骨盆挤压、分离试验阳性。脉弦,舌质淡红,苔中心黄腻。

X线片:双侧骶髂关节面侵蚀破坏伴硬化,关节间隙狭窄模糊。

诊断:脊痹(强直性脊柱炎)。

证属肝肾亏虚。治以滋补肝肾,除湿清热,通络止痛。

处方:桑寄生30g,白芍30g,葛根20g,狗脊30g,鹿衔草30g,菝葜30g,生地黄20g,杜仲20g,川牛膝30g,香附15g,甘草9g,虎杖20g。30剂,水煎服,每日1剂。中成药:舒督丸5g,每日3次。

二诊(3月23日):服上药后症状减轻,纳眠可,二便调。继服上药。

三诊(6月11日):5月份后,病情反复,又出现腰背僵痛不适感,活动后改善,舌质淡红,苔薄黄,脉细。中成药舒督丸继服,加痛痹宁片2片,每日3次。

四诊(8月10日):近期症状改善仍不明显,腰背僵硬疼痛,活动不利。脉弦数,舌质红,苔黄。中药守上方,葛根加至30g,生地黄加至30g,加丹参30g,络石藤30g。30剂,水煎服,每日1剂。中成药继服。

五诊(9月14日):腰背僵痛症状明显减轻,时有大便稀,中药守上方,生地黄减量至20g,60剂,水煎服。中成药继服。

六诊(2010年1月8日):唯夜间腰困僵痛,白天症减,余症状消失,中成药只服用舒督丸以巩固疗效。

七诊(2011年4月12日):病情稳定,关节疼痛已不明显。嘱其中成药继服2个月巩固后停药。

1年后回访症状无复发。

按语:强直性脊柱炎多以腰背僵痛为主症,腰为肾之府,肝主筋,肾主骨。本案证属肝肾亏虚,为正虚之证。从虚邪瘀辨证:虚以肝肾亏虚为主,邪、瘀居其次。因此,治疗以桑寄生、狗脊、鹿衔草、杜仲、生地黄、白芍配合中成药滋补肝肾,强筋壮骨,扶正为主;川牛膝、葛根、虎杖、菝葜清利湿热,祛邪为主;香附理气活血通络以祛瘀,甘草调和诸药。全方扶正为主兼祛邪。二至四诊关节疼痛明显减轻,但期间病情反复,《中藏经》曰:"痹者,闭也。"不通是痹病的病机关键。因此处方予以调整,在原方基础上加丹参、络石藤等活血通络之品,疗效复现。本病为疑难风湿病,症状控制后须长期服药巩固,以免反复。

医案 116 杨某,男,23 岁,无业。

初诊:2009 年 2 月 9 日。

腰僵痛不适 2 年余。2006 年 10 月因久居潮湿之地出现晨起腰僵,到某大学附属医院求治,以未分化脊柱关节病为诊断,予以柳氮磺吡啶等药口服治疗,效不明显,渐出现右髋疼痛,右膝、双足跟肿痛。2008 年 10 月因劳累症状加重,又至该院拍骶髂关节 CT 片,确诊为强直性脊柱炎,予以扶他林、沙利度胺、柳氮磺吡啶等药口服治疗至今。现在症:晨起腰僵,活动后减轻,休息不减轻,双膝疼痛,右膝为甚,双足跟肿痛,劳累、阴雨天加重,右食指掌指关节肿痛,微热,时盗汗,口干,纳眠可,二便调,脉弦,舌质淡红,苔中心黄腻。其舅父为强直性脊柱炎患者。

实验室检查:ESR 17mm/h,HLA-B27(+),ASO 95.67IU/ml,CRP10.30mg/L。

X 线片:双侧骶髂关节炎Ⅰ~Ⅱ级。

诊断:骨痹(未分化脊柱关节病)。

证属肝肾不足,湿热痹阻。治以滋补肝肾,利湿清热。

处方:当归 20g,黄芪 30g,桑寄生 30g,川牛膝 20g,木瓜 30g,独活 20g,薏苡仁 30g,菝葜 60g,熟地黄 30g,白芍 30g,香附 15g,甘草 6g。5 剂,水煎服,每日 1 剂。

中成药:骨痹舒片 3~8 片,每日 3 次;舒督丸 5g,每日 3 次,服用 2 个月。现服用的西药继服,并逐步减量。

二诊(4 月 8 日):服上药后,腰、膝、足跟疼痛已减轻,右食指掌指关节肿痛明显减轻,已可握拳,扶他林已减量过半。但久坐 1~2 小时后会有不适感,胸椎及左侧坐骨结节疼痛持续不解,自汗,舌质淡黯,苔腻稍黄,脉弦。并诉服上方中药后恶心呕吐,方药予以调整。处方:桑寄生 30g,独活 15g,青风藤 30g,菝葜 30g,王不留行 30g,黄芪 30g,白术 10g,防风 10g,白芍 30g,桂枝 10g,柴胡 10g,枳壳 6g,当归 6g,石菖蒲 6g,甘草 12g,生姜 3 片,大枣 3 枚。30 剂,水煎服,每日 1 剂。中成药按原量继服。

三诊(7 月 1 日):关节疼痛已消失,病情稳定,只有足跟仍轻微肿胀,余无不适。自行将药减量。中药守上方加川牛膝 30g。15 剂,水煎服,每日 1 剂。中成药按原量继服。

四诊(9 月 26 日):来人代诉左足踝微肿,晨起时足部不适,活动后即减轻,余无不适。继服中成药以巩固疗效。

五诊(2010 年 2 月 26 日):自觉病情明显减轻,现足跟痛消失,劳累时腰痛,休息后缓解,轻微腰酸困僵硬不适感,纳眠可,二便调,舌淡红,苔薄黄,脉弦滑。继服中成药 9 个月,症状消失。

　　按语:本案以腰僵痛为主症,伴下肢关节肿痛,证属肝肾不足,湿热痹阻,为虚实夹杂之证。从虚邪瘀辨证:虚以肝肾亏虚为主,邪以湿热为主,虚邪相当,瘀居其次。因此,治疗以桑寄生、当归、熟地黄、白芍、黄芪滋补肝肾,益精填髓,补气养血,扶正为主;川牛膝、木瓜、薏苡仁、萆薢清利湿热,祛邪为主,香附配合当归、白芍、熟地黄活血养血通络以祛瘀。全方共奏扶正祛邪兼祛瘀之效。二诊时关节疼痛明显减轻,但局部压痛明显,舌质淡黯,说明瘀的程度有所加重,且中药服后不适,处方予以调整,治以扶正为主兼祛邪,同时增大理气活血之品。桑寄生、黄芪、白术、当归、白芍补肝肾、养气血,扶正为主;独活、防风、桂枝、青风藤、萆薢、石菖蒲祛风除湿,祛邪为主;柴胡、枳壳理气通络,配合当归、白芍以活血。虚邪瘀兼顾,故疗效明显。但本病为顽痹,须长期服药巩固,以避免复发,故中成药长期服用,以巩固疗效。

　　医案 117　牛某,男,34 岁,农民。

　　初诊:2007 年 5 月 7 日。

　　腰部僵痛 17 年。17 年前出现腰部僵痛,活动不利,到当地县医院诊为腰肌劳损,给予外擦药,效差,后渐自行缓解,近期干活时引起胸骨柄疼痛,尾骨疼痛,到焦作市某医院查 HLA-B27(+),诊为强直性脊柱炎。2005 年 5 月 12 日来我院就诊,时症见:腰、背、颈僵硬疼痛,活动受限,胸骨柄处疼痛,尾骨疼痛。门诊以强直性脊柱炎为诊断,予以口服舒督丸 10g,每日 3 次,口服 1 年,症状明显改善。2006 年 7 月又出现右腰部疼痛,活动受限,又服用舒督丸 3 个月。2006 年 12 月出现夜间后背疼痛不适,翻身困难。再服用舒督丸 4 个月,疼痛较前稳定。近 1 个月因患肠梗阻而停药。2007 年 5 月 7 日病情反复,来娄老门诊就诊。现在症:腰部时有疼痛,腰部僵硬,活动不利,眠差。既往史:肝炎病史。

　　体检:双侧"4"字试验(+);脉弦细,舌质淡红,舌苔白腻。

　　实验室检查:ESR 10mm/h,RF 14.38IU/ml,ASO 109.9IU/ml,HLA-B27(+)。

　　诊断:骨痹(强直性脊柱炎)。

　　证属肝肾不足。治以滋补肝肾,舒筋壮骨。

　　处方:云苓 20g,白术 15g,寄生 30g,川朴 6g,枳壳 9g,丹参 20g,陈皮 6g,甘草 6g,生姜 3 片,大枣 3 枚为引。10 剂,水煎服,每日 1 剂。舒督丸 5g,每日 3 次,口服。

　　二诊(7 月 31 日):腰部疼痛消失,全身关节无不适,纳眠可,二便调,舌质红,苔黄,脉细弱。中药停服;舒督丸继服 4 个月,以巩固疗效。嘱其平时多进行"燕子飞"等功能康复锻炼。

按语:本案诊断为骨痹(强直性脊柱炎)。证属正虚候肝肾不足,治以滋补肝肾,舒筋壮骨。予以中成药舒督丸长期口服。舒督丸是治疗强直性脊柱炎有效的医院制剂。药中骨碎补、桑寄生、狗脊、怀牛膝滋补肝肾,络石藤祛风除湿;三七、乳香等活血化瘀。同时配合中药方中云苓、白术、川朴、甘草健脾利湿,益气和胃;陈皮、枳壳、生姜、大枣理气消食,顾护中焦;丹参活血化瘀通络;寄生配合舒督丸滋补肝肾,强筋壮骨。整个方案可达到滋补肝肾、舒筋壮骨、祛风除湿、活血化瘀等作用。症状消失后,单服舒督丸巩固疗效。

医案 118 王某,女,52 岁,无业。

初诊:2009 年 3 月 2 日。

腰僵髋痛反复发作 10 年,加重 2 年。10 年前无明显原因双髋出现疼痛,渐及腰僵痛,在当地静脉滴注青霉素等抗炎药物间断治疗,症状时有时无。2007 年因劳累双肩胛部出现疼痛,呼吸、活动时加重,渐感颈腰背僵痛,活动不利,左踝肿痛,在当地治疗,效不明显。后口服关通舒配合莫比克治疗半年后,肿胀消失。后服上药至今,余症改善不明显。现在症:颈腰背僵痛,双髋及双臀区疼痛,夜间加重,翻身困难,活动后减轻,久坐久休息加重,劳累后亦加重,时有胸前部憋胀不适,纳差,眠一般。

既往史:有虹膜炎病史,平素胃部不适。其弟为强直性脊柱炎患者。

体检:指地距 0cm,臀地距 15cm,枕墙距 0cm;双侧"4"字试验阳性,双侧骨盆挤压、分离试验阳性;腰骶部压痛。舌尖红,苔黄,脉弦细稍数。

实验室检查:ESR 40mm/h,RF 23.75IU/ml,ASO 76.39IU/ml,CRP 5.51mg/L,HLA-B27(+)。

X 线片:双侧骶髂关节间隙毛糙不整,关节间隙狭窄、模糊;腰 3、4 椎体前缘及侧缘可见唇样增生。

诊断:骨痹(骨关节炎,强直性脊柱炎)。

证属肝肾亏虚。治以滋补肝肾,通络止痛。

处方:丹参 30g,白芍 30g,桑寄生 30g,川牛膝 20g,木瓜 20g,杜仲 15g,生地黄 30g,白术 30g,川续断 15g,黄芪 15g,焦三仙各 15g,甘草 9g。30 剂,水煎服,每日 1 剂。中成药:舒督丸 5g,每日 3 次;骨痹舒片 3~5 片,每日 3 次。

6 月 14 日来人代取中成药继服。

二诊(8 月 28 日):服上药后症状明显改善,病情稳定,无特殊不适。

现只服中成药以巩固疗效。

按语:骨关节炎和强直性脊柱炎均属中医学"骨痹"范畴。而肝主筋,肾主骨,痹病日久,肝肾亏虚,筋骨失养。因此本案为正虚之骨痹。正虚以肝肾亏虚为主,邪、瘀次之。故治以桑寄生、川续断、黄芪、白术、生地黄、白芍配合中成药舒督丸、骨痹舒滋补肝肾,益气养血,强筋壮骨,扶正为主;川牛膝、木瓜、白术清利湿热,祛邪为主,丹参活血通络以祛瘀。全方扶正为主兼祛邪化瘀,疗效显著。

三、瘀血候

医案 119 刘某,男,23 岁,农民。

初诊:1999 年 7 月 20 日。

全身关节肿痛,腰髋膝尤甚 4 年。4 年前因劳累受凉引起腰、右髋、双膝部游走性疼痛,在一次劳动后着凉水病情加重,在当地医院按骨质增生、类风湿治疗,无效。近 1 年加重,不能行走。现在症:颈、腰、双髋、双踝及手足关节疼痛,呈固定性刺痛,终日呻吟,难眠。伴乏力,纳差。

体检:神清。强迫平卧位,检查不能合作。腰椎各方向活动受限。双侧骶髂关节叩击痛。双髋关节屈曲 50°畸形,伸屈受限,"4"字试验阳性。双坐骨结节压痛。病变局部皮肤色稍黯。

化验:ESR 64mm/h,ASO(+)。X 线示双侧骶髂关节破坏,边缘不整齐。腰椎间小关节模糊。双髋关节间隙变窄,股骨头有小囊性骨质吸收。

舌质黯红,苔厚微黄,脉弦细涩。

诊断:肾痹(强直性脊柱炎)。

证属血瘀寒凝,闭阻督脉。治以活血养血,壮督蠲痹。

处方:当归 20g,丹参 30g,鸡血藤 30g,制乳香、制没药各 9g,桑寄生 30g,独活 30g,狗脊 20g,白芍 45g,炒山甲 12g,陈皮 9g,甘草 9g。10 剂,水煎服。

二诊(8 月 27 日):服上方 30 剂,疼痛大减,能下床行走数步。上方共为细面,每服 5 ~ 6g,每日 3 次,连服 6 个月以上。

三诊(2000 年 10 月 2 日):腰、双髋等关节无明显疼痛,生活能自理,能室外散步。化验:ESR 20mm/h,ASO(-)。X 线片示病变无明显发展,股骨头密度均匀。舌质淡红,苔薄白。脉弦。守上方继服 6 个月以上,巩固疗效。

按语:该案症见刺痛,皮色黯,疼痛较剧,属瘀血候。治以大队活血止痛药,如当归、丹参、鸡血藤、制乳香、制没药、山甲,活血止痛治标,辅以滋补肝肾,养血柔筋药物。攻中寓补,祛邪不伤正,扶正不碍祛邪。邪去正复,取得疗效。

医案 120　包某,男,40 岁,驾驶员。

初诊:2008 年 4 月 4 日。

胸背腰髋僵痛 4 年。患者于 2004 年无明显诱因出现双髋关节疼痛,病情呈进行性加重,渐及腰骶、胸背部僵痛,晨起明显,曾在北京某医院求治,查 HLA-B27(+),结合 X 线片诊为强直性脊柱炎。服用柳氮磺吡啶片(6 片,每日 3 次,口服)、塞来昔布胶囊(1 ~ 3 个,每日 1 次,口服)等药,服药时症状减轻,停药则加重。之后在郑州市某医院查 RF(-)、ASO(-)、ESR 40mm/h。X 线片:双侧骶髂关节炎Ⅱ级。于 2007 年 9 月 12 日来我院求治,门诊予以骨痹舒片 3 ~ 8 片,每日 4 次,口服;舒督丸 5g,每日 3 次,口服。服药半年,效不明显,今来娄老门诊。现在症:颈腰胸背僵痛,晨起明显,活动后减轻,双髋关节、双肩关节疼痛,活动不利,怕风怕冷,阴雨天加重,自汗、盗汗明显。纳眠可,二便调。

体检:指地距 15cm,臂地距 30cm,腰骶、双侧腹股沟、背部压痛约Ⅱ级,双侧“4”字试验(±)。舌淡红,苔薄黄,脉细。

实验室检查:ESR 40mm/h,RF(-),ASO(-)。

X 线片:双侧骶髂关节面毛糙不整伴硬化,关节间隙狭窄,关节面模糊,腰椎呈竹节样变。

诊断:脊痹(强直性脊柱炎)。

证属瘀血痹阻。治以活血化瘀,滋补肝肾。

处方:丹参 30g,生地黄 60g,石斛 30g,白芍 30g,川牛膝 20g,杜仲 20g,木瓜 20g,薏苡仁 60g,菝葜 30g,葛根 30g,桔梗 9g,甘草 9g。10 剂,水煎服,每日 1 剂。中成药舒督丸 5g,每日 4 次,口服;瘀痹平片 3 ~ 6 片,每日 4 次,口服。

二诊(2009 年 8 月 19 日):服药后腰背疼痛减轻,中成药服用 3 个月,但因工作原因而未坚持服药,停药至今。近期病情反复,出现腰背疼痛,颈椎时有疼痛不适,劳累后症状加重。予以舒督丸、瘀痹平片继服,痹证膏外敷患处。

3 个月后病情稳定,药物停服。

按语:本案诊断为脊痹(强直性脊柱炎)。患者为驾驶员,长期久坐,局部血行不畅,筋肉劳伤,瘀血壅滞。故证属瘀血痹阻。治以活血化瘀,滋补肝肾,祛邪通络。方中丹参、川牛膝活血化瘀;杜仲、生地黄、白芍、石斛补肾养阴,壮骨舒筋;木瓜、薏苡仁、菝葜祛湿通络;葛根、桔梗、甘草清热生津,舒筋通络,引药通督。中成药瘀痹平片活血化瘀,通络止痛;舒督丸滋补肝肾,强筋壮骨。外敷痹证膏,活血祛风,舒筋定痛。整体方案以扶正、化瘀、祛邪兼顾,内外结合,故得疗效。

腰痹

腰痹,俗称"腰痛",以腰部疼痛、重着、麻木,甚则俯仰不便为主要症状。这里仅限于风湿病,主要包括西医学的急慢性腰肌劳损、腰椎间盘突出症、强直性脊柱炎、腰椎退行性病变、骨质疏松症。

腰支持人体上半部,在身体各部运动中起枢纽作用。腰为肾之外候;督脉及足太阳脉夹脊、贯脊。腰痹的病因主要为肾气不足,外邪侵袭(重点为寒邪、湿邪),或扭、闪、劳损。病理为经脉气血闭阻,筋骨失荣。

临床应首先辨明虚实。一般来说,新病多实,久病多虚。感受风寒湿邪或因扭伤所致的腰脊痛,经久不愈多肾虚;肾气不足也易感受风寒湿邪,或易受闪扭损伤。肾虚腰痹的主要表现为"悠悠戚戚,屡发不已"。腰痹阳虚者多,温阳补肾、行气活血为治疗腰痹的常用大法。注意选用舒督补肾、强筋壮骨药,如独活、桑寄生、黄芪、杜仲、牛膝等。业师自拟腰痹汤,临床加减应用,效果良好。

一、邪实候

(一)寒证

医案 121 魏某,男,18 岁,农民。

初诊:1981 年 6 月 9 日。

腰椎左侧肌痛 3 年许。现在症:腰困痛,遇阴雨潮湿、气候变化、劳累或蹲位时加重,休息痛减。舌淡红,苔薄白,脉弦。

体检:左侧腰肌上下约 15cm 长、4cm 宽处有压痛。

实验室检查:WBC 11.0×10^9/L,N 0.76,L 0.24,ESR 20mm/h。

诊断:腰痹。

证属风湿侵袭,痹着外肾。治以祛风除湿,活血通络。

处方:羌活、独活各 15g,防风 12g,透骨草 30g,香附 18g,白术 30g,当归 18g,丹参 30g,赤芍 18g,木瓜 18g,狗脊 20g。12 剂,水煎服。

二诊(6 月 24 日):上方共服 12 剂,症状基本消失。复查:血常规、

ESR 正常。继服 3 剂,巩固疗效。

按语:本案未显寒象,从风论治,以透骨草、羌活、独活、防风为主,以白术、木瓜健脾除湿为辅,取效迅速。可见腰痹从寒湿、肾虚论治,属于常法。

医案 122　刘某,男,35 岁,炊事员。

初诊:1981 年 12 月 8 日。

腰部持续酸胀冷痛 1 年。长期弯腰作业,1 年来腰部持续酸沉冷胀痛,遇劳累和寒冷加重,不能转侧。早晨腰部强硬,稍活动痛减,午后疼痛较轻。现在症:腰部酸困冷痛,如坐水中,弯腰转身不便。

舌质淡,苔白滑,脉弦滑。

X 线片:未见明显异常。

诊断:肾着(腰肌劳损)。

证属寒湿侵袭,痹着外肾。治以温脾燥湿,强腰壮肾。

处方:白术 60g,茯苓 30g,干姜 18g,桑寄生 30g,独活 21g,老鹳草 30g,透骨草 30g,丹参 30g,川牛膝 18g,萆薢 30g,香附 18g,甘草 6g。3 剂,水煎服。

二诊(12 月 12 日):服药后腰酸痛减轻。再服 3 剂。

三诊(12 月 16 日):症状基本消失,劳累稍感腰酸。改服痹症丸巩固。

按语:此为典型的《金匮要略》中的"肾着"病,乃寒湿痹着外肾(腰部),经脉闭阻,阳气不能宣达。治以温脾除湿活络为主。张仲景用"甘草干姜茯苓白术汤"主之。循之,以白术、茯苓健脾除湿,干姜温运脾阳,宣达阳气。更以桑寄生、川牛膝强腰壮肾;丹参、香附理气活血;透骨草、独活、老鹳草祛风湿,通经络。全方共奏温脾燥湿,强腰壮肾之效。临床发现白术甘温无毒,对寒湿者重用无妨。

(二)热证

医案 123　毛某,男,30 岁,木工。

初诊:2000 年 12 月 6 日。

腰痛反复发作 6 年余。长期弯腰劳动,6 年前始腰痛,每遇劳累或阴雨潮湿疼痛加重,发作时腰部胀闷热痛,扪之局部皮肤稍凉,腰以下皮肤 6 年无汗。现在症:腰部持续酸痛,难以直立,睡卧疼痛不减,屈伸肢体时痛甚。

舌质黯,稍红,脉弦。

诊断:腰痹(腰肌劳损)。

证属正虚邪侵,经络闭阻。治以清热祛风,除湿通络,佐益气养血。

处方:忍冬藤 60g,千年健 18g,钻地风 30g,牛膝 15g,木瓜 21g,独活 30g,老鹳草 30g,黄芪 30g,当归 30g,丹参 30g,鸡血藤 30g,香附 30g。12 剂,水煎服。

二诊(12 月 21 日):服上方 12 剂,症状有所减轻。在气候寒冷或做轻微劳动时,疼痛未增。舌质红,脉数。上方加生地黄 30g,忍冬藤加至 90g,继服 15 剂。

三诊(2001 年 2 月 8 日):症状基本消失,仍腰酸不适,左小腿后侧肌肉稍胀。上方略作加减继进 5 剂。

3 个月后来述,症状消失。经常参加劳动。

按语:此证较复杂,既有局部闷热,舌红、脉数;又有遇寒而痛增,抚之肌肤凉,局部不出汗。初诊者往往无所适从。究其病机,乃为寒热错杂。治以寒热并用,祛风除湿,清热达邪,益气养血扶正,脉络畅利,气血调和而病愈。

二、正虚候

(一)寒证

医案 124　吴某,女,30 岁,服装厂工人。

初诊:2001 年 2 月 16 日。

腰痛 1 年余。1999 年 10 月正常分娩后,腰部两侧酸麻沉痛,劳累、久坐或受寒加重。多方求治,效果欠佳。现在症:腰酸麻沉痛,隐隐不休,伴头晕,目眩,心悸气短,夜卧不安,面色不华。

体检:叩击患部自觉舒适。舌质稍黯,脉沉细。

诊断:腰痹。

证属血虚受邪。治以益气养血,强筋壮骨。

处方:熟地黄 30g,白芍 18g,丹参 30g,当归 18g,川芎 12g,川续断 18g,香附 18g,黄芪 30g,桑寄生 30g,独活 18g,萆薢 30g,甘草 9g。6 剂,水煎服。

二诊(3 月 23 日):上方略有加减共服 30 剂,腰酸痛、沉困逐渐消失,身有力,久坐腰不痛,但有麻感,舌正常,脉缓。肾得固,气血不足。

另拟:黄芪 30g,当归 30g,川芎 12g,生地黄 18g,白芍 18g,丹参 30g,鸡血藤 30g,香附 18g,白术 30g,老鹳草 30g。水煎服。

三诊(5 月 18 日):服 27 剂,腰部麻木感消失,病痊愈。

按语:产后气血亏虚,复受风湿而致痹。虽经过治疗,但正虚邪恋,劳累耗伤气血,气血不荣,邪滞经络,腰酸麻沉痛,隐隐不休。以黄芪、四物汤气血双补,扶助正气;桑寄生、川续断补肝肾、强筋骨、除风湿、通经络,治腰酸痛;丹参、香附活血理气祛瘀;独活、草薢祛风利湿;甘草调和诸药。诸药配合,扶正为主,兼祛风除湿。服药 30 剂后,腰酸痛、沉困逐渐消失。麻木乃气血未复,另拟方补气血,气血充则麻木消失。

医案 125 王某,女,36 岁,制药厂工人。

初诊:1981 年 4 月 9 日。

腰痛 20 年余,加重半年。现在症:腰痛持续不止,坐时间稍长,酸痛难忍,已丧失劳动能力。月经后期,行经时腰部酸沉感尤甚。

体检:第 3 ~ 5 腰椎压痛,疼痛固定不移。舌正常,尺脉弱。

诊断:腰痹。

证属肾虚邪恋。治以补肾祛邪,活血通络。

处方:熟地黄 30g,小茴香 9g,桑寄生 30g,川续断 18g,巴戟天 18g,杜仲 12g,白术 30g,当归 30g,丹参 30g,透骨草 30g,独活 30g,黄芪 30g,陈皮 9g。15 剂,水煎服。

二诊(4 月 29 日):服上方 15 剂始有效果。服至 20 剂,病痛大减,坐1 小时亦不觉腰痛,能参加一般体力劳动,舌、脉正常。嘱上方继服 10 剂,巩固疗效。

按语:久坐痛增,劳则痛甚,尺脉尤弱,属肾虚。方中杜仲、桑寄生、熟地黄、小茴香、巴戟天、川续断补肾,治腰痛;久痛必瘀,当归、丹参、独活、透骨草活血养血,祛风除湿,通络止痛;黄芪、白术、陈皮益气健脾,资助后天之本。本案患者连服 15 剂始得效,不难看出,久病难愈,守法守方是取效的关键。

医案 126 张某,女,57 岁,干部。

初诊:1992 年 6 月 26 日。

腰痛 3 年,加重 2 个月。1989 年秋,不明原因出现腰冷痛酸困,得热舒。2 个月前在锻炼身体时,突然腰部响声,随后腰酸困痛如折。双股肌肉困痛(下肢不麻木),经治月余无效。现在症:腰痛连及双胯,局部酸困凉痛,如折如挫,卧则舒,行立痛甚。

体检:直腿抬高试验弱阳性。舌质黯淡,苔心稍黄燥,脉弦。

X 线片:腰椎骨质增生。

诊断:腰痹(腰椎骨关节病)。

证属肾虚气滞。治以补肾强腰,理气止痛。

处方:熟地黄 30g,桑寄生 30g,独活 30g,木瓜 15g,香附 30g,小茴香3g,甘草 6g。3 剂,水煎服。

二诊(6月29日):首剂腰痛减,3剂痛若失。上方加千年健20g。6剂,继服。

三诊(7月7日):药完病除。

按语:该案因锻炼身体,突然腰痛如折,属于腰部闪扭所伤,当以理气活血。但患者年近60岁,素有腰痛"悠悠戚戚,屡发不已",肾虚必然。肾虚更易闪扭。治以补肾强腰,理气止痛。方中熟地黄、桑寄生补肾;独活、木瓜柔筋和络;香附、小茴香调气理血止痛。方药对证,数剂而愈。

(二)热证

医案 127　蔺某,女,30岁,农民。

初诊:1982年4月25日。

持续性腰痛1年余。1年前因产后久坐引起腰痛,逐日加重。现在症:弯腰或久坐、久站、劳累痛甚,晨起强硬不适,活动后稍缓解。遇寒冷、潮湿痛增。

舌质稍红,脉弦细数。

X线片:第5腰椎前缘唇样增生。

诊断:腰痹(腰椎骨关节病)。

证属气阴耗伤,邪恋经脉。治以益气养阴,清热通络。

处方:生地黄90g,黄芪30g,白术30g,薏苡仁30g,忍冬藤90g,威灵仙15g,桑寄生30g,透骨草24g,老鹳草30g,白芍30g,香附24g,丹参30g。5剂,水煎服。

二诊(5月2日):疼痛减轻,晨起腰部强硬较前好转。上方继服5剂。

三诊(5月7日):症状基本消失,久坐骶髂关节酸痛。改服痹证丸巩固。

半年后随访,病基本痊愈。

按语:产后正气虚,伤及肝肾。肾虚精亏,髓不养骨,风寒湿邪侵袭,经络痹阻。久卧血行不畅,经脉阻滞,故久坐、久站、劳累及晨起时,腰强硬疼痛加重。治以滋阴清热,益气通络。方中重用生地黄、忍冬藤,是因舌质红,有阴虚内热。生地黄滋阴养血,填骨髓,除痹;忍冬藤清热通络,治筋骨疼痛,二药配合润而不腻,治热痹大剂量运用,多获良效。

三、瘀血候

医案 128　李某,女,35岁,电机厂工人。

初诊:1981年5月21日。

腰痛半年余。长期弯腰工作,半年前腰酸微痛,后渐加重。现在症:腰痛如针刺,持续不减,功能受限。

体检:第 3 腰椎棘突右侧压痛。舌质紫,苔白,边有瘀血点,脉迟涩。

诊断:腰痹。

证属风湿痹着,气血瘀滞。治以活血化瘀,祛风除湿。

处方:当归 30g,丹参 30g,制乳香、制没药各 9g,延胡索 12g,川续断 30g,杜仲 15g,独活 18g,秦艽 18g,透骨草 30g,青风藤 18g,豨莶草 18g,香附 18g。5 剂,水煎服。

二诊(5 月 26 日):3 剂症减,5 剂后腰向前弯曲时微痛,余无不适。继服痹证丸,巩固疗效。

按语:腰痛如针刺,舌质紫有瘀血点,为瘀血之征。方以当归、丹参、制乳香、制没药、香附、延胡索活血理气止痛;秦艽、透骨草、独活、青风藤、豨莶草祛风胜湿,舒筋活络;川续断、杜仲补肾壮腰。诸药配合,攻中寓补,效如桴鼓。

医案 129 蔺某,男,40 岁,工人。

初诊:1982 年 1 月 7 日。

腰骶关节部疼痛 3 年余。3 年前因摔跤引起腰骶部疼痛,逐渐加重,遇劳累诱发。发病时除沉痛外,尚活动受限,一般持续 30 分钟左右自行缓解,缓解后如常人。现在症:弯腰时间过久,局部刺痛。舌脉象均正常。

X 线片:第 1 腰椎压缩性骨折,第 3 腰椎骨质增生。

诊断:腰痹(腰椎骨关节病)。

证属肾虚招邪,血瘀脉络。治以强肾祛邪,活血通络。

处方:当归 30g,丹参 30g,鸡血藤 30g,姜黄 15g,骨碎补 30g,熟地黄 30g,小茴香 9g,川续断 24g,狗脊 30g,独活 30g,桑寄生 30g,杜仲 15g,制乳香、制没药各 9g,川牛膝 18g。5 剂,水煎服。

二诊(1 月 15 日):上方服 5 剂,疼痛缓解,余症消失,弯腰时腰骶部有轻微不适。上方改制成蜜丸,每服 6g,每日 3 次,连服 1 个月,巩固疗效。

半年后随访,病愈。

按语:"腰者,肾之府",每遇劳累诱发,多为肾虚腰痛。因有外伤史,X 线片示压缩性骨折及腰椎骨质增生,且疼痛固定不移,故治疗以补肾、化瘀为主。

尾骶痹

尾骶痛,俗称"下腰痛""臀部痛",古书称"腰尻痛",是指骶尾椎及骶髂关节部反复持续性疼痛的一种慢性病证。本病好发于 20～50 岁,女性发病率是男性的 5 倍。西医的致密性髂骨炎、骶髂关节松动症、骶髂关节劳损等可按此辨证论治。病因病机等可参见"腰痹"。清代张璐《张氏医通·诸痛门》:"尻乃足少阴与督脉所过之处,兼属厥阴,若肾虚者,六味丸加肉桂;不愈,加鹿茸。肥人属湿痰,二陈合二妙。有因死血作痛者,用当归、赤芍、牡丹皮、桃仁、延胡索、生牛膝、穿山甲、肉桂之类清理之,不应加地龙、生附子。"先贤之谈甚为精要,为诊治该病提出大法。具体临证,尚需辨证而治。

一、邪实候

医案 130　时某,女,48 岁,工人。

初诊:1981 年 6 月 13 日。

腰骶酸痛 1 年余。1 年来劳累即出现骶痛,股四头肌酸痛不适,近 1 个月加重。现在症:腰骶酸痛持续不止,静坐超过半小时,疼痛难忍,活动受限,不能转侧。叩击患部反觉舒适。舌正常,脉沉紧。

诊断:骶痹。

证属寒凝血瘀,经脉阻闭。治以温经散寒,活血活络。

处方:透骨草 30g,独活 18g,千年健 18g,地枫皮 12g,制川乌、制草乌各 9g,制乳香、制没药各 9g,木瓜 18g,川牛膝 9g,川续断 30g,当归 30g,丹参 30g,香附 21g,桑寄生 21g。10 剂,水煎服。

二诊(6 月 23 日):上方 10 剂,骶酸痛大减,已能久坐,睡觉翻身自如。近两日咽喉痛,舌痛,小便黄赤,舌质稍红,苔薄白,脉数。复查:WBC 14.0×10⁹/L,N 0.71,L 0.29。邪已化热,治以清热解毒,祛风胜湿。

另拟:败酱草 30g,金银花 30g,连翘 18g,白花蛇舌草 30g,青风藤 30g,透骨草 30g,独活 18g,当归 18g,白术 18g,川厚朴 9g。6 剂,水煎服。

三诊(7 月 1 日):上方 6 剂,骶痛酸楚消失,无热象。服 3 剂,巩固疗效。

按语:本案初为寒凝肾虚,其后过服温热,寒邪化热,阴证转阳。随证候变化,选用清热解毒之剂。

二、正虚候

医案 131　刘某,女,23 岁,售货员。

初诊:1991 年 5 月 18 日。

骶髂部痛 1 年余。怀孕 5 个月后感右骶髂部疼痛,病情渐重,波及左侧骶髂及腰部。产后 1 个月,腰骶痛加剧,沿坐骨神经分布区痛麻至右足,伴双肩、手、膝多关节疼痛不适,起卧困难,汗多,乏力。当地乡卫生院诊断为腰痛,服中成药、西药(不详)3 个月,效不明显。现在症:骶髂部疼痛、晨僵,双肩及肘、膝游走性疼痛,局部怕风畏冷,腰膝酸软,自汗,乏力,体胖面浮。舌淡红,苔薄白,脉沉濡。

X 线片:双侧骶髂关节髂骨面密度高。

实验室检查:ASO 250IU/ml,RF(−)。

诊断:骶痹(致密性髂骨炎)。

证属肝肾亏虚,邪滞经脉。治以温补肝肾,蠲痹通络。

处方:桑寄生 60g,川续断 20g,制首乌 30g,熟地黄 30g,狗脊 15g,木瓜 30g,透骨草 30g,炒山甲 12g,丹参 30g,香附 12g,川牛膝 30g,甘草 9g。20 剂,水煎服。

二诊(7 月 28 日):服上方 20 剂,骶痛僵消失,诸节痛麻大减,身感有力,舌脉如常。另拟益气养血、祛风通络之剂:黄芪 30g,何首乌 20g,当归 20g,丹参 30g,鸡血藤 30g,海风藤 30g,透骨草 30g,青风藤 30g,木瓜 20g,香附 15g,陈皮 9g,甘草 9g。10 剂,水煎服。

1992 年 4 月 20 日来述:停药 8 个月余,病未复发。

按语:致密性髂骨炎是一种病因不明,发生于髂骨耳状面的骨质硬化性疾病。局部病理改变只是骨的密度增高,并无质的改变。病因可能与妊娠、感染、机械性劳损有关。

本病易发于 20 ~ 25 岁的妇女,以妊娠后期或产后多见。患者有腰骶部疼痛,多呈隐痛或酸痛。疼痛可涉及骶尾和耻骨联合处,不向坐骨神经方向放射,劳累后加重。骨盆分离和挤压试验阳性。X 线检查可在骶髂关节髂骨面中下部见骨硬化区。本病不侵犯关节面和骶骨,应和强直性脊柱炎早期相鉴别。

本病病因病机在于肝肾亏虚,筋骨失养,瘀血留滞,邪闭络脉。治疗要注意邪实者祛湿活瘀,佐以强壮筋骨;正虚者滋补肝肾,佐蠲邪活瘀。

该案致密性髂骨炎,为肝肾亏虚,风寒湿邪痹着筋骨。因其正虚为本,筋骨症状突出,故以桑寄生、川续断、狗脊、熟地黄、首乌益肾强筋壮骨;使以透骨草、木瓜通络蠲邪。肾亏缓解,再益气固表。

三、瘀血候

医案 132　毛某,男,44 岁,干部。

初诊:1981 年 1 月 22 日。

1 个月前始感右骶髂关节处刺痛,经理疗及服强的松等药物无效。

体检:右骶髂关节部有压痛。舌质黯稍红、有瘀斑,苔薄黄,脉弦微数。

实验室检查:WBC 18.0×10^9/L,N 0.46,L 0.54。

诊断:骶痹。

证属毒热合瘀,壅滞脉络。治以清热解毒,活血通络。

处方:金银花 60g,牡丹皮 15g,当归 24g,川芎 9g,赤芍 30g,制乳香、制没药各 9g,川厚朴 12g,香附 30g,甘草 6g,黄酒 90ml。3 剂,水煎服。

二诊(1 月 28 日):药后痛稍减。复查:WBC 20.0×10^9/L,N 0.64,L 0.36。上方加忍冬藤 90g,继服 6 剂。

三诊(2 月 11 日):症状减轻。复查:WBC 8×10^9/L,N 0.70,L 0.30。再服 3 剂。

四诊(2 月 17 日):症状基本消失。上药为蜜丸,每丸 3g,每服 2 丸,每日 3 次,巩固疗效。

按语:疼痛固定,压痛,脉弦微数,舌质黯稍红、有瘀斑,苔薄黄,乃属瘀血兼有毒热内郁之象。故予清热解毒、活血散瘀、调气止痛之法,收到一定效果。在此方基础上加大量清热解毒、通络治筋骨痛的忍冬藤,效果更佳。

腰腿痹

腰腿痹,主要指由于腰或臀部痹痛而引起的腰及下肢肌肉筋脉疼痛、胀困、麻木者。中医多称之为“筋痹”,临床以坐骨神经痛为典型。

一、邪实候

(一)寒证

医案 133　闫某,女,40 岁,农民。

初诊:1981 年 12 月 25 日。

左腿后侧从髋部至足跟部肌肉痛 1 年。1 年来左腿后侧从髋部至足跟部肌肉痛,久站、负重或少量运动,沉胀疼痛加重,且有麻木感。舌苔白滑。脉沉细无力。

诊断：筋痹、湿痹。

证属风寒湿痹。治以祛风除湿,活血通络。

处方:萆薢30g,木瓜30g,薏苡仁30g,当归30g,丹参30g,鸡血藤30g,老鹳草30g,独活30g,透骨草30g,地枫皮30g,川牛膝12g,香附24g。水煎服。

二诊(1982年1月3日):5剂后,症状减轻。久站或活动时沉、胀、痛时间缩短,但麻感不减。按上方继服5剂。

三诊(1月8日):左腿胀、沉、痛基本消失,左足跟久站后稍有麻感。脉沉无力。上方加黄芪30g,继服5剂,以助正气,巩固疗效。

按语:根据湿性趋下的病理,足部沉胀不适,无论兼证如何,均当祛湿为主。本案治疗中偏重祛湿而收效满意。

医案134　赵某,男,40岁,工人。

初诊:1973年8月15日。

腰及左下肢持续疼痛,日渐加重半年余。病情与气候变化无关,经治罔效。现在症:腰及左下肢持续疼痛,不能转侧,左下肢痛剧,每日必多次服止痛片,终日卧床难起。

体检:侧卧下肢屈曲。左侧肾俞穴处有触痛,按压痛点时,沿坐骨神经分布方向有放射性剧痛并兼麻木。勉强仰卧,左下肢伸直痛剧,直腿抬高试验阳性。舌质淡,苔薄白,脉弦紧。

诊断:筋痹(坐骨神经痛)。

证属寒闭筋脉。治以温经散寒,活血止痛。

处方:当归30g,丹参30g,白芍60g,川牛膝12g,炒山甲9g,制川乌、制草乌各9g,独活15g,香附12g,甘草6g,白酒250ml。3剂,用白酒250ml浸泡诸药8小时后加水适量煎服。

二诊(8月20日):服上方3剂,效果明显,自述痛除大半。继服3剂。

三诊(8月25日):疼痛大减,已能步行上楼,但下肢仍酸困无力。上方加白术30g,黄芪60g,继服。

四诊(9月7日):又服6剂,症状基本消失。此方配成蜜丸,每服6g,每日3次,连服1个月。

3年后随访,未复发。

按语:此证痛剧,乃寒邪外侵;肢体不能伸直,属病在筋,筋脉遇寒收引,气血凝滞而成。故选制川乌、制草乌、独活、白酒,大辛大温,温经散寒;香附、炒山甲、当归、丹参活血通经止痛;白芍、甘草缓急止痛;川牛膝引药下行直达病所。此方温经散寒,活血止痛力专,故收效甚捷。

用白酒浸渍诸药 8 小时后加水煎,对寒痹者临床效果可靠,值得探讨。中医理论认为,白酒甘辛大热,可活血行气,壮神御寒。西医也肯定其有扩张血管、促进血液循环的作用。同时酒内所含的乙醇是一种良好的有机溶剂,一般生物碱、苷类、挥发油等成分大多能溶解于乙醇。所以前人多用酒炮制他药,其功效归纳有三:一使药物有效成分易于溶出,提高药物疗效;二降低药物的不良反应,增强补益之性;三借酒之辛热升腾行窜之性,增强药物效果。

(二)热证

医案 135 李某,男,47 岁,农民。

初诊:1979 年 5 月 17 日。

持续腰痛 10 个月余。10 个月前劳累复受雨淋,引起腰部疼痛。1 个月后波及右下肢,多方治疗无效。现在症:腰沉困痛,呈走窜性痛,右下肢活动受限,不能从事体力劳动,伴乏力,溲赤,便干。舌质红,苔黄腻,脉弦滑数。ESR 60mm/h。

X 线片:第 5 腰椎前缘见唇样骨质增生。

诊断:筋痹,腰腿痹。

证属风湿热痹。治以清热除湿,祛风通络。

处方:忍冬藤 120g,萆薢 30g,防己 30g,独活 30g,秦艽 24g,千年健 18g,地枫皮 18g,黄芪 30g,丹参 30g,香附 30g,川牛膝 30g,木瓜 30g。3 剂,水煎服。

二诊(5 月 21 日):服上方 3 剂,腰及右下肢疼痛大减,效不更方。

三诊(6 月 5 日):又服 12 剂,右下肢疼痛消失,腰部有轻微疼痛。ESR 10mm/h,略加减继服 3 剂,隔日 1 剂,巩固疗效。

半年后随访,病痊愈。

按语:本案溲赤,便干,脉弦滑数,为热象,故用大量忍冬藤清热通络;辅以香附、川牛膝、木瓜行气解郁,治风湿、腰膝疼痛;萆薢、防己、独活、千年健、地枫皮祛风湿、通经络。久治不愈,必然正气虚弱,故予黄芪、丹参益气补血,效果满意。

医案 136 蔺某,女,47 岁,农民。

初诊:1982 年 4 月 9 日。

3 天前因劳累,腰部及左下肢疼痛,逐日加重,由腰臀部沿坐骨神经分布区至足趾,酸重疼痛拘急,不能站立。屈下肢稍舒,腰骶椎左侧压痛,咳嗽、弯腰痛增。脊柱前俯疼痛难忍,拒绝检查。舌质淡,苔薄黄,脉弦数。

诊断:筋痹(坐骨神经痛)。

证属湿热痹阻,气滞血瘀。治以清热祛湿,活血通络。

处方:当归30g,丹参30g,鸡血藤30g,白芍30g,忍冬藤60g,白花蛇舌草30g,秦艽12g,木瓜21g,威灵仙18g,延胡索12g,川牛膝18g,甘草9g。3剂,水煎服。

二诊(4月13日):1剂痛减,3剂服完疼痛若失。已能站、坐、行走,咳嗽、弯腰时腰及左下肢仍隐痛,舌脉如常。改服化瘀通痹丸,巩固疗效。

按语:坐骨神经痛是一个临床症状,通常是指沿坐骨神经通路及其分布区(臀部、大腿后面、小腿后外侧和足部外侧)的疼痛,属中医学"筋痹"范畴。引起坐骨神经痛的原因很多。

本病的临床表现为疼痛晚上多甚,常呈阵发性或持续性发作;疼痛沿坐骨神经分布区放射,遇站立、咳嗽疼痛加剧;屈膝、屈髋或向健侧侧卧休息时,疼痛减轻;直腿抬高试验阳性。

坐骨神经痛有原发性和继发性两种。原发性为坐骨神经的炎症引起;继发性为坐骨神经通路的邻近组织病变,产生机械性压迫或粘连引起。根据坐骨神经受累部位不同,又可分为干性坐骨神经痛及根性坐骨神经痛。

本病的病因病机在于肝肾亏虚,或瘀血留滞、外邪侵及,筋脉痹阻,筋膜失养。一般分为寒湿痹阻、湿热留滞、气血亏虚、肝肾亏虚、瘀血闭塞等。所以要辨证治疗,不可一味蠲邪止痛。

本案弯腰屈膝过久,局部脉络受损,气血循行不畅,风寒湿邪乘虚侵入,与体内积热搏结,郁阻脉络。治以清热通络、调理气血。病程短,数剂症除。

二、正虚候

(一)寒证

医案137 祝某,男,48岁,农民。

初诊:1990年2月16日。

腰痛7年,加重4个月。7年前无明显诱因出现腰部疼痛,时轻时重。劳累及遇凉痛增。曾用磁疗腰带治疗并卧床休息后好转。4个月前因劳累后受凉腰痛加重,左下肢麻痛,呈放射性。某医院诊断为腰椎管狭窄,多方治疗不效,今日来诊。现在症:腰痛隐隐,酸困乏力,左下肢麻痛,呈放射性,行走困难,走800~1000m即疼痛难忍。舌质淡,苔薄白,脉弦。

体检:跛行。双下肢各关节活动正常。左下肢直腿抬高试验阳性。

X 线片:腰 4 ~ 5 椎体增生。

诊断:筋痹、腰腿痹(腰椎管狭窄症)。

证属肝肾亏虚,筋骨失养。治以补益肝肾,强筋壮骨。

处方:熟地黄 30g,山萸肉 20g,首乌 30g,川牛膝 30g,木瓜 30g,独活 30g,桑寄生 30g,炒山甲 12g,薏苡仁 30g,淫羊藿 30g,狗脊 30g,香附 30g,甘草 9g。60 剂,水煎服。

医嘱:避风寒湿,避免劳累;上方间断性服用 3 个月;中成药痹苦乃停片,每服 6 ~ 8 片,每日 4 次,连服 12 个月。

二诊(1991 年 5 月 14 日):遵上述医嘱,治疗 1 年余,腰及左下肢症状全消。现步行 5 公里及日常体力劳动均无不适感。原易患感冒,服此药后未再发生。现已停药 3 个月,一切正常。

按语:腰椎管狭窄症是导致慢性腰腿痛的病症之一。发病年龄往往在 30 ~ 40 岁以后。该案病程长久,腰痛缠绵难愈,劳则加重,诊为肝肾亏虚,筋骨失荣。治以大补肝肾,柔筋养骨。方中熟地黄、山萸肉、首乌集填补精血之大成;淫羊藿、狗脊、桑寄生、川牛膝补肾壮阳,强筋骨,祛风湿,大剂量运用,补益肝肾精血。辅以木瓜、薏苡仁、炒山甲、香附、独活祛风除湿,通络止痛。长期服用,收效故佳。

医案 138 王某,男,45 岁,农民。

初诊:1988 年 4 月 10 日。

腰痛及右下肢麻木疼痛 5 年余。5 年前因搬重物,突然感到腰及右侧臀部热痛,顷时即解,未介意,后又搬物,遂觉右臀部向下至膝部、小腿外侧及足背疼痛,沉困麻木,长期不解。现在症:腰部酸痛,沿右臀部向下抵足背持续疼痛,沉困麻木。每行走 300 ~ 500m 必须休息,否则痛楚难忍。局部畏寒。

体检:沿右侧坐骨神经走向有明显压痛点。直腿抬高试验阳性。舌淡,苔薄白,脉沉弱。

诊断:筋痹(坐骨神经痛)。

证属肾虚邪滞,经脉失和。治以固肾养筋,祛邪通络。

处方:熟地黄 30g,狗脊 20g,川牛膝 20g,木瓜 18g,当归 30g,白芍 30g,醋延胡索 15g,薏苡仁 30g,制川乌、制草乌各 9g,制马钱子 1 ~ 3g(从 1g 渐加至 3g),甘草 6g。10 剂,水煎服。

二诊(4 月 25 日):上方服 10 剂,仅有小腿麻沉。上方加淫羊藿 30g,继服 10 剂。

三诊(5 月 12 日):症状及体征消失,病愈。嘱服金匮肾气丸 20 天,巩固疗效。

2年后随访，可正常从事体力劳动。

按语：坐骨神经痛属中医学"腰腿痛""腰腿痹""筋痹"范畴，往往病程久长，反复发作，遇劳累、寒冷诱发或加重。中医责之肾阳虚无以温养，精血亏无以濡润，复感风寒湿邪，或劳伤、痰瘀留滞而成。腰腿痛的病变实质在腰。腰者肾之府，肾亏邪滞，经络不畅而成斯证。本方为固肾健步汤（经验方）。方中熟地黄、狗脊益肾精，补肾阳，固肾而养筋壮骨为主；当归、白芍养血而行血通络为辅；川牛膝、木瓜祛邪通络，兼养血柔筋，为治下肢痹痛之要药；制马钱子、延胡索止痛治标为佐；甘草调和解毒。诸药相伍，益肾养骨，祛邪通络止痛，对肾虚者效佳。由于本方益肾扶正为主，祛邪治标为兼。所以遇急性外伤、新病实证者，不可套用。

（二）热证

医案 139　黄某，女，52岁，农民。

初诊：1979年12月12日。

腰及右下肢持续疼痛1年，加重1个月。去年冬天挖河劳累，汗出受风，腰及右下肢疼痛，逐日加重。最近1个月来步履困难，生活不能自理，多方治疗效果欠佳。现在症：腰及右下肢疼痛，步履艰难，疼痛沿大腿后部向下放射至小腿外侧及外踝部，足面有麻感。伴口干苦，心烦，溲黄，便秘。

体检：形体消瘦，表情痛苦。直腿抬高试验阳性。舌质偏红，苔薄黄，脉弦细数。

实验室检查：WBC 15.0×10^9/L，N 0.80，L 0.20，Hb 105g/L，ESR 52mm/h。

诊断：筋痹。

证属正虚邪侵，寒湿入里化热，热毒痹阻。治以清热解毒，益气养阴。

处方：忍冬藤60g，败酱草30g，生地黄30g，黄芪30g，当归18g，白芍18g，秦艽18g，独活12g，川牛膝15g，香附21g，甘草9g。3剂，水煎服。

二诊（12月18日）：腰腿疼痛大减，继服3剂。

三诊（12月21日）：腰腿疼痛基本消失，生活自理，并能从事部分家务。腰及右膝以下酸沉。上方略作加减继服。

2个月后告知，共服上药12剂，症状完全消失。

按语：腰腿痛虚证多责之于肾，本案虽局部寒热不明显，但血常规显示为急性炎症。口干苦，心烦，溲黄，便秘，形瘦，舌红，苔薄黄，脉弦细数，提示热毒内蕴，气阴双虚。治以清热解毒，益气养阴，效果尤佳。

三、瘀血候

医案 140 赵某,男,30 岁,现役军人。

初诊:1982 年 5 月 6 日。

腰及右下肢酸痛麻木 1 月余。1 个月前因打篮球闪腰,腰痛难忍,行走困难。后症状逐渐加重,遇凉痛增,经治无效。现在症:腰痛连及右下肢,沿坐骨神经分布区向下放射至足有酸麻感。

体检:腰不能挺直,活动受限。直腿抬高试验阳性。第 4、5 腰椎右侧压痛。舌质淡,苔薄白,脉沉弦。

诊断:筋痹。

证属瘀血留滞,寒凝血脉。治以活血化瘀,温经散寒。

处方:当归 30g,丹参 30g,鸡血藤 30g,延胡索 12g,白芍 45g,香附 18g,制川乌、制草乌各 9g,秦艽 12g,威灵仙 30g,青风藤 30g,川牛膝 9g,木瓜 18g,甘草 9g。3 剂,水煎服。

二诊(5 月 9 日):上药服 3 剂,右下肢疼痛消失,酸沉减,仍觉腰部酸困疼痛。邪祛大半。治以补肾为主,化瘀祛邪为辅。

另拟:桑寄生 30g,熟地黄 30g,杜仲 18g,川续断 30g,巴戟天 30g,毛姜 30g,白术 60g,川牛膝 9g,独活 30g,香附 30g,制附片 6g。3 剂,水煎服。

三诊(5 月 13 日):服第 1 剂 5 分钟后觉口周麻木,半小时许消失。服第 2 剂腰痛大减。3 剂后,疼痛消失。现腰仅有酸沉感。肾气复,余邪尚存,再以祛湿为主。

拟方:萆薢 30g,薏苡仁 30g,白术 60g,木瓜 30g,独活 30g,地枫皮 30g,透骨草 30g,青风藤 30g,川牛膝 9g,香附 30g。3 剂,水煎服。

四诊(5 月 17 日):诸症消失,为巩固疗效,健脾益气为主。

拟方:黄芪 30g,当归 18g,茯苓 12g,白术 18g,薏苡仁 30g,木瓜 18g,老鹳草 21g,香附 18g。3 剂,水煎服。

1 个月后来述,病痊愈。

按语:闪挫损腰,气血凝滞,经络闭阻,"不通则痛"。此症本应 3 ～ 5 天内愈,而长至月余,则知并非单纯损伤,遇凉痛增,提示合有外邪。先化瘀祛邪,继而补肾强筋。酸困重着为湿邪未去,再拟祛湿。最后益气养血,巩固疗效。此符合一般腰痛的治疗规律。

腿痹

腿痹俗称"腿痛""腿困""下肢肿痛",指下肢关节肌肉多个部位出现疼痛、肿胀、重着、麻木、屈伸不利为主要症状的病证。坐骨神经痛、类风湿关节炎、强直性脊柱炎等均可引起腿痛,但多以相应部位筋骨病变为主。此重点选择下肢肌肉、经脉、软组织疼痛为主的病案。

一、邪实候

(一)寒证

医案 141　李某,男,18 岁,学生。

初诊:1982 年 2 月 22 日。

右下肢酸困疼痛 2 个月。2 个月前因长途拉架子车劳累,导致右下肢酸困疼痛,至今未愈。现在症:右下肢酸困走窜性疼痛,以大腿前内侧为甚,局部怕凉,活动受限。舌、脉无明显异常。

诊断:腿痹、行痹。

证属劳伤筋骨,风湿留滞,血行不畅。治以祛风除湿,活血通络。

处方:海风藤 18g,老鹳草 20g,透骨草 20g,独活 18g,川牛膝 9g,木瓜 20g,当归 18g,鸡血藤 20g,香附 18g,黄芪 18g,甘草 9g。5 剂,水煎服。

二诊(3 月 1 日):服上方 5 剂后疼痛大减,能步行 2 ~ 3km。守方继服 6 剂。

三诊(3 月 9 日):药后症失,仅在激烈活动时略感右下肢酸痛。改服痹证丸,连服 10 日,巩固疗效。

按语:长途跋涉,下肢酸沉疼痛,乃气血过耗,筋脉失濡,气机紊乱,壅滞不通。待休息后,气血恢复,症状可除。而久不愈者,必因正虚受邪,循治痹常法,疗效亦佳。

医案 142　郭某,女,46 岁,农民。

初诊:1981 年 2 月 18 日。

双下肢憋胀酸困疼痛,小腿肚为甚,逐渐加重 2 月余。现在症:两腿憋胀酸困疼痛,入暮尤甚,劳累痛剧。

体检:局部不肿不热,肤色正常,伸屈不利。舌质淡,苔薄白,脉缓。

诊断:腿痹、湿痹。

证属湿邪阻滞,气机不畅。治以健脾除湿,理气活血。

处方:白术 9g,茯苓 12g,薏苡仁 30g,当归 12g,白芍 24g,丹参 24g,威灵仙 12g,秦艽 12g,木瓜 18g,青皮 9g,香附 12g,甘草 9g。2 剂,水煎服。

二诊(2 月 22 日):服上方 2 剂,诸症减轻。依上方加薏苡仁 24g、萆薢 24g,继服 2 剂。

三诊(3 月 4 日):服上方后,除小腿稍胀外,余无不适。再进 2 剂,巩固疗效。

按语:肌肉胀痛、劳累加重,多责之于脾。脾主四肢肌肉,主运化水湿。脾虚湿胜,湿邪下趋,阻滞气机,故肌肉胀痛酸困。方中茯苓、白术、薏苡仁健脾;萆薢、木瓜祛湿舒筋;当归、白芍、丹参活血养血,通痹止痛;秦艽、威灵仙祛风除湿;青皮、香附理气解郁。诸药配合而收效。肌肉胀痛加理气之青皮、香附不可忽视。前人认为,青皮、香附理肝气,善治胁肋疼痛。临床证明,二药用于气阻痹痛效果亦佳。

医案 143　郝某,女,47 岁,农民。

初诊:1981 年 4 月 14 日。

左小腿后侧肌肉拘急,抽掣疼痛,时发时止 1 个月余。遇劳累或受凉诱发。现在症:左小腿腓肠肌疼痛拘急抽掣,局部喜暖怕凉,余症不明显。舌正常,脉紧。

诊断:腿痹、寒痹。

证属寒湿侵袭,经络凝滞。治以祛邪活络,舒筋养血。

处方:制川乌、制草乌各 9g,当归 20g,丹参 20g,鸡血藤 20g,独活 20g,地枫皮 20g,木瓜 18g,川牛膝 9g,薏苡仁 20g,白芍 18g,香附 15g,甘草 9g。6 剂,水煎服。

二诊(4 月 21 日):服上方 6 剂,症状消失,劳累或受凉后仍稍沉困。改服痹证丸,连服 10 天,巩固疗效。

按语:本证属寒痹。风寒湿邪侵袭,凝滞下肢经脉,气血不行,经脉挛急,而局部疼痛恶寒喜暖,痉挛抽筋。方中制川乌、制草乌温经散寒止痛;当归、丹参、鸡血藤养血活血,舒筋活络;木瓜、薏苡仁、白芍缓急柔筋止痛;独活、地枫皮祛风湿止痛;香附理气;川牛膝引药下行。诸药配合,柔筋开痹止痛。由于病程较短,药证相符,量大力专,故 6 剂症状全消。

(二)热证

医案 144　吕某,女,50 岁,农民。

初诊:1988 年 11 月 2 日。

右小腿外侧疼痛沉困,渐及右臀 1 年。现在症:右臀及右小腿外侧沉困疼痛,并向同侧下肢放射。劳动痛增。

体检:右下肢活动受限、肌肉萎缩。舌质红,苔腻黄,脉濡数。

诊断:腿痹、筋痹、痿痹。

证属湿热留滞,经脉闭阻,筋肉失濡。治以清热除湿,活血通络。

处方:忍冬藤90g,薏苡仁30g,防己18g,独活30g,当归30g,丹参30g,鸡血藤30g,香附30g,川牛膝12g,甘草9g。9剂,水煎服。

二诊(11月25日):服上方1剂即效,9剂后疼痛消失,肌肉萎缩亦有恢复,脉沉细。上方继服5剂,巩固疗效。

按语:患病年余,疗效甚捷。本案患者下肢肌肉萎缩,属于痹痿,乃湿瘀阻滞,气血不荣,未选常规治痿剂,而痿得恢复,是因娄老辨证准确。方以清热除湿,活血通络。邪祛络通,气血流畅,局部肌肉得养,则肌萎自复。

二、正虚候

(一)寒证

医案145 和某,男,52岁,农民。

初诊:1981年5月2日。

左大腿内侧肌肉持续胀痛、酸沉、麻木2周。半个月前因久蹲劳累致左大腿内侧肌肉胀痛酸沉,麻木不适,休息5天症状不减。现在症:左大腿内侧肌肉胀痛酸沉、麻木,睡卧、行走、转侧均感困难,下肢肌肉时有抽动,伴面色萎黄,头晕唇淡。

体检:局部皮色不变,左股内收肌压痛。舌淡,脉细涩。

诊断:腿痹。

证属血虚失荣,邪瘀闭经。治以养血活血,祛邪通络。

处方:白芍20g,生地黄18g,当归20g,丹参20g,木瓜18g,透骨草20g,千年健12g,秦艽12g,制乳香、制没药各9g,香附18g,甘草9g。2剂,水煎服。

二诊(5月6日):1剂痛胀酸麻等症减轻;第2剂,诸症均消失。

按语:本证为劳损,筋脉失养成疾。青年患者,经休息气血得充,即时可愈。老年体弱者,气血亏虚,往往数日方能恢复。本证以大剂量四物汤养血柔筋;佐以制乳香、制没药、香附调气活血定痛;芍药、甘草缓急止痛。用之效若桴鼓。

医案146 吕某,男,22岁,学生。

初诊:1985年5月8日。

右小腿疼痛、肌萎无力逐渐加重5年。5年前夏天,劳动后汗出当风,右小腿疼痛,长期不愈,曾按脉管炎、肌萎缩治疗,罔效。现在症:右小腿疼痛,软弱无力,间歇性跛行,伴体倦乏力,纳差。

体检:右小腿变细,腓肠肌软、肌力差,局部有轻压痛,患肢肤温低于健侧,肤色无明显变化。舌正常,脉沉细。

诊断:痿痹。

证属正虚邪恋。治以健脾益肾,祛邪通络。

处方:黄芪30g,淫羊藿12g,熟地黄20g,茯苓15g,白术15g,薏苡仁20g,木瓜15g,当归15g,丹参15g,鸡血藤15g,陈皮9g,甘草6g。20剂,水煎服。配合按摩、锻炼。

二诊(6月18日):上方服12剂后始感疼痛减,腿有力。20剂服完,疼痛基本消失。

另拟:当归12g,黄芪20g,仙茅12g,肉桂15g,熟地黄20g,五加皮12g,茯苓15g,白术15g,薏苡仁20g,陈皮12g,甘草2g。10剂,隔日1剂,水煎服。

三诊(8月22日):10剂药服后疗效甚佳,疼痛完全消失,肌萎缩恢复,患肢肌力正常,行走如常。嘱其将上方2剂共为细面,炼蜜为丸,每服9g,每日2次,巩固疗效。

2年后随访,发育正常,病未复发。

按语:风湿病日久,肌肉萎缩,无力,谓之痿痹。患肢皮肤温度低,证属虚寒。脾主肌肉四肢,"治痿独取阳明",故方中黄芪、茯苓、白术、薏苡仁健脾除湿,蠲痹疗痿;辅以熟地黄、淫羊藿温补肾阳,填补精血;当归、丹参、鸡血藤活血养血通络;木瓜舒筋。此方健脾补肾,补血益气而不碍祛邪,活血通络而不伤正气。初服12剂效尚不显,是因病久,正气未能迅速恢复,邪气难以速去。守方长期应用,必有效果。二诊上方去淫羊藿、木瓜、鸡血藤、丹参,加仙茅、肉桂、五加皮以加大温阳补肾、强筋壮骨之品,长期服用,终得佳效。

(二)热证

医案147 张某,女,48岁,家庭妇女。

初诊:1980年7月24日。

左大腿内侧阵发性疼痛20余天。现在症:左大腿疼痛,向下放射至足,屈曲左下肢有酸、沉、热感,局部皮色不变,功能活动受限,伴有失眠、多梦、乏力、纳差。舌质偏红,苔剥脱,脉弦细。

诊断:腿痹。

证属气阴两虚,邪恋经脉。治以益气养阴,祛邪通络。

处方:黄芪20g,生地黄20g,麦冬12g,当归21g,丹参20g,木瓜18g,

秦艽 12g,香附 18g,川牛膝 9g,酸枣仁 20g,夜交藤 20g,甘草 9g。6 剂,水煎服。

二诊(8 月 25 日):共服 6 剂,诸症消失。

按语:大腿内侧属足三阴经循行部位,舌脉合参,属气阴两虚,风湿郁于阴经。以黄芪、生地黄、麦冬、酸枣仁益气育阴;当归、丹参、夜交藤、川牛膝、木瓜、秦艽养血活血,蠲痹通经。诸药共起扶正祛邪之效,使风湿病解。

三、瘀(痰)候

医案 148　涂某,男,28 岁,军人。

初诊:1989 年 12 月 5 日。

左小腿肿痛,皮色黯半年余。1989 年 5 月长期负重行走,渐出现左小腿大隐静脉分布区胀痛,有条索状物,压痛。局部皮色渐变黯。经治不愈。现在症:左小腿前内侧肿胀,结节性红斑,皮色黯红,压痛,有条索状硬物。轻度静脉曲张,舌质红黯有瘀点,苔黄腻,脉弦滑数。

实验室检查:WBC 10.6×10^9/L,N 0.7,L 0.2,Hb 125g/L,ESR 14mm/h。

诊断:脉痹(静脉炎)。

证属湿热留滞,瘀闭经脉。治以清热利湿,活血破瘀,通脉止痛。

处方:金银花 30g,败酱草 30g,当归 20g,丹参 20g,赤芍 20g,桃仁 9g,红花 9g,苏木 12g,水蛭 9g,川牛膝 20g,萆薢 20g,木瓜 15g,香附 20g,陈皮 9g,甘草 9g。20 剂,水煎服。

外洗方:五加皮 60g,海桐皮 60g,伸筋草 60g,透骨草 60g,苦参 60g,白芷 60g,生乳香、生没药各 20g。2 剂,水煎外洗。每日洗 2 次,每次洗 20 分钟,每剂药洗 2～3 天。

二诊(1990 年 2 月 20 日):上方服 20 剂,外洗 2 剂。疼痛、肿胀及条索状物消失,自行停药。近 20 天因劳倦,稍感局部胀痛,舌脉同前。继服上方。

三诊(4 月 10 日):上方服 10 剂,症状消失。舌尖有瘀点,苔薄白,脉稍弦。上方共为细末,每服 5g,每日 2 次,连服 2 个月。

1992 年 6 月 10 日随访,病愈。

按语:静脉炎属中医学"脉痹",有深浅缓急之分,临床表现各异。但病机总不外"瘀"。临床常有:寒凝血瘀、湿热瘀滞、气虚瘀滞三种类型。本案属湿热瘀滞,以清热利湿、活血化瘀并重,收得奇效。外洗或外敷治疗该病,也是重要手段。

医案 149 张某,女,20 岁。

初诊:2007 年 4 月 13 日。

间断性下肢多发结节 7 年。2000 年暑假期间,无诱因出现右大腿内侧数个结节性红斑,直径约 3 ~ 4cm,不高出皮肤,压痛明显,右下肢酸困无力。到省人民医院按风湿给予扶他林、阿莫西林等药口服 1 年,症状消失。2002 年夏,双小腿肌肉酸困疼痛,无结节,无发热,在当地门诊口服药酒 2 年症状消失。2007 年春节无诱因出现右侧臀外侧→右腘窝部→左膝内侧→左臀外侧结节性红斑。现在症:结节性红斑,成批出现,直径 1 ~ 10cm,局部皮肤色红,高出皮肤,热感,压痛,阴雨天症状加重,体温正常,未治疗。2007 年 4 月 5 日某医院查尿酸:310μmol/L,ASO 844IU/ml,RF 37IU/ml,CRP(+)。在当地门诊静脉滴注青霉素针 7 天,自觉肿痛减轻,皮肤颜色由红转黯紫。发病以来神志清,精神欠佳,纳眠可,二便调。

既往史:平素易感冒,常有自觉身热(未测体温),母亲常有双手皮下结节,未诊治,无药敏史。月经延期 10 天,量少、色黯,无血块,痛经。

体检:双侧臀外侧、右腘窝、左膝内侧可触及直径约 1 ~ 4cm 结节性红斑,高出皮肤,色黯红,压痛。舌质淡红、有齿印,苔薄白,脉弦细数。

实验室检查:ESR 39mm/h,RF 17.96IU/ml,ASO 536.42IU/ml,WBC 10×10^9/L,RBC 4.58×10^{12}/L,Hb 147g/L,PLT 411×10^9/L,CRP 4.55mg/L,ENA 阴性,ANA 阴性,结核抗体阴性。

诊断:瓜藤缠(结节性红斑)。

证属湿热血瘀型。治以清热利湿,活血通络。

处方:当归尾 20g,赤芍 20g,牡丹皮 10g,生地黄 20g,桃仁 9g,红花 6g,云苓 20g,白术 20g,丹参 15g,香附 12g,延胡索 10g,甘草 6g,焦三仙各 15g。20 剂,水煎服,每日 1 剂。中成药热痹清片 3 ~ 8 片,每日 4 次;瘀痹平片 6 片,每日 4 次。继续配合抗生素,复查 ASO。

二诊(5 月 4 日):臀区结节基本消失,左膝内侧可见结节,局部色黯,压痛明显,纳眠可,二便调,舌质红,苔薄白,脉弦细数。中药守上方加金银花 60g,蒲公英 6g,连翘 15g。10 剂,水煎服,每日 1 剂。热痹清片、瘀痹平片继服。

三诊(9 月 21 日):请娄老会诊,症状同前。中药予当归 30g,赤芍 30g,生地黄 30g,牡丹皮 20g,桃仁 9g,红花 9g,云苓 20g,白术 20g,延胡索 12g,香附 20g,忍冬藤 60g,甘草 9g,泽兰 15g。10 剂,水煎服,每日 1 剂。成药加舒督丸 3g,每日 3 次。

四诊(10 月 28 日):用上药后症状减轻,纳食可,夜寐差,二便调,舌质淡,苔薄黄,脉弦细稍数。嘱其继服前方 10 剂。

五诊(2008 年 4 月 18 日):服药后病情减轻,现只左下肢有一个直径约 3cm 结节,伴压痛,局部皮肤色红,温度较周围皮肤略高。月经量少错后,伴痛经,舌红苔黄,脉弦数。复查:ESR 22mm/h。中药:当归 20g,赤芍 20g,桃仁 12g,红花 15g,益母草 15g,香附 15g,生地黄 20g,川芎 9g,甘草 6g。3 剂,每日 1 剂,水煎服。中成药继服。

六诊(12 月 19 日):服药后自觉病情好转,结节减轻,纳眠可,二便正常,舌红,苔薄,脉数。中成药 3 个月巩固治疗。

七诊(2009 年 4 月 10 日):无明显特殊不适,纳眠可,二便调,舌质红,苔白,脉弦细。查 ASO 401.16IU/ml。中成药继服 1 个月巩固后停药。

按语:结节性红斑是一种主要累及皮下脂肪组织的急性炎症性疾病,多见于中青年女性。一般认为该病与多种因素有关。结节性红斑常见于小腿伸侧,临床表现为红色或紫红色疼痛性炎性结节,病程有局限性,易于复发。根据本病皮损如瓜藤绕胫的特点,属于中医学"瓜藤缠""梅核丹""梅核火丹""室火丹"等病症范畴。其中医病因病机多为血热内蕴:素禀血热内蕴之体,或过食辛辣,血热内生,复由外受湿邪侵扰,湿热相合,阻塞脉络,气血循行塞滞,瘀阻而成有形之物,结为肿核;或脾运失司,湿邪内存,郁久化热,湿热下注,阻塞经脉,乃成气血瘀滞之热,则渐成结节丛生之症;或素禀阳气不足之体,卫外失固,易受寒湿之邪侵袭,客于肌肤,阻塞腠理,则气血循行不畅,而发为本病。总之,其病因病机不外"虚邪瘀"。

本案病机"虚邪瘀"中以湿热和瘀血为主,故治以清热利湿、活血通络。方中当归尾、赤芍、牡丹皮、生地黄、桃仁、红花、丹参、香附、延胡索活血化瘀、清热凉血;云苓、白术、甘草、焦三仙健脾祛湿,和胃益气。配合中成药热痹清片清热养阴、瘀痹平片活血化瘀。方案总以化瘀和祛邪为主,同时不忘扶正固本,虚邪瘀兼顾,故获得良效。

髋痹

髋痹,俗称"胯痛",是由于正气不足,风寒湿邪杂至,经脉气血闭阻局部引起。以髋部疼痛,重困,肿胀,功能障碍为主要表现。《医宗金鉴·正骨心法要旨》曰:"胯骨,即髋骨也……若素受风寒湿气,再遇跌打损伤、瘀血凝结、肿硬筋翻,足不能直行。"西医的股骨头骨骺炎、股骨头坏死多属髋痹。

一、邪实候

(一)寒证

医案 150　马某,女,52 岁,农民。

初诊:1981 年 12 月 28 日。

3 天前夜间睡卧不慎,次晨左臀部疼痛,夜间加重,左腹股沟至坐骨结节处疼剧,彻夜不眠,得热疼减。

体检:局部寒热不明显,左腿"4"字试验阳性。舌质淡红,苔白腻,脉弦。

诊断:髋痹。

证属风湿痹阻。治以祛风除湿,活血通络。

处方:当归 20g,丹参 20g,鸡血藤 20g,白芍 20g,木瓜 20g,川牛膝 15g,香附 18g,独活 18g,千年健 18g,地枫皮 18g,甘草 9g。2 剂,水煎服。

二诊(1982 年 1 月 2 日):1 剂后酸沉痛大减,左腿已能伸直和抬高。2 剂尽,左臀部疼痛消失,夜间翻身左髋部仍疼。继服上方 2 剂,巩固疗效。

按语:时值寒冬,起居不慎,风寒湿邪侵犯局部筋脉。疼痛重,寒象不明显,病程短暂,依据"风为百病之长",苔腻,以风湿偏胜论治,效若桴鼓。

(二)热证

医案 151　潘某,男,15 岁,学生。

初诊:1981 年 11 月 4 日。

右髋僵痛,伸屈困难 1 个月。1 个月来先觉右髋部不适,继而肿痛,屈伸不利,不能负重,经治欠效。现在症:右髋僵痛、局部微热,伸屈困难,不可步履,伴大便泄泻,肛门灼热,小便短赤,舌红,苔腻黄,脉滑数。

X 线片:右股骨头密度稍增高且密度不均。

实验室检查:WBC 22.0×10^9/L,N 0.78,L 0.22,ESR 45mm/h。

诊断:髋痹。

证属湿热毒邪,痹阻脉络。治以清热解毒,利湿通络。

处方:忍冬藤 90g,败酱草 60g,秦艽 12g,黄芩 12g,草薢 20g,防己 12g,川厚朴 9g,丹参 20g,川牛膝 9g,木瓜 15g。10 剂,水煎服。

二诊(11 月 16 日):服上方 10 剂,诸症消失。血常规、ESR 均在正常范围。

按语:忍冬藤清热解毒通络,善疗热痹;败酱草清热解毒,《药性论》云:"治毒风顽痹……"两味重用,剂大力专,10 剂而病愈。

二、正虚候

医案 152 罗某,男,52 岁,农民。

初诊:1990 年 2 月 17 日。

左髋肿痛 10 个月。10 个月前不明原因左髋关节疼痛,行走不便,西药治疗半年,症状时轻时重。现在症:左髋关节剧烈疼痛,不能行走,伴神疲乏力,不思饮食。

体检:神志清,精神差,面色淡白,痛苦面容,跛行,弓腰,语音低微。舌淡、尖红,苔白,脉弦数。

X 线片:左侧股骨头呈蘑菇状畸形,密度增高,夹杂骨吸收透亮区,髋白边缘硬化。

诊断:骨痹(左侧股骨头缺血性坏死)。

证属气血亏虚,湿瘀闭阻。治以益气养血,活血通络。

处方:当归 20g,党参 20g,薏苡仁 20g,何首乌 20g,川牛膝 20g,木瓜 20g,白芍 20g,桑寄生 20g,独活 20g,制乳香、制没药各 9g,香附 20g,甘草 9g。8 剂,水煎服。

医嘱:避风寒湿邪;适当功能活动。

二诊(2 月 26 日):服上方 8 剂,左髋疼痛减轻,行走较前方便。继服 10 剂后,去乳香、没药,加炒山甲 12g,共为细末,每服 5 ~ 6g,每日 2 次,连服 12 个月。

三诊(1991 年 9 月 6 日):左髋关节疼痛消失,行姿正常,坐 8 小时以上也无明显不适。X 线片示左股骨头仍呈蘑菇状,密度均匀;与治疗前比无加重。

按语:缺血性股骨头坏死又称无菌性股骨头坏死,类似古代医籍所称的"骨蚀",是指股骨头因血供缺乏后细胞死亡并有继发性修复的病理状态。引起该病的因素很多,临床上最常见的为创伤、应用激素、过量摄入乙醇、减压病和血红蛋白病。绝大多数为单侧发病,亦有少数两侧同时发病。

临床往往以局部疼痛、活动受限为主要表现。发病前,多有不同程度的髋关节损伤史。发病初期出现髋关节隐痛,活动后加剧,休息后减轻,继而出现跛行,如果不及时治疗,症状日趋加重。检查可发现髋部肌肉轻度消瘦、痉挛,患肢缩短。髋关节屈伸幅度接近正常,但旋转活动障碍;局部始终无红、肿、热等化脓感染征象,全身症状亦不明显。X 线片示股骨头骨骺压缩变扁平,或裂为碎块,股骨颈缩短变粗,但关节腔隙并不狭窄,髋白无破坏现象。病势好转后,股骨头骨骺遗留不同程度的变形,或呈蘑菇样改变。临床上要与髋关节结核鉴别。

中医按"骨痹"论治。若外伤不久即发现本病,局部瘀肿疼痛者,宜活血化瘀、消肿止痛,内服可选用化瘀通痹汤、和营止痛汤;外用痹证膏。病久筋骨萎软,偏于阴寒者,宜温补和阳,散寒通滞,强筋壮骨,内服选用壮骨丸、阳和汤或金匮肾气丸;外用五加皮汤热洗,或阳和解凝膏外贴。同时要注意卧床休息,禁忌患肢负重,必要时给予皮肤牵引或石膏固定。

本病虽以气血亏虚为主,但因其病变在骨,局部骨组织呈缺血性坏死改变,所以在益气养血的同时,配合补肾活血。实践表明,坚持长期治疗,多能控制疾病发展,改善关节功能。

三、瘀血候

医案 153 魏某,男,10 岁,学生。

初诊:1989 年 11 月 28 日。

右髋关节疼痛 20 天。20 天前因蹦跳导致右髋关节处疼痛,逐日加重,在当地治疗 10 天(用药不详)无效。现在症:右髋关节疼痛较剧,疼痛呈针刺样,局部怕凉,不红不肿,行走及负重后疼痛尤甚。2 年前曾出现"腿痛"。

体检:右下肢稍短,右髋关节处有叩压痛,功能尚可。舌黯质,苔薄白,脉弦涩。

实验室检查:WBC 9.8×10^9/L,N 0.72,L 0.28,Hb 90g/L,ESR 20mm/h。

X 线片:右髋关节间隙正常,右股骨头骨骺处密度增高。

诊断:骨痹(右侧股骨头骨骺骨软骨病)。

证属血瘀寒凝,经脉闭阻。治以温经散寒,活血化瘀。

处方:当归 20g,丹参 20g,鸡血藤 20g,制乳香、制没药各 12g,延胡索 9g,桑寄生 20g,独活 20g,制草乌、制川乌各 6g,香附 15g,川牛膝 12g,甘草 6g。6 剂,水煎服。

二诊(12 月 6 日):服 6 剂后右髋关节疼痛消失,活动范围正常,不跛行。ESR 2mm/h。久站、久行尚感不适。上方加何首乌 20g,6 剂共为细末冲服,每服 9g,每日 2 次。巩固治疗。

1992 年 10 月 20 日追访:病未再作。

按语:股骨头骨骺骨软骨病也叫扁平髋、儿童无菌性股骨头坏死,是一种累及股骨头骨骺骨软骨的自限性疾病。好发于男孩,发病年龄 3～10 岁,偶尔 2～12 岁。本病骨质最后能完全恢复正常,但骨骺形态均留有不同程度畸形。类似于古代医籍所称的"骨蚀""骨痹"。临床往往表现为局部疼痛、活动受限。儿童为稚阳之体,易实易虚,若因先天不足,素体虚弱,髋关节受跌仆扭闪或活动过多,虚邪深入筋骨,寒凝血瘀,经脉受阻,引起股骨头部失去正常的气血温煦和濡养,则发生坏死。

本案依据病史,诊为骨痹。乃外力所伤,经脉受挫,复感外邪,瘀血寒湿闭阻局部。治以化瘀通痹汤去透骨草,加桑寄生、独活、川牛膝强筋壮骨,益肾蠲痹;制草乌、制川乌温经散寒。该方以活血化瘀、强筋壮骨、温经通络为主。由于病程短暂,药证相符,故数剂即愈。

膝痹

膝痹也称膝肿痛。膝关节是人体最大、结构最复杂的关节。膝关节为肝肾脾三经所系,肝主筋、肾主骨、脾主肌肉,膝为筋、骨、肉之大会。若外伤、湿邪下注,或劳损正虚,湿邪、瘀血留滞,经脉不通,局部失荣,则引发该病。临床膝痹多见,如鹤膝风、老年膝、膝关节滑膜炎等均可参此论治。

一、邪实候

(一)寒证

医案 154 张某,男,17 岁,学生。

初诊:1979 年 5 月 10 日。

双膝关节持续疼痛肿胀半年。近日症状加重,有沉重感。舌苔白腻,脉沉缓。

诊断:膝痹、湿痹。

证属风寒湿痹(湿偏胜)。治以燥湿健脾,祛风通络。

处方:草薢 21g,苍术 18g,独活 18g,秦艽 18g,千年健 18g,地枫皮 18g,丹参 18g,黄芪 20g,薏苡仁 20g,川牛膝 9g,木瓜 18g,香附 24g,甘草 9g。3 剂,水煎服。

二诊(5 月 17 日):上方服 3 剂后,疼痛减轻,肿胀明显好转。继服 3 剂。

三诊(5 月 22 日):疼痛消失,左膝关节仍微肿。继服 3 剂,巩固疗效。

2 年后随访,病愈。

按语:本证双膝肿,沉困疼痛,苔白腻,为典型之湿痹。故以薏苡仁、草薢、苍术利湿消肿;秦艽、独活、木瓜等祛风除湿,通络止痛;辅以黄芪益气健脾,绝生湿之源。全方共奏燥湿健脾,祛风通络之功。药虽少而力专,痹愈亦速。

医案 155 李某,男,18 岁,农民。

初诊:1981 年 7 月 12 日。

右膝持续关节肿痛 8 个月。近日肿胀疼痛加重,遇寒尤甚,膝关节不能伸直。

体检:右膝浮髌试验阳性(内有中等量液体),局部畏寒。舌质淡,苔白腻,脉滑。

实验室检查:WBC 8.0×10^9/L,N 0.66,L 0.24,Hb 69g/L。

诊断:膝痹(膝关节滑膜炎)、寒湿痹。

证属寒湿闭阻。治以散寒除湿,活血通络。

处方:萆薢 20g,薏苡仁 20g,防己 12g,木瓜 18g,川牛膝 9g,制川乌、制草乌各 9g,独活 18g,地枫皮 18g,千年健 12g,香附 18g,当归 15g,丹参20g,青风藤 18g。5 剂,水煎服。

二诊(7 月 20 日):肿痛减轻,伸腿时有抽掣样痛感,纳差。上方继服5 剂。

三诊(7 月 26 日):右膝关节肿全消,浮髌试验阴性。腘窝处疼痛,自觉筋短,膝关节不能伸直,纳差。肝主筋,肝血虚,筋脉失养挛急而短缩。

另拟养血柔筋,兼祛邪通络之剂:当归 18g,白芍 20g,木瓜 20g,薏苡仁 20g,透骨草 20g,秦艽 15g,香附 18g,老鹳草 20g,甘草 9g。2 剂,水煎服。

四诊(8 月 2 日):腿已能伸直,可进行轻微活动,仍酸困。改服痹证丸,连服 20 天,巩固疗效。

半年后随访,病痊愈。

按语:膝关节在全身关节中滑膜面积最大,除股骨下端、胫骨平台和髌骨软骨关节面外,均有滑膜覆盖,创伤及感染的机会非常多,滑膜反应显著,功能影响亦大。

该病发生的病因可分为外伤、慢性劳损、感染。膝关节遭受骨折、脱位、韧带断裂、软骨损伤创伤后,都可使关节滑膜同时受损。伤后积瘀积液,湿热相搏,使膝关节发热、胀痛、灼热、筋肉拘挛、关节屈伸障碍,形成急性滑膜炎。如受伤较轻,或长期慢性劳损,风寒湿邪侵袭,膝部逐渐出现肿胀、功能障碍,形成慢性滑膜炎。感染性滑膜炎(结核性、慢性化脓性)在临床上也相当常见。

其病理改变主要是滑膜血管扩张,产生大量渗出液,血浆和细胞外渗,同时滑膜细胞活跃,产生大量黏液素。渗液中含有红细胞、白细胞、胆红素、脂肪、黏液素和纤维素,严重者呈血性。关节积液导致关节肿胀,活动受限。如不及时处理,可发生滑膜粘连、肥厚、软骨萎缩,进一步影响关节功能。

急性滑膜炎应与外伤性关节血肿鉴别，慢性者应与滑膜瘤及其他骨关节病鉴别。急性滑膜损伤，瘀血积滞，治以散瘀生新，内服桃红四物汤加三七粉2g，外敷痹证膏；慢性期水湿稽留，肌筋萎弱，治以燥湿健脾，强筋壮骨，内服萆薢归膝汤(经验方)或健步壮骨丸，外贴万应膏，或用熨风散热敷。

本案证属风寒湿痹，以寒湿为甚，10剂湿退肿消。筋短不解，乃湿邪虽减，筋失血养仍在。故大量用当归、白芍养血柔肝；木瓜祛湿舒筋；薏苡仁、透骨草、老鹳草除湿，治筋脉挛急而得效。

医案156 郭某，男，19岁，农民。

初诊：1981年9月24日。

双膝关节持续疼痛1年。1年前因徒步远行，双膝关节隐痛，至今未愈。现在症：双膝关节冷痛，遇寒冷、劳累加重。

体检：局部不肿，无明显压痛。舌质淡嫩，苔白，脉沉弦。

诊断：膝痹。

证属寒湿凝滞，经脉痹阻。治以散寒除湿，活血通络，佐益气养血。

处方：制川乌、制草乌各9g，淫羊藿9g，独活18g，地枫皮20g，蜈蚣3条，黄芪20g，当归18g，丹参20g，木瓜18g，牛膝9g。10剂，水煎服。

二诊(10月6日)：服上方10剂，隐痛消失，劳累时右膝关节偶痛，休息后缓解。改服化瘀通痹丸巩固。

三诊(10月20日)：服上药诸症消失。由于病程较长，恐复发，嘱其继服化瘀通痹丸以巩固疗效。

按语：本案虽因劳伤而得，遇劳加重，但患者年轻，局部发凉。先散寒，后固本而获效。

医案157 黄某，女，34岁，药剂师。

初诊：2008年12月19日。

双膝凉痛3年，双手晨僵1个月。2005年不明原因双膝关节凉痛，未予重视，夏天症状较轻，冬天较重。近两年症状逐渐加重，遇冷遇风及阴雨天加重，一直未予治疗。2008年入冬以来，双手晨起出现僵硬不适，未予治疗，近日来症状渐加重，后经别人介绍来诊。现在症：双手晨僵2～5分钟，活动后缓解，双膝关节凉感不适，得热则舒，怕风怕冷，阴雨天加重，纳食可，夜寐安，二便调。

体检：右手中指远端指间关节肿胀Ⅰ级，压痛约Ⅰ级，色红，余无阳性体征。舌质淡红，有齿痕，舌苔中心黄腻，脉弦细数。

实验室检查：ESR 9mm/h，RF 46.10IU/ml，ASO(-)，抗CCP抗体12.39U/ml，WBC 9.6×10^9/L，RBC 5.03×10^{12}/L，Hb 155g/L，PLT 223×10^9/L。

诊断:膝痹。

证属寒湿痹阻。治以散寒除湿,补肝肾,通经络。

处方:茯苓 20g,白术 20g,萆薢 30g,丹参 30g,鸡血藤 30g,川牛膝 20g,木瓜 20g,独活 20g,生地黄 30g,寄生 30g,醋延胡索 15g,甘草 9g。15 剂,隔日 1 剂,水煎服。中成药骨痹舒片、寒痹康片各 3 ~ 6 片,每日 4 次,口服。

二诊(2009 年 4 月 13 日):病情稳定,继续用药。中成药继服骨痹舒片、寒痹康片以巩固疗效。

间断服用中成药 1 年余而停药。

按语:本案为膝痹,以关节凉痛为主症。症见双膝关节凉感不适,得热则舒,怕风怕冷,阴雨天加重,故证属寒湿痹阻。治以散寒除湿,补肝肾,通经络。方用独活、白术祛风寒湿邪;茯苓、萆薢、木瓜健脾利湿;寄生、生地黄补肝肾;丹参、鸡血藤、川牛膝、醋延胡索活血化瘀,通络止痛;甘草调和诸药。配合寒痹康片温经散寒,骨痹舒片温阳通络,共同达到散寒除湿、化瘀通络之效。寒湿之邪难以短时间祛除,故需长期服药,巩固疗效。

(二)热证

医案 158　薛某,男,12 岁,学生。

初诊:1981 年 6 月 4 日。

左膝关节肿胀冷痛,症状反复发作 2 年余。2 年前无明显原因始作左膝关节肿胀冷痛,遇阴雨潮湿天气加重,中西医久治欠佳。现在症:左膝关节内侧肿胀,局部微热,压痛范围 12cm×6cm,左膝关节功能受限。舌质红,苔黄,脉滑数。

实验室检查:WBC 14.0×10^9/L,N 0.78,L 0.22,ESR 15mm/h。

诊断:膝痹(膝关节滑膜炎)。

证属湿热邪壅,经脉痹阻。治以清热利湿,活血通络。

处方:忍冬藤 60g,败酱草 20g,当归 18g,赤芍 15g,萆薢 18g,秦艽 9g,川厚朴 18g,川牛膝 6g,木瓜 12g,防己 12g。4 剂,水煎服。

二诊(6 月 10 日):服上方 4 剂,左膝关节肿痛减,尚有微痛,稍肿,舌质淡,脉沉细。湿热已去,当以补虚扶正。上方去败酱草,加黄芪 21g,白术 15g。继服。

三诊(6 月 28 日):服上方 15 剂,症状全消。

按语:本案病程长,变化多,初为寒湿,来诊时已成湿热。治当清热利湿、活血通络。湿热去,转为扶正,减败酱草,加白术健脾除湿、黄芪扶正而收功。

医案 159 孙某,女,17 岁,农民。

初诊:1981 年 2 月 8 日。

2 天前右膝关节内下方有 5cm×5cm 大小硬块,局部微红稍痛,逐渐加重。现在症:右膝关节内下方红肿热痛,触压痛剧。舌质红,苔黄,脉数。

实验室检查:WBC 28.0×10^9/L,N 0.90,L 0.08,E 0.02,ESR 80mm/h。

诊断:膝痹。

证属热毒郁结。治以清热解毒,活血通络。

处方:忍冬藤 60g,败酱草 20g,赤芍 18g,当归 18g,丹参 18g,重楼 18g,蒲公英 20g,黄芩 12g,川厚朴 9g,知母 12g,香附 12g,甘草 9g。2 剂,水煎服。

二诊(2 月 12 日):服 2 剂,局部红肿热痛减轻。舌正常,脉稍数。继服 2 剂。

三诊(2 月 16 日):局部症状消失,舌脉正常。实验室检查:WBC 12.0×10^9/L,N 0.80,L 0.20,ESR 14mm/h。依上继服 2 剂。

半年后随访病愈。

按语:本证属热毒郁结,痹阻关节。治以清热解毒为主,佐以活血化瘀。热毒瘀邪得解,诸症悉除。

医案 160 毛某,女,58 岁,无业。

初诊:2009 年 3 月 9 日。

右膝肿痛近 5 年。2004 年 6 月洗澡后吹空调出现右侧小腿发胀,后出现右膝关节肿痛,在当地按风湿病治疗,服中西药效欠佳。于 2005 年 5 月 27 日来我院就诊,以骨痹为诊断,予中成药骨痹舒片、痛痹宁片等口服治疗,效不明显。今请娄老会诊。现在症:右膝肿痛,活动不利,伴左膝疼痛不适,但较右膝轻,左髋区偶有胀麻不适,左腓肠肌部时有胀麻感,纳眠可,二便调。既往有甲状腺功能亢进。

体检:右膝肿胀Ⅱ级,压痛Ⅰ级,活动时伴骨擦音。脉弦数,舌尖稍红,苔薄黄。

实验室检查:ESR 23mm/h,RF 9.52IU/ml,ASO 427.38IU/ml。

X 线片:双膝髁间棘增生变尖,骨质增生。

诊断:膝痹(骨关节炎)。

证属肝肾亏虚,湿热痹阻。治以清热利湿为主,兼养阴活血通络。

处方:丹参 30g,川牛膝 30g,木瓜 30g,败酱草 30g,白花蛇舌草 30g,忍冬藤 60g,络石藤 20g,老鹳草 30g,菝葜 30g,薏苡仁 60g,醋延胡索 20g,白芍 30g,甘草 9g。6 剂,水煎服,每日 1 剂。中成药热痹清片 3～8

片,每日 3 次;舒督丸 5g,每日 3 次。

二诊(7月22日):服药 3 个月,症状较前减轻。继服中成药以巩固疗效。

三诊(2010 年 2 月 20 日):病情稳定。继服中成药 3 个月后停药。

按语:本案以膝关节肿痛为主症,中医诊断为膝痹;证属邪实候湿热痹阻证,为实证。从虚邪瘀辨证:邪以湿热为主,虚、瘀居其次。因此,治疗以川牛膝、木瓜、薏苡仁、萆薢、败酱草、白花蛇舌草、忍冬藤、络石藤、老鹳草等清利湿热药物,以消肿止痛祛邪为主,老鹳草、白芍配合中成药养血以扶正固本;丹参、醋延胡索活血通络祛瘀。全方祛邪为主兼扶正、祛瘀,疗效明显。骨关节炎作为慢性退行性疾病,需长期服药,以巩固疗效。

医案 161 王某,女,29 岁,会计。

初诊:2008 年 12 月 22 日。

双膝关节疼痛 2 个月余。2008 年 10 月无明显原因出现双膝关节疼痛,在当地行针灸治疗,疗效一般。11 月 17 日又到某省中医院求治,诊断为滑膜炎,予尼美舒利等药治疗,效不明显,渐出现双膝肿胀,左腕、左肩疼痛。现在症:双膝关节肿痛,左腕、左肩疼痛,遇天气变化症状加重,伴口腔溃疡,纳眠可,二便调。

既往史:有口腔溃疡史,反复出现 10 余年,每年平均发作 2 次。

体检:下蹲困难,双膝压痛约Ⅱ级,肿胀约Ⅰ级;左肩上举困难,外展约 70°,压痛约Ⅱ级;左腕压痛约Ⅰ级。舌质淡、边有齿痕,苔黄腻,脉沉细弦。

实验室检查:ESR 34mm/h,RF 14.21IU/ml,ASO 88.54IU/ml,CRP 3.48mg/L。

诊断:膝痹(反应性关节炎)。

证属湿热痹阻。治以利湿清热,滋阴补肾。

处方:云苓 20g,白术 15g,薏苡仁 60g,萆薢 60g,川牛膝 20g,木瓜 20g,地枫皮 30g,金银花 30g,土茯苓 30g,玄参 15g,石斛 15g,甘草 9g。10 剂,水煎服,每日 1 剂。中成药:舒督丸 5g,每日 3 次。

二诊(2009 年 1 月 12 日):服上药 10 剂,关节肿痛等症状明显减轻,口腔溃疡近 20 天未发作,纳眠可,二便调,舌质淡,苔黄腻。中药守上方 10 剂继服,中成药舒督丸按原量继服 20 天,以巩固疗效。

1 年后随访症状消失,病情未复发。

按语:本案以双膝关节肿胀、疼痛,苔黄腻为主症,且病程仅 2 个月,湿热症状明显,以邪实为主;但患者又有口腔溃疡,反复发作 10 余年,脉沉细弦,为肾阴不足。从虚、邪、瘀辨证:邪居主要,以湿邪为主,兼有热邪;虚居其次,以阴虚为主;瘀居更次,因病程较短,瘀不明显。因此,治疗以土茯苓、薏苡仁、萆薢利湿清热,配合川牛膝、木瓜、地枫皮清下肢湿热,金银花清热,众药以祛邪为主;云苓、白术健脾利湿,既利湿祛邪,又健脾益气,以断生湿之源,玄参、石斛滋阴,并防燥湿太过,共同扶正;且地枫皮、木瓜又可通络,以防瘀的形成,甘草调和诸药。全方利湿清热以治标实为主,配合中成药舒督丸滋补肾阴以固本,防止病情反复。治疗标本兼治,虚邪瘀兼顾,故疗效颇佳。

二、正虚候

医案 162 王某,女,64 岁,农民。

初诊:1981 年 5 月 21 日。

左膝关节肿痛,逐渐加重 4 个月余。4 个月前无明显原因始作左膝关节肿痛,曾服吡罗昔康、强的松、止痛灵及药酒治疗,效果欠佳。现在症:肿胀疼痛,站立和行走困难,休息时痛减,受凉痛增,活动时有"咔嚓"响声,伴体倦乏力,便溏。舌质淡,边有齿痕,脉弦滑。

诊断:膝痹。

证属脾虚湿阻。治以益气健脾,祛风除湿。

处方:薏苡仁 20g,黄芪 20g,白术 20g,木瓜 18g,川牛膝 9g,秦艽 9g,透骨草 20g,老鹳草 20g,淫羊藿 12g,丹参 15g,地枫皮 15g,千年健 15g。5 剂,水煎服。

外洗方:伸筋草 60g,透骨草 60g,五加皮 90g,制川乌、制草乌各 20g。2 剂,水煎外洗患部。每日洗 2 次,每剂洗 2 天。

二诊(6 月 9 日):经用上方内服、外洗,疼痛减轻,明显消肿,左膝关节屈伸功能好转。守方内服 5 剂,外洗 2 剂。

三诊(9 月 8 日):局部肿胀、疼痛大减,膝关节已能伸屈和行走,远行及劳累时,仍有疼痛。因农忙,未再诊。近日劳累,局部受凉,上症复发,舌质淡、苔薄白,左脉稍弦、右脉稍涩。

另拟:益气养血、健脾补肾、祛邪通络剂。

处方:当归 15g,白术 21g,薏苡仁 20g,黄芪 21g,淫羊藿 12g,附子 9g,千年健 15g,地枫皮 15g,独活 12g,萆薢 21g,川牛膝 9g,木瓜 18g,老鹳草 20g。5 剂,水煎服。外洗方同上。

12 月中旬其子来诉,照方服 6 剂,症状全除。

按语:本案以膝关节肿胀疼痛为主症,中医诊断为膝痹。患者伴体倦乏力,便溏;舌质淡,边有齿痕,脉弦滑,证属脾虚湿阻。治以益气健脾,祛风除湿。故用白术、薏苡仁、黄芪、木瓜益气健脾祛湿;淫羊藿温肾散寒;

秦艽、透骨草、老鹳草、千年健、地枫皮祛风除湿而止痛;丹参、川牛膝活血通络。内服外洗,效果尤佳,此为治痹常法。三诊时因劳累受凉,症状反复,舌质淡、苔薄白。证属脾肾虚弱,寒湿痹阻。故原方去秦艽、透骨草、丹参,加当归、附子、独活、草薢以温补脾肾,养血通络,祛风除湿。全方扶正为主兼顾祛邪,疗效颇佳。

医案 163　徐某,女,54 岁,农民。

初诊:1982 年 1 月 12 日。

双膝关节内侧肿胀疼痛 2 年。2 年前从 2 米高处掉下,双足同时落地,双膝关节内侧肿胀疼痛,经治疗肿痛消失,膝肿痛时作。现在症:双膝关节肿痛酸沉,局部怕凉,四肢欠温,乏力,面色苍白。舌质淡黯,苔白,脉沉迟无力。

诊断:膝痹(膝骨关节炎,俗称"老寒腿")。

证属阳虚血瘀,寒湿痹阻。治以温阳散寒,祛湿通脉。

处方:当归 21g,丹参 20g,鸡血藤 20g,制附子 6g,伸筋草 20g,香附 20g,地枫皮 20g,独活 18g,薏苡仁 20g,木瓜 18g,川牛膝 12g。2 剂,水煎服。

二诊(1 月 16 日):服 2 剂后肿痛稍减。上方加黄芪 20g,继服 6 剂。

三诊(1 月 24 日):服 6 剂后,肿痛酸沉大减,四末温,身觉有力。依方继进 4 剂。

四诊(1 月 28 日):来述病痊愈。

按语:局部怕凉,面白肢冷,为阳虚,但其有明显损伤史。首剂以蠲痹通络为主治标,邪渐除,再以黄芪益气补虚。攻补兼施,正复邪祛而病愈。

足痹

足痹又叫"足跟痛""足心痛""脚垫"。因肝肾亏虚、风寒湿热之邪侵袭,或跌打积劳损伤致足部肌肉筋骨关节失养,或气血凝滞,经脉闭阻引起。以足部疼痛、重着、肿胀、麻木、活动功能障碍为特征。西医学的跟周滑囊炎、跟骨脂肪垫损伤、跟骨下骨刺、跖痛症,可按之辨证论治。

一、邪实候

(一)寒证

医案 164　夏某,女,48 岁,农民。

初诊:1981 年 4 月 29 日。

右足跟间歇性疼痛 1 年余。1 年前因劳累始作右足跟肿痛,每劳累、遇寒发作或加重。现在症:右跟骨结节部肿胀疼痛,行走困难,不能用足跟着地,局部怕凉,终年不敢用凉水洗脚,伴腰膝酸,乏力。舌质淡,苔白,脉弦紧。

X 线片:右跟骨骨刺。

诊断:足痹(足跟痛)。

证属寒湿痹阻。治以散寒除湿,活血通络。

处方:当归 18g,丹参 20g,千年健 18g,地枫皮 21g,独活 15g,川牛膝 9g,木瓜 18g,萆薢 24g,制乳香、制没药各 9g,制川乌、制草乌各 9g,甘草 9g。2 剂,水煎服。

另用剩余药渣再煎洗患处。

二诊(5 月 10 日):服上方 2 剂,疼痛减轻,肿胀见消,行走较便。继服 2 剂。

三诊(5 月 20 日):服上方 2 剂后肿痛消失。跟骨结节部稍有压痛。改服金匮肾气丸,连服 10 日。

1 年后随访,劳累及遇寒未再作足跟痛。

按语:足跟肿胀疼痛见于老年者,多有跟骨下骨刺,属退行性骨病。本证属寒湿,散寒祛湿,活血通络,配药渣洗患处,使药力直接作用于病灶区,收效较捷。巩固治疗,当以补肾。

(二)热证

医案 165　焦某,男,9 岁,学生。

初诊:1981 年 11 月 31 日。

右足跟疼痛,逐渐加重 3 个月。3 个月前,因活动过度,始右足跟疼痛,初起步履尚能忍受,继而逐渐增重,用去痛片、青霉素,罔效。现在症:右足跟肿胀疼痛,不能站立,局部灼热、压痛,两侧膨隆,当右足尖蹬地时足跟痛增。舌质红,苔黄,脉数。

实验室检查:WBC 16.0×10^9/L,N 0.70,L 0.20,ESR 2mm/h。

诊断:足痹(跟腱炎)。

证属湿热下注,脉络壅滞。治以清热解毒,利湿通络。

处方:忍冬藤 60g,败酱草 20g,白花蛇舌草 30g,土茯苓 20g,萆薢 18g,薏苡仁 20g,地枫皮 18g,木瓜 12g,川牛膝 9g,丹参 12g。5 剂,水煎服。

二诊(1982 年 1 月 20 日):上方共服 15 剂,肿痛逐渐消失,现行数里路亦不觉痛。检查:血常规及红细胞沉降率在正常范围内。

按语:跟腱炎,即跟腱及周围的筋膜、滑囊组织,因劳损、外伤或感染等刺激而引起的炎症。可发生于各年龄，男多于女。患者年幼，纯阳之体，活动过度，损伤局部，复因感受风寒湿邪，化热下注，壅塞脉络，肿痛日益加重。方中败酱草、白花蛇舌草、忍冬藤清热解毒，活血通络。3味大量应用，湿热则除。

医案 166 刘某，男，37岁，农民。

初诊：1981年11月15日。

5天前在洗脚剪趾甲后，渐觉双足趾疼痛，越来越重，痛如火烧锥刺。遇热痛增、遇凉舒，覆被痛增，夜间尤甚，痛不可眠。步履时跟骨及跖部亦痛。

体检：双足趾红肿，感觉敏感，压痛明显、有压痕。舌质稍红，苔黄腻，脉稍数。

诊断：足痹（红斑性肢痛症）。

证属热毒痹阻。治以清热解毒，活血通痹。

处方：忍冬藤60g，地龙20g，秦艽12g，生地黄20g，白芍24g，牡丹皮15g，萆薢20g，当归12g，川芎9g，延胡索15g，地枫皮18g，甘草9g。3剂，水煎服。

二诊（11月18日）：上方服3剂，足趾痛即减，自觉患处向外"冒热气"。继服4剂。

三诊（11月22日）：4剂后热痛大减，步行时足部亦不痛。继服3剂，隔日1剂。

1个月后告知，上药服完病愈。

按语：红斑性肢痛症是以肢体远端阵发性血管扩张，皮肤温度升高、潮红或肿胀，伴有剧烈的烧灼样疼痛为特征的肢端血管病。多发生在双足，好发于15～40岁青壮年，男性多见。其病因尚未明了，有人认为属血管舒缩中枢紊乱所致。也有人认为其并非实质性的疾病，而是见于许多疾病的综合征。皮肤的慢性炎症、冻伤、烧灼和抓伤，可使细小血管产生扩张。受累部位暴露于高温或极度寒冷环境中，或行走时受到局部摩擦，就会引起红斑性肢痛症的反应。

本案患者洗脚剪趾甲，热水浸泡，湿热侵袭，阻滞脉络，足趾部烧灼样疼痛。步行时筋肉牵连，气血逆乱，足跟和跖部亦痛。方中选用清热凉血，祛湿通络之品而收效。

医案 167 杨某，男，20岁，农民。

初诊：1990年2月22日。

左足趾、足背肿痛反复发作6年。6年前一次饮酒后突然左足背、踇趾肿痛，难以入睡，局部灼热红肿。用消炎镇痛药，1周后病情完全缓解。以后每遇饮酒过量或感冒突然发作，须2～6周治疗才能使病情缓解。1周前又因酒后卧睡受凉，足背肿痛复作。现在症：左足趾、足背红肿热痛，疼痛部位固定于左足背及左踇趾，功能受限。伴"火气"大，口渴不欲饮水，咽干、大便干、小便黄。

体检：体壮实，面红，跛行。左足背及踇趾红肿，局部发热，压痛，功能受限。舌质偏红，苔黄腻，脉弦滑数。

实验室检查：WBC $9.2 \times 10^9/L$，N 0.77，L 0.22，Hb 125g/L，ESR 80mm/h，血尿酸（UA）795.9μmol/L。

X线片：左足第一跖骨头处出现溶骨性缺损，局部软组织肿胀。

诊断：足痹（痛风性关节炎）。

证属湿热阻络。治以清热解毒，祛湿通络。

处方：土茯苓 30g，薏苡仁 20g，萆薢 20g，防己 20g，秦皮 20g，海桐皮 20g，白花蛇舌草 20g，丹参 20g，川牛膝 20g，木瓜 18g，香附 20g，甘草 9g。10剂，水煎服。

医嘱：少食酒肉厚腻之味；注意休息。

二诊（4月5日）：服上药10剂，症状消失，行走自如，无跛行。舌质淡红，苔薄白。为防止复发服用痹隆清安片，每服6～8片，每日4次，连服3个月，巩固疗效。慎食酒肉厚腻。

随访3年，病未复发。

按语：痛风是尿酸盐沉积在关节囊、滑囊、软骨、骨质、肾脏、皮下及其他组织引起相应病损及炎症性反应的一种疾病。中医认为本病多为风湿痰饮流注，血脉痹阻。临证分为风湿热型、风寒湿型、瘀（痰）型。前者祛风除湿，清热通络为主，用自拟清痹汤；次者祛风散寒，除湿通络，用自拟通痹汤；后者活血化瘀，用自拟化瘀通痹汤治疗。该病也较顽固，必须辨证施治。

本案患者素体壮实，多进厚腻饮食，化生湿热。内生湿热，阻滞经脉，出现局部红肿热痛，功能受限。因湿性重着、黏腻，故病变主要固定于下肢，反复发作难愈。本病消除急性症状较易，控制反复发作较难。控制其反复发作的关键，除了长期服药以彻底清除体内残留的湿热之邪外，更重要的是限制摄入酒肉厚腻之味，以阻断湿热化生之源。

医案 168 冯某，女，25岁。

初诊：2008年4月21日。

双足第一跖趾关节间断肿痛8年。8年前受寒湿后出现双足第一跖趾关节肿痛，服阿莫西林胶囊症消。此后时轻时重，以冬季时发病明显，未予重视。近 4 年症状加重,逢寒湿则发作,发作时局部皮肤发红,间断腰酸困不适,近日口服抗风湿胶囊,效差。现在症:双足第一跖趾关节间断红肿疼痛,局部压痛明显,逢寒湿则发作,冬季易发,易身困乏力,二便调,白带量多色黄。

体检:双足第一跖趾关节压痛 1 级。脉弦,舌质红,舌苔黄腻。

实验室检查:ESR 10mm/h,RF 7.02IU/ml,ASO 80.21IU/ml,CRP 3.42mg/L,UA 182.41μmol/L。

X 线片:双足第一跖趾关节间隙狭窄并跖骨头囊状透亮影。

诊断:足痹。

证属湿热阻络。治以清热祛湿通络。

处方:丹参 30g,川牛膝 20g,木瓜 20g,土茯苓 60g,萆薢 60g,钻地风 30g,败酱草 30g,白花蛇舌草 30g,香附 15g,甘草 9g,生地黄 30g。10 剂,水煎服,每日 1 剂。配合中成药着痹畅片、舒督丸口服。嘱禁烟禁酒,忌辛辣油腻食品,禁动物内脏、海鲜之品。

二诊(7 月 17 日):服药后病情稳定,关节疼痛基本消失。继服中成药 3 个月以巩固疗效。

三诊(10 月 27 日):病情基本稳定,偶有双足跖趾关节疼痛,余无不适,纳寐正常,二便调,脉弦,舌淡红,苔薄黄。予以中药外洗:伸筋草、透骨草、海桐皮、五加皮各 60g,威灵仙 120g,大黄 60g,芒硝 30g,苍术 60g。10 剂,水煎外洗,每日 1 剂。中成药继服。

中成药继服 9 个月巩固后停药。病情无反复。

按语:本案病位主要在足部,故属于足痹。因感受寒湿而发病,反复多次感邪,寒湿郁久化热,而致湿热阻络,痹阻足部关节,可见双足跖趾关节肿痛。属于邪实候,湿热阻络证。故治以清热祛湿通络为法。方中土茯苓、萆薢、木瓜、败酱草、白花蛇舌草清热祛湿;生地黄、丹参、川牛膝、钻地风、香附、甘草通络止痛。中成药着痹畅清热利湿,舒督丸补肾固本,以防反复,故得良效。

二、正虚候

医案 169　黄某,女,42 岁,农民。

初诊:1978 年 7 月 16 日。

右足跟及跖部肿痛近 1 年。去年秋因劳累引起右足跟及跖部肿痛,时轻时重,每逢劳累及气候变化疼痛加重。现在症:右足跟及跖部肿痛,步履困难。

体检：右脚从足跟到跖部有一宽 2cm、长约 10cm 的跖肌明显高凸，且有压痛，局部温度正常，肤色不红。舌脉无明显病理改变。

X 线片：右跟骨骨刺。

诊断：足痹（跟骨骨关节病）。

证属正虚邪恋，脉络闭塞。治以健脾补肾，祛邪通络。

处方：黄芪 20g，薏苡仁 20g，熟地黄 40g，丹参 20g，萆薢 15g，怀牛膝 20g，木瓜 15g，香附 15g，独活 15g，秦艽 15g，淫羊藿 20g，甘草 6g。5 剂，水煎服。

外洗方：伸筋草 60g，透骨草 60g，五加皮 60g，艾叶 20g。6 剂，水煎外洗患处。

二诊（8 月 1 日）：上方共服 15 剂，外洗 6 剂，症状全消。

按语：本案证候乃劳累所得，遇气候变化加重，属正气不足。《诸病源候论》曰："肾主腰脚。"《素问·上古天真论》曰："女子……六七，三阳脉衰。"故治以健脾补肾为主，辅以蠲痹通络之药，同时配合外洗，活血通络，收到满意效果。

三、瘀血候

医案170　甄某，男，42 岁，工人。

初诊：1972 年 7 月 1 日。

双足跟固定疼痛，行走困难，以左侧为甚半年余，久治不愈。舌质黯有瘀斑，脉细涩。

X 线片：双侧跟骨骨刺。

诊断：足痹（足跟痛）。

证属血瘀气滞，经脉痹阻。治以活血化瘀、理气通络。

处方：当归 18g，丹参 20g，鸡血藤 20g，制乳香、制没药各 9g，延胡索 12g，川牛膝 9g，熟地黄 18g，白芍 20g，川厚朴 9g，香附 18g。10 剂，水煎服。

二诊（7 月 15 日）：服上药 10 剂，症状消失。依方继服 3 剂，巩固疗效。

按语：此效王清任身痛逐瘀汤，对瘀血痹者效佳。

附：西医风湿病病案索引

为了方便读者，作者对篇中所选有明确西医诊断的医案，作以页码索引。每一种西医疾病最先出现的病案中，有业师论治该病的经验简介。

医案精选篇

独特医疗技术篇

内服经验方

业师在长期临床实践中,经过对行之有效的方药认真筛选,反复验证,逐渐固定下来一些经验方,临床应用,疗效可靠。现记录于下(常用传统方剂,如蠲痹汤、独活寄生汤、乌头汤、羌活胜湿汤、白虎加桂枝汤、身痛逐瘀汤等,不予收录)。

通痹汤

组成:当归 18g,丹参 18g,鸡血藤 21g,海风藤 18g,透骨草 21g,独活 18g,地枫皮 18g,香附 21g。

用法:水煎,每日 1 剂,早、晚分服。

功能主治:祛风散寒除湿,活血养血通络。主治邪实候寒证。症见肢体疼痛、重着、肿胀、屈伸不利,局部皮色不红,触之不热,遇寒痛增,舌质淡,苔白,脉弦。

加减:风邪胜加防风、羌活、威灵仙;寒邪胜加制川乌、制草乌或桂枝、细辛;湿邪胜加薏苡仁、萆薢。

清痹汤

组成:忍冬藤 60g,败酱草 30g,土茯苓 21g,络石藤 18g,青风藤 30g,老鹳草 30g,丹参 20g,香附 15g。

用法:水煎,每日 1 剂,早、晚分服。

功能主治:清热解毒,疏风除湿,活血通络。主治邪实候热证。症见关节红肿热疼痛,扪之发热,遇热痛增,屈伸不利,舌质红,苔黄,脉数。

加减:风热表证加连翘、葛根;气分热加生石膏、知母;热入营血加生地黄、牡丹皮;湿热胜加防己、白花蛇舌草;伤阴加生地黄、石斛。

化瘀通痹汤

组成:当归 18g,丹参 30g,鸡血藤 21g,制乳香、制没药各 9g,延胡索 12g,香附 12g,透骨草 30g。

用法:水煎,每日 1 剂,早、晚分服。

功能主治:活血化瘀,行气通络。主治风湿病瘀血候。症见局部有外伤史,疼痛如针刺、固定不移,局部皮色紫黯,或顽痹不愈,或关节畸形,肌肤甲错,舌质紫黯有瘀斑,脉涩。

加减:偏寒加桂枝、制川乌、制草乌、细辛;偏热加败酱草、牡丹皮;气虚加黄芪;血虚加首乌、生地黄;关节畸形加炒山甲、乌蛇、全蝎、马钱子。

黄芪桂枝青藤汤

组成:黄芪 90 ~ 120g,桂枝 15 ~ 30g,白芍 30 ~ 60g,青风藤 30 ~ 45g,鸡血藤 15 ~ 30g,炙甘草 6 ~ 9g,生姜 5 片,大枣 5 ~ 10 枚。

用法:水煎,每日 1 剂,早、晚分服。

功能主治:通阳蠲痹。主治风寒湿痹阻,气血亏虚的虚痹。

本方以益气养血为主。凡肢体关节酸痛或麻木,每遇劳累、气候寒冷、潮湿疼痛加重,肌肉瘦削或虚肿,面色苍白,自汗,畏风,神疲乏,舌质淡胖,脉细无力者可应用。实证、热证、肝阳上亢、阴虚阳亢者禁用。

此为黄芪桂枝五物汤加味。方中重用黄芪益气升阳固表为主药。桂枝辛散温通助卫阳,驱经络风寒;白芍味酸补血敛营,柔筋止痛;青风藤祛风除湿,专攻痹邪;三者助黄芪扶正且调营卫,祛邪止痛,共为辅药。鸡血藤活血养血,通络止痛,有治风先治血、血行风自灭之意,且制芪、芍之滞;生姜、大枣调和营卫;炙甘草调和诸药,共为佐使。上药相伍,共奏益气养血,通阳蠲痹之功。

加减:风邪偏盛,呈游走性疼痛者,加海风藤 20 ~ 30g;湿邪偏盛,肢体沉困下肢为甚者,白芍用量不宜超过 30g,去甘草,加萆薢 15 ~ 30g,茯苓 15 ~ 30g;寒邪偏盛,冷痛,局部欠温,遇寒加重,得温舒者,重用桂枝,加制川乌、制草乌各 9g,或加细辛 3 ~ 6g;痹久兼痰浊内阻,关节肿大,局部有结节或畸形,色淡黯者,加南星 9 ~ 20g,僵蚕 9 ~ 12g;兼瘀血肢体刺痛,舌质紫黯或有瘀斑者,重用鸡血藤,加山甲珠 9 ~ 12g,赤芍 12 ~ 20g,丹参 30g;气虚甚而乏力少气,倦怠者,重用黄芪 90 ~ 120g,加党参 15 ~ 20g;伴畏风自汗者,去生姜,减青风藤、桂枝量,加防风 8 ~ 9g,白术 9 ~ 15g,或加五味子 10g,牡蛎 20 ~ 30g;血虚心悸,肢体麻木,视物昏花,目干涩,眦白明显者,加附子 6 ~ 15g,淫羊藿 15 ~ 20g,或配服鹿茸;脾虚腹满,食少便溏者,加白术 30 ~ 60g,薏苡仁 30g,焦三仙各 9 ~ 12g;肾虚腰膝酸软者,加桑寄生 30 ~ 45g,杜仲 15g,川续断 15g;上肢疼痛明显者,加姜黄 15g,羌活 15g;项颈部疼痛者,加葛根 20 ~ 30g;下肢痛甚者,加川牛膝 15 ~ 20g,木瓜 20g。

据临床观察,黄芪用 30g 左右,疗效多不明显,用至 90 ~ 120g 效果显著。曾在辨证无误情况下,有患者用 2 ~ 3 剂,出现头胀痛、目赤,或身痛加重、腹泻,一般 6 剂药,或配佐药、减量续服,胀痛、目赤可逐渐消失,故本方药用量宜从小量 30g 开始,逐渐增量,疗效显著。

顽痹寒痛饮

组成:桂枝 15g,制川乌、制草乌各 9g,独活 30g,老鹳草 30g,络石藤 30g,黄芪 30g,当归 20g,丹参 30g,鸡血藤 30g,醋延胡索 20g,甘草 10g。

用法:水煎,每日 1 剂,早、晚分服。

功能主治:温经散寒,祛风通络,兼益气养血,活血化瘀。主治类风湿关节炎邪实候寒证。症见病程较长,手足小关节多有程度不同之变形、肿痛,皮色黯,活动障碍,关节肿痛,怕凉恶风,遇阴寒气候症状加重,得温痛减,全身畏寒怕冷,舌质淡或红,苔薄白或白腻,脉沉紧或沉缓。

加减参"通痹汤"。

历节清饮

组成:忍冬藤 60g,嫩桑枝 30g,蚕沙 30g,山栀子 12g,土茯苓 30g,萆薢 30g,防己 15g,青风藤 30g,丹参 30g,香附 20g,生地黄 20g,石斛 20g,知母 20g,生黄芪 30g。

用法:水煎,每日 1 剂,早、晚分服。

功能主治:清热解毒、祛风除湿、活血通络,兼益气养阴。主治风湿病邪实候热证(类风湿关节炎活动期)。症见关节灼热肿胀、疼痛,遇凉疼痛减轻,关节功能受限,全身常伴发热或自觉有热,舌质红,苔黄腻,脉弦数或濡数。

加减参"清痹汤"。

顽痹形羸饮

组成:黄芪 30g,当归 20g,蒸首乌 30g,白术 15g,丹参 20g,桑寄生 30g,淫羊藿 15g,五加皮 15g,炒山甲 10g,乌梢蛇 12g,透骨草 30g,甘草 9g。

用法:同上,根据体质及病情酌情加减;或制成蜜丸,每丸重 3g,每服 2 丸,每日 3 次。

功能主治:扶正祛邪兼顾,以益气养血、活血通络。主治类风湿关节炎虚实寒热错杂。症见手足关节肿痛较剧,指、趾关节发硬或变形,关节肿痛,局部发热而抚之局部发凉,或自觉关节畏冷而抚之局部发热。寒热并存,虚实互见。症状反复性大,稍有外感或劳累,精神受刺激症状即可加重。形成虚实寒热夹杂、错综复杂的状态。舌苔白或薄黄,脉弦数或略数。舌、脉和症状可不一致。

加减参"化瘀通痹汤"。

理气除湿汤

组成:茯苓 30g,柴胡 6g,苍术、萆薢、木瓜各 15g,青皮、陈皮、香附、丹参、地龙各 12g。水煎,每日 1 剂,早、晚分服。

功能主治:理气除湿,活血通络。主治皮肌炎湿阻肌肤证。肌肤重困胀,疼痛,肢体抬举无力,遇阴雨潮湿或情志不遂则病情加重,纳呆,脘腹闷胀,舌胖,苔滑或腻,脉弦滑或濡。

加减:寒加桂枝、淫羊藿各 9 ~ 15g;气虚加黄芪、薏苡仁各 12 ~ 30g,苍术易白术。

清热散结汤

组成:忍冬藤 60g,生地黄 30g,赤芍 20g,丹参 20g,防风 6g,秦艽 20g,透骨草 30g,香附 15g,甘草 9g。

用法:水煎,每日 1 剂,早、晚分服。药渣再煎,外洗局部。

功能主治:活血化瘀,祛风清热,散结通络。主治风热郁闭、瘀血留滞肌肤之结节性红斑。

症见肌肤结节性红斑,局部色红,灼热,疼肿,身热,游走性肢节痛,舌质红,苔薄黄,脉数。

强脊宁一号汤

组成:威灵仙 10g,独活 12g,千年健 10g,地枫皮 10g,木瓜 15g,丹参 20g,白芍 20g,生地黄 20g,薏苡仁 20g,川牛膝 10g,香附 15g,甘草 9g。

用法:水煎,每日 1 剂,早、晚分服。

功能主治:祛风除湿,疏督通络,活血止痛。主治强直性脊柱炎早期,风寒湿邪痹阻督脉。症见腰脊强硬疼痛,遇寒受风加重,肢体困痛或游走痛,局部寒热不明显,舌质淡,苔白,脉弦。

强脊宁二号汤

组成:淫羊藿 30g,首乌 30g,桑寄生 30g,川牛膝 30g,当归 20g,丹参 30g,鸡血藤 30g,白芍 30g,独活 30g,木瓜 20g,威灵仙 20g,甘草 10g,黑豆 60g,黄酒 100ml。

加减：湿热盛，加土茯苓 30g。

用法：水煎，每日 1 剂，早、晚分服。用量可根据患者的体质强弱和病情酌情增减。

功能主治：益肾壮督，养血柔筋，活血养血，通脉蠲邪。主治强直性脊柱炎中后期，肾督亏虚，邪痹血瘀。症见腰脊强痛，背驼，转颈、扭腰及下蹲困难，形寒体弱，舌淡嫩，苔白，脉沉细无力。

颈痹汤

组成：葛根 18g，威灵仙 15g，秦艽 12g，羌活 12g，透骨草 21g，鸡血藤 21g，当归 18g，生地黄 18g，白芍 15g，香附 15g。

用法：水煎，每日 1 剂，早、晚分服。

功能主治：祛邪养血，活血通络，舒筋止痛。主治颈项痹，如颈椎病、"落枕"。

加减：寒者加桂枝；热者加忍冬藤、败酱草；痛剧加制乳香、制没药；气虚加黄芪。

肩凝汤

组成：羌活 18g，桂枝 15g，生地黄 21g，透骨草 30g，鸡血藤 30g，当归 18g，丹参 30g，香附 12g。

用法：水煎，每日 1 剂，早、晚分服。

功能主治：祛风散寒，养血柔筋，活血通络。主治肩周炎，风寒痹阻，筋脉失濡。症见肩痛，活动受限，局部怕冷，舌质淡，苔薄，脉弦细。

加减：外伤瘀血痛甚加制乳香、制没药各 9g；寒痛甚加制川乌、制草乌各 9g；有热加忍冬藤 60g、桑枝 60g；痉挛痛加蜈蚣 3 条、白芍 30g；气虚加黄芪 30g。

上肢痹痛方

组成：黄芪 30g，桂枝 15g，桑枝 60g，威灵仙 18g，秦艽 12g，羌活 18g，鸡血藤 21g，老鹳草 30g，当归 18g，白芍 30g，姜黄 9g，香附 18g。

用法：水煎，每日 1 剂，早、晚分服。

功能主治：益气养血，祛风散寒，活血通络。主治气血虚弱，风寒湿邪痹阻经脉之上肢痹痛。症见肩臂、手臂冷痛，恶风，自汗，体倦乏力，面色无华，舌质淡，苔薄白，脉弦细无力。

加减：参见"肩凝汤"。

下肢痹痛方

组成:当归 18g,丹参 30g,独活 18g,地枫皮 18g,老鹳草 24g,白术 30g,川牛膝 9g,木瓜 18g,香附 12g。

用法:水煎,每日 1 剂,早、晚分服。

功能主治:祛湿散寒,通络止痛。主治风寒湿邪痹阻下肢证。

加减:湿胜加萆薢、防己、薏苡仁;寒胜加制川乌、制草乌、附子;风胜加威灵仙、青风藤、蜈蚣、乌蛇;热胜败酱草、白花蛇舌草、忍冬藤、地龙;瘀血痛加制乳香、制没药;气虚加黄芪。

腰痹汤

组成:当归 18g,鸡血藤 30g,透骨草 24g,老鹳草 24g,独活 18g,桑寄生 30g,川续断 18g,香附 15g。

用法:同上。

功能主治:强肾壮骨,祛风除湿,活血通络。主治腰痹肾阳不足,寒湿痹阻证。症见腰痛腰酸,困倦少力,舌淡,苔薄白,脉弦迟。

加减:寒邪偏胜加制川乌、制草乌;湿邪偏胜加萆薢、白术;热邪胜去独活、川续断,加败酱草、忍冬藤、知母;瘀血痛剧加制乳香、制没药、延胡索;肾阳虚加淫羊藿、附子;肾阴虚加熟地黄、山萸肉。

肾痹汤

组成:熟地黄、首乌、淫羊藿、桑寄生、川续断、丹参各 20g,杜仲、地龙各 15g,川芎、红花各 12g,菝葜、金毛狗脊各 30g。

用法:水煎,每日 1 剂,早、晚分服。

功能主治:滋补肝肾,壮督蠲邪,活血通络。主治肝肾亏虚,邪痹督脉之强直性脊柱炎中后期。腰脊强痛或背驼,腰膝酸软,头晕耳鸣,目涩、视力减弱,畏寒肢倦,舌淡嫩,苔薄,脉沉细无力。

加减:舌红少苔、脉数加生地黄、玄参各 20g;遇冷加重、得温则减加制附子 5g,桂枝 15g;髋、膝、踝关节肿痛加川牛膝、木瓜各 15g;肩及颈项部疼痛加威灵仙、羌活各 12g,葛根 20g。治疗期间停用其他药物(原服抗风湿西药者,逐渐减量,一般 4 ~ 6 周减完),在疼痛能耐受的情况下,指导患者进行功能锻炼。

固肾健步汤

组成:熟地黄 30g,狗脊 20g,川牛膝 20g,木瓜 18g,制马钱子 1 ~ 6g(由

1g 渐加至 6g),当归 30g,白芍 30g,醋延胡索 15g,甘草 9g。

用法:水煎,每日 1 剂,早、晚分服,10 天为 1 个疗程,两个疗程间隔 3 天。

功能主治:养肝柔筋,通络止痛。主治肝血亏虚、筋失濡养之坐骨神经痛。

加减:寒胜痛剧加制川乌、制草乌各 9g;湿胜重着去熟地黄,减甘草量,加萆薢 20g,白术 20g,薏苡仁 30g;风胜放射痛加威灵仙 20g,青风藤 30g,独活 20g;有热加白花蛇舌草 30g,败酱草 30g;夹瘀加制乳香、制没药各 9g,田三七 6g(为末冲服);病久加蜈蚣 3 条,全蝎 9g,乌蛇 12g;气虚加黄芪 30g;肾阳虚加淫羊藿 15g,杜仲 15g。

萆薢归膝汤

组成:萆薢 30g,当归 25g,怀牛膝、五加皮、千年健、木瓜、赤芍各 20g,香附 15g,甘草 3g。

用法:水煎,每日 1 剂,早、晚分服。煎药渣,趁热熏洗患处,每日洗 2 次,每次 30～60 分钟。4 周为 1 个疗程,疗程间隔 1 周。

功能主治:除湿化瘀,蠲痹通络。主治膝关节滑膜炎湿阻血瘀证。症见膝关节肿胀疼痛,局部寒热不明显,舌淡有瘀点,苔滑或腻,脉弦滑。

加减:有膝关节外伤史,或局部刺痛,皮色黯加制乳香、制没药各 12g,桃仁 9g;局部冷痛喜暖、肌肤欠温,若拒按,脉弦紧有力加细辛 3g,制川乌、制草乌各 9g;喜按,腰酸乏力,四肢凉加制附子 9g,桑寄生、淫羊藿各 20g;局部沉困,肿胀突出,若其处红热加木通、大黄各 15g,洗时加芒硝 20g,红热不明显,纳少便溏,乏力加茯苓、薏苡仁、白术各 20g。

老寒腿方

组成:首乌、熟地黄、桑寄生各 20g,独活、狗脊、当归、丹参、鸡血藤各 15g,川牛膝、木瓜各 10g。

用法:水煎,每日 1 剂,早、晚分服。症状减轻(一般 6～12 天)后,将上药干燥,研细末,混合均匀,每服 4～6g,每日 3 次,连服 1 个月以上。

功能主治:滋补肝肾,强筋壮骨,活血养血,通络止痛。主治老年性膝骨关节炎,肝肾亏虚,邪痹血瘀证。

加减:遇寒加重,得温则舒,局部无红热加淫羊藿 20g,制川乌、制草乌各 6g;局部红肿发热加萆薢、白花蛇舌草各 30g;局部刺痛、压痛,舌质黯或有瘀斑、瘀点加土鳖虫、苏木各 12g,或制乳香、制没药各 9g。

化瘀通痹丸

组成:制乳香、制没药各 500g,制川乌、制草乌各 500g,田三七 250g,延胡索 500g,五灵脂 500g,细辛 500g,木瓜 500g,香附 2 500g,白芍 2 500g,生地黄 2 500g,丹参 2 500g,木瓜 1 500g,青风藤 5 000g。

制法:前 9 味共为细末,后 6 味煎汁浓缩,然后两者均匀混合,晒干或低温干燥,研为细粉,过 80 目细罗,取上药粉,为水丸,如绿豆大小,晒干或低温干燥,用白糖与其他辅料制成糖衣丸。

功能:祛风散寒除湿,活血通络止痛。

主治:风寒湿痹,瘀阻疼痛。

用法用量:每服 50 ~ 60 粒,每日 3 次。小儿酌减量。

注意事项:阴虚阳盛、热证疼痛者忌服。孕妇、心功能不全及心律失常者禁用。

痹证丸

组成:制马钱子 500g,乌梢蛇 1 500g,地龙 1 500g,制乳香 1 500g,制没药 1 500g,青风藤 5 000g,败酱草 5 000g,丹参 5 000g。

制法:前 5 味为细面,后 3 味煎汁浓缩,两者均匀混合,晒干或低温干燥,研为细面,过 80 目细罗,取上药粉,泛为水丸,如绿豆大小,晒干或低温干燥,以白糖与其他辅料制成糖衣丸。

功能:祛风散寒除湿,活血通络定痛。

主治:风寒痹痛,关节肿痛,腰膝酸重。风湿性关节炎,类风湿关节炎。

用法用量:每服 50 ~ 60 粒,每日 3 次。小儿酌减量。

注意事项:孕妇及高热、体质虚弱、癫痫患者忌服。

痹苦乃停片

组成:制川乌 100g,制草乌 100g,制乳香 150g,制没药 150g,制马钱子 50g,怀生地黄 200g,薏苡仁 100g。

制法:将制川乌、制草乌、制乳香、制没药、怀生地黄煎汁浓缩成干浸膏,制马钱子、薏苡仁打成细粉。两组药拌匀,制成0.3g的浸膏片,包糖衣。

功能:散寒除湿,活血通络,消肿止痛。

主治:寒湿瘀阻痹痛,关节刺痛、肿胀、僵硬、屈伸不利、局部欠温、皮色淡黯。类风湿关节炎,创伤性关节炎,退行性关节炎,风寒湿性关节痛。

用法用量:每服 5 ~ 7 粒,每日 4 次。从首日每次 3 粒开始,次日 4 粒,逐渐加至 7 粒(最高量)。加量过程中若出现头晕、项僵、口紧,则减量或停药。小儿用量酌减。

注意事项：孕妇及高热、体质虚弱、癫痫患者忌服。

痹隆清安片

组成：制乳香 150g，制没药 150g，萆薢 200g，怀生地黄 200g，制马钱子 50g，薏苡仁 100g。

制法：将制乳香、制没药、萆薢、怀生地黄煎汁浓缩成干浸膏，制马钱子、薏苡仁打成细粉。两组药拌匀，制成 0.3g 的浸膏片，包糖衣。

功能：清热除湿，活血通络，消肿止痛。

主治：湿热瘀阻痹痛，关节刺痛、肿胀、僵硬、屈伸不利、局部热痛、皮色黯红。类风湿关节炎，创伤性关节炎，退行性关节炎，风湿性关节炎。

用法用量：每服 5～7 粒，每日 4 次。从首日每次 3 粒开始，次日 4 粒，逐渐加至 7 粒（最高量）。加量过程中若出现头晕、项僵、口紧，则减量或停药。小儿用量酌减。

注意事项：孕妇及高热、体质虚弱、癫痫患者忌服。

外用经验方

痹证膏

组成：马钱子 1 000g，川乌 150g，草乌 150g，乳香 150g，没药 150g，青风藤 200g，当归 200g，香油 2 000g，广丹 1 000g（冬季用 750g）。

制法：先将马钱子入油内炸至棕黑色，捞出，再将余药（广丹除外）入油煎，熬至药枯，滤除渣滓，留其油。根据下丹方式不同要求，依法炼油。

火上下丹法炼油：取药油微炼即可。

离火下丹法炼油：取药油置于铁锅内，再微火熬炼，同时用勺撬油，散发浓烟至烟微现白色转浓时，蘸取少许，滴水成珠，并吹之不散，立即停止加热。随即将炒、过筛的广丹徐徐加入油内。一般 1kg 油加广丹 390～437g，槐树条搅，使油与丹充分化合成膏（根据多年经验，除常规操作外，采取火上下丹、离火下丹混合操作为好）。喷撒凉水，使深烟出尽，置冷水内浸泡 8～10 日，每日换水 1～2 次。将膏药分摊于羊皮纸褶上，微凉，然后向内对折。

功能主治：活血祛风，除湿散寒，舒筋定痛。主治风寒湿痹，颈、肩、腰、腿痛。风湿性关节炎,类风湿关节炎。

用法:微加温,贴患处。

消肿定痛膏

处方:马钱子 100g,草乌、南星、乳香、没药各 200g,蟾酥 10g。

制作方法:①将处方中药材粉碎成粗颗粒,用 80% 乙醇渗漉提取有效成分,回收乙醇,药液滤过备用。②用硬脂酸、单硬脂酸甘油酯、司盘 -80 做油相,于 70℃ 水浴加热熔化。另以吐温 -80、防腐剂、助渗透剂、蒸馏水做水相,加热至与油相相同温度。将油相缓缓加入水中,搅拌至乳化完全,得乳剂基质。量取药液,缓缓加入基质中,研磨均匀即得。

用法:局部涂药,涂搽均匀,每日 2 ~ 3 次。

功能主治:温经散寒,消肿定痛。主治骨关节炎、风湿性关节炎、类风湿关节炎所致的关节肿胀、冷痛。

注意事项:皮肤过敏、有创口者禁用,忌入口。

二草二皮汤

组成:伸筋草 60g,透骨草 60g,五加皮 60g,海桐皮 60g。

加减:局部冷痛欠温、皮色淡黯加细辛、川乌、草乌、桂枝各 30 ~ 60g;肿胀甚,按之濡,肢体沉困加萆薢、防己各 30 ~ 60g;刺痛,皮色紫黯加苏木、丹参、生乳香、生没药各 30 ~ 60g;红肿热痛加大黄、芒硝、栀子各 30 ~ 60g;关节坚肿、僵直、顽痰凝结加白芥子、半夏各 30 ~ 60g;肌萎或关节有响声加木瓜、威灵仙、老鹳草各 60 ~ 90g。

以上用量适用于成人膝、肘及其手足关节的熏洗。临床可根据具体情况适当增减。

操作方法:用纱布包上药(或散煎),置搪瓷盆(桶)容器内,加水 2 500 ~ 5 000ml,煎沸 15 ~ 20 分钟后离火,趁热利用蒸汽熏患处,并用 2 条毛巾浸药液交替热敷。待药液温度适宜,直接浸洗四肢。凉时再加温。每日熏洗 1 ~ 2 次,每次 30 ~ 60 分钟。翌日仍用原药液加热熏洗。药液少时,适量加水。春秋季 1 剂可熏洗 2 ~ 3 天,冬季熏洗 3 ~ 5 天,夏季熏洗 1 ~ 2 天,即可弃陈更新。2 周为 1 个疗程,或休息 3 天,继续下一疗程。

功能主治:祛风除湿,消肿止痛,主治类风湿关节炎活动期(肘、膝及其以下关节疼痛,肿胀,屈伸不利者);也可用于类风湿关节炎晚期关节功能障碍者(多配合按摩、牵引)。

注意事项:对全身部位,可考虑全身熏洗。老人、儿童及严重关节功能障碍者需人协助,严防烫伤;皮肤过敏、尚有未愈创口,以及患有严重心脑疾病、精神病者禁用。洗后揩干,勿受寒、风吹。

消肿定痛搽剂

组成:马钱子 1 000g,天仙子 300g,生南星 300g,乳香 300g,没药 300g,细辛 200g,生草乌 300g,冰片 40g,薄荷冰 20g,冬青油 200g。

制法:取马钱子、天仙子、生南星、乳香、没药、细辛、生草乌七味药,粉碎成粗粉,置于一容器中,加 75% 乙醇适量浸泡 24 小时,然后过滤。收集滤液,加入冰片等,搅匀即得。滤液配制成 6 000ml。

功能主治:温经通络,消肿定痛。用于关节肿痛或急性软组织损伤。

注意事项:对酒精过敏者禁用。

用法用量:按损伤面积大小,以适量药液擦涂患处。每日 3 ~ 4 次。连用 1 周为 1 个疗程,严重者可连用 3 ~ 4 个疗程。

其他医疗经验

熏蒸法

熏蒸法又叫汽浴疗法,是利用药物煮沸后产生的蒸汽熏蒸肌肤,达到治疗疾病目的的一种方法。

适应证:周身疼痛,类风湿关节炎、强直性脊柱炎等寒证者。

操作方法:利用蒸浴机,患者头部露在机器外,身体仰卧在机器内,操作者加热药液(辨证选用处方)进行治疗。每次治疗时间为 30 ~ 45min。蒸疗后用温水冲洗身体。患者要在温暖、宽敞、干燥的室内休息 1 小时,同时补充水分。饮料以温度适中的果汁或淡盐水为宜。

疗程和治疗时间:一般隔日蒸疗 1 次,5 ~ 7 次为 1 个疗程,疗程中间休息 3 ~ 5 日,必要时再进行第 2 个疗程。

注意事项:在蒸疗过程中,应每隔几分钟看望患者一次,发现意外及时处理。在进行蒸疗的同时,可配合内服中药治疗。伴有重症高血压、结核病、重症贫血、心脏病、重症精神病等疾病的风湿病虚证患者禁用此法;孕妇禁用;在治疗过程中,要注意保津和补充水分,不可排汗过多。

外敷法

外敷法又名敷贴法,是将药物敷在体表特定部位治病的一种疗法。

具体操作:首先在辨证的基础上选定药物。如果所用药物属于干品,将药物研为细末,然后加入适量的调和剂(如米粥、醋、酒、鸡蛋清、水、蜜等),调成干湿适当的糊状敷用。如果所用的药物本身含有汁液,就将药物捣成糊状使用。使用时,患者采取适当体位,先将所要敷药的部位用水洗净,待干后将药敷上。若所敷部位毛发较密,可先剃毛再敷。敷后还要用纱布固定,以防药物脱落。

常选用以下药物:

1. 白胡椒 15g,杉木炭 30g,同研为细末,用糯米稀粥趁热调成糊状,降温,敷患处,外用塑料薄膜裹好,绷带包扎。本方适宜于关节冷痛之风湿病。

2. 取川乌、草乌、生南星、附子各 30g,炮姜、赤芍各 90g,肉桂、白芷各 15g,细辛 12g。把上药共研为细末装瓶中备用。用时根据患部面积取适量药物,用热白酒调成糊状,敷在患处,厚约 0.5cm。再覆盖上油纸,用纱布包扎固定。每天换 1 次药,重者换 3 次药。本方对风寒湿痹急性发作者适宜,热痹者禁用。

3. 生半夏 30g,生栀子仁 60g,生大黄 15g,桃仁 15g,红花 10g。上药同研为细末,用醋调成糊状,敷于患处。本方适用于关节红肿热痛之热痹。

4. 生川乌、生草乌、生半夏、生南星各 15g,肉桂、樟脑各 10g,共研细末,用 40% 的乙醇调成糊状,敷患处,待患处发热,即可去药。本方适用于寒痹。

5. 草乌、川乌各 10g,莪术 1g,当归、红牛膝、生香附各 10g,鸡血藤、独活、郁金各 6g,木瓜、川芎各 12g,细辛 3g。将上药同研为细末,再将生姜 250g 捣碎,与以上药末和匀,用 70% 的乙醇调成糊状,适当加热后敷患处。敷前宜在敷药处涂一层凡士林。每天或隔天敷 1 次,每次 2~4 小时。本方适宜于风湿性关节炎有轻微关节强直者。

6. 白芥子 10g,乳香 2g,白芷 10g,生土牛膝 29g,共捣烂,用 60g 蜂蜜调成糊状,敷于关节肿痛处。然后盖上棉被,待微汗出后去掉棉被。每日 1 次,连敷数日。本法适用于鹤膝风。

7. 生草乌 20g,甘松根 20g,细辛 10g,肉桂 10g,麻黄 20g,干姜 100g,白芥子 20g,川芎 50g,共研为细末。每次取少量药末,掺在普通膏药中,贴患处。本方适用于关节冷痛,得热觉舒者。

使用时应注意:皮肤过敏、易起血疱、水疱者慎用;注意调好药物的干湿程度,以既不易流脱而又可以黏着为宜;若药物变干,则应随时更换,或加调和剂调匀后再敷上;敷药的温度要适当,一般治热证宜冷,治寒证宜热;如果敷药后出现血疱、水疱等,则应洗去药物,暂停外敷,并注意保持皮肤清洁,以防感染;若水疱较大,可用注射器抽去积液,再涂上龙胆紫药水,盖上消毒纱布。

关节锻炼方法

1. **肩关节操** 一臂由前方从颈旁伸向背部,手掌触背,同时另一臂从侧方(腋下)伸向背部,手指触背,尽量使两手手指在背部接触,每天反复多次。

2. **手指爬墙练习** 面对墙站立,肘伸直,做手指爬墙运动,达到能到的高度(不要耸肩,上体应保持正直),反复做 10 次,每次力争爬得更高一些。身体渐次侧转做手指爬墙运动各 10 次,直至转至体侧对墙壁。每次练习需 10 分钟左右。每日 2~3 次。

3. **钟摆运动** 一手持重物,弯腰,另一手扶在桌上,稍屈膝,手臂持重物自然下垂,向左、右摆 1 分钟;逆时针画圈 1 分钟。可逐渐增加摆动范围和圈的大小。

4. **体操棒练习** 站立位,两手握住体操棒或自制棍棒(直径 3~4cm,长 1.2m),放于体前,以健侧上肢帮助患侧肩关节外展。

5. **毛巾练习** 患侧手臂由背后握住毛巾一端,健侧臂由肩上握住毛巾另一端。健侧臂伸肘上拉毛巾,帮助患侧肩关节做旋前、内收动作。

6. **哑铃练习**

(1)站立位,上体正直,两臂下垂,手持重物,两臂前平举,稍停,慢慢放下。反复进行。

(2)仰卧,两臂向上伸直,手持重物,两臂慢慢向两侧放下,稍停,再举起重物至开始姿势。反复进行。

(3)俯卧,两上肢下垂,手持重物,肘关节保持伸直位,举起重物,稍停,再慢慢放下。反复进行。重物重量可逐渐加大。

附录:娄多峰学术成果概览

娄多峰发表论文一览表

论文名称	主要作者	发表期刊	发表年,卷(期):页码.
自拟"通痹汤"治疗 72 例痹证的体会	娄多峰	河南中医学院学报	1979,4(2):16-18.
祖传秘方——解毒透疹散	娄多峰	河南中医	1981,6(5):48.
自拟肩凝汤治疗肩关节周围炎 100 例报告	娄多峰	河南中医	1984,9(5):36-37.
中医药治疗类风湿性关节炎的探讨(附 63 例病历分析)	娄多峰	骨伤科通讯	1985,1(1):38-41.
治疗顽痹(类风湿性关节炎)的临床研究(附 345 例治疗结果报告)	娄多峰,林平,娄玉铃	河南中医	1985,10(5):2-6.
《消伤痛》擦剂治疗急性软组织损伤临床总结	娄多峰	骨伤科通讯	1985,1(4):28-33.
类风湿性关节炎的辨证论治	娄多峰,娄玉铃	骨伤科通讯	1988,4(2):3-5.
骨痹舒片治疗膝关节骨性关节炎的临床观察	娄多峰,娄玉铃,娄伯恩	中医正骨	2010,22(10):48,50.
应用现代科学语言讲好传统中医故事——《系统生物学在中医风湿病中的应用实践》评介	娄多峰	风湿病与关节炎	2019,8(10):80.
中西医药融合研究的实践范式——读《雷公藤治疗风湿病研究》有感	娄多峰	风湿病与关节炎	2021,10(4):79-80.

娄多峰学术思想传承论文一览表

论文名称	主要作者	发表期刊	发表年,卷(期):页码.
娄多峰教授治疗老年性膝骨关节炎 65 例临床总结	娄玉铃,娄高峰	国医论坛	1993,8(1):28.
娄多峰教授诊治风湿病的经验	侯存德,臧文峰	陕西中医	1996,17(7):309-310.
娄多峰教授应用仲景对药治疗风湿病的经验	冯喜如,秦克枫,娄玉铃	中医正骨	1999,11(4):47-48.

论文名称	主要作者	发表期刊	发表年,卷(期):页码.
娄多峰教授辨治瘀血痹经验撷菁	冯喜如	中医药学刊	2003,22(4):496-497,501.
对虚热型类风湿关节炎的认识——谈娄多峰教授类风湿关节炎辨证特色	娄玉钤	中医正骨	2005,17(10):65.
娄多峰治疗风湿病经验撷菁	娄高峰,娄玉钤	辽宁中医杂志	2006,49(2):147-148.
娄多峰教授治疗类风湿性关节炎120例	郭会卿	中医研究	2006,19(5):57-59.
娄多峰教授诊治风湿病经验撷粹	娄玉钤	中国民族医药杂志	2006,10(5):22-24.
娄多峰教授治疗痹病的经验	白玉	光明中医	2006,22(12):53.
娄多峰二草二皮汤外洗治疗骨性关节炎152例	余志玲	中医外治杂志	2007,17(5):10-11.
娄多峰治痹学术思想探析	郭会卿,李沛,娄彦红,等	中华中医药杂志	2009,24(6):750-752.
娄多峰教授临证经验点滴	王亮,徐江雁,刘文礼	光明中医	2009,24(10):1863-1864.
娄多峰教授治疗痹证经验	曹玉举,李娜,秦涛	中医研究	2010,23(1):63-65.
娄多峰教授虚邪瘀治痹理论临床应用	李满意	中国当代医药	2010,17(8):65-66.
娄多峰教授治疗痹证用药经验	曹玉举,娄伯恩,秦涛,等	中医研究	2010,23(4):59-61.
娄多峰教授治痹思想浅识	李满意	江苏中医药	2010,42(10):15-16.
娄多峰教授治疗血痹经验	曹玉举,王颂歌	中医研究	2011,24(1):60-62.
娄多峰运用防己治疗风湿病经验	王福林	中医杂志	2011,52(15):1274-1275,1292.
娄多峰教授论风湿病病因病机	曹玉举	中医研究	2011,24(10):64-67.
娄多峰教授治疗类风湿关节炎经验	曹玉举	中医研究	2012,25(1):51-53.
娄多峰教授治痹病经验撷英	雷正科,雷洪涛	风湿病与关节炎	2012,1(2):73-75.
娄多峰论治风湿病经验拾零	赫军,李丽华,何宾,等	江苏中医药	2012,44(9):9-11.
娄多峰教授藤类药治疗风湿病经验介绍	杨亚飞,冀春丽	中国中医药现代远程教育	2013,11(12):81,87.

论文名称	主要作者	发表期刊	发表年,卷(期):页码.
娄多峰教授治疗类风湿关节炎经验总结	李满意,娄玉铃,杨林江	风湿病与关节炎	2013,2(7):45-50.
娄多峰教授论治强直性脊柱炎经验浅析	庞学丰	风湿病与关节炎	2013,2(8):61-62,65.
娄多峰论治强直性脊柱炎经验	赫军,李丽华,应秀燕,等	山东中医杂志	2013,32(9):670-671.
娄多峰辨治类风湿关节炎经验	赫军,李丽华,郑永昌,等	中国中医急症	2013,22(9):1536,1554.
娄多峰教授"治未病"思想防治类风湿关节炎探讨	李沛,潘富伟	风湿病与关节炎	2013,2(10):47-49.
娄多峰教授"虚邪瘀"治痹原则及用药经验	李满意,刘红艳,娄玉铃	风湿病与关节炎	2013,2(12):42-43.
娄多峰"虚邪瘀"理论与产后痹	王淑静,娄玉铃	风湿病与关节炎	2014,3(5):49-51.
娄多峰教授治疗强直性脊柱炎经验总结	李满意,刘红艳,娄玉铃	风湿病与关节炎	2014,3(7):52-56.
娄多峰教授治疗骨关节炎经验总结	李满意,娄玉铃	风湿病与关节炎	2015,4(7):43-46.
娄多峰教授学术思想及治疗风湿病经验总结	白玉,郭会卿,史炎鑫	风湿病与关节炎	2015,4(12):34-35,39.
娄多峰教授风湿病虚邪瘀调护思想浅识	刘红艳,李满意,娄玉铃	风湿病与关节炎	2016,5(2):52-54.
娄多峰教授运用药对治疗风湿病经验	王福林	中医研究	2016,29(3):49-51.
娄多峰教授治疗银屑病关节炎经验浅谈	陈小朋,郝继红	光明中医	2016,31(8):1075-1077.
娄多峰教授应用马钱子治痹经验撷英	张子扬,孟婉婷,刘瑞娟,等	风湿病与关节炎	2016,5(4):47-50.
娄多峰教授治疗风湿病对药与角药经验拾粹	张子扬,孟婉婷,刘瑞娟,等	风湿病与关节炎	2016,5(8):34-36,45.
运用娄多峰教授二草二皮汤熏洗治疗风湿病关节肿痛的经验	王晴,李满意,潘宏伟,等	风湿病与关节炎	2016,5(9):34-35.
娄多峰治疗风湿病经验	曹玉举	中华中医药杂志	2016,31(12):5072-5074.
娄多峰"虚、邪、瘀"理论论治类风湿关节炎	曹玉举	中华中医药杂志	2018,33(2):569-571.

论文名称	主要作者	发表期刊	发表年,卷(期):页码.
娄多峰教授"虚邪瘀"理论与针刺结合治疗风湿病发热经验	秦涛	风湿病与关节炎	2019,8(1):46-49.
娄多峰教授从肾论治脊痹经验	王颂歌,徐小燕,曹玉举	天津中医药	2019,36(3):218-221.
娄多峰治疗痛风经验总结	李满意,娄玉钤	中华中医药杂志	2019,34(11):5238-5240.
应用娄多峰教授"虚邪瘀"理论对类风湿关节炎分期辨证论治	纪丽,李云龙,王颂歌,等	风湿病与关节炎	2020,9(12):34-36.
娄多峰教授"虚邪瘀"理论在治疗尪痹中的应用	张开,高妤,郭会卿	风湿病与关节炎	2021,10(2):40-42.
娄多峰教授辨治颈痹经验	陈传榜,李满意,刘红艳,等	风湿病与关节炎	2021,10(5):34-36.
娄多峰教授肩凝汤加减治疗肩痹验案举隅	杨亚飞,刘阿惠,郭亚兰,等	光明中医	2021,36(11):1875-1877.
娄多峰教授虚邪瘀辨证调摄与达标治疗结合治疗痛风经验	秦涛,孟庆良	中医研究	2021,34(9):74-78.
基于娄多峰教授"虚邪瘀"理论论治热痹病体会	王铭增,郭会卿,张开,等	风湿病与关节炎	2021,10(9):44-46,80.
娄多峰教授"虚邪瘀"理论在风湿病健骨养骨中的应用探讨	李沛,潘富伟	风湿病与关节炎	2021,10(12):30-32.
娄多峰教授痹病发展机制——"邪随虚转分寒热"探析	江梦瑶,张华东,陈锐,等	风湿病与关节炎	2021,10(12):33-35.
娄多峰教授治疗强直性脊柱炎学术思想浅析	丛熙贤,刘东武,高明利,等	风湿病与关节炎	2021,10(12):36-37,41.
应用娄多峰教授"虚邪瘀"理论对强直性脊柱炎进行分期辨治调护	杨林江,娄玉钤	风湿病与关节炎	2021,10(12):38-41.
娄多峰教授治疗皮肌炎经验总结	李满意,刘红艳,娄玉钤	风湿病与关节炎	2022,11(4):37-39.
娄多峰教授痹病发展机制——"邪痰瘀互搏,'不通'尤甚"探析	江梦瑶,张华东,陈锐,等	风湿病与关节炎	2022,11(4):40-43.
娄多峰教授痹病发展机制——"邪正交争,虚因邪生,痹痿并见"探析	王玉清,张华东,陈锐,等	风湿病与关节炎	2022,11(4):44-45,48.

论文名称	主要作者	发表期刊	发表年,卷(期):页码.
娄多峰教授"虚邪瘀"理论在膝关节滑膜炎治疗中的应用	张宇飞,白玉	风湿病与关节炎	2022,11(4):46-48.
娄多峰分部辨证及用药规律探析	江梦瑶,陈锐,张华东,等	吉林中医药	2022,42(8):887-890.
娄多峰从虚邪瘀辨治强直性脊柱炎经验	李满意,娄玉铃	北京中医药	2022,41(8):849-852.
浅谈娄多峰教授应用历节清饮治疗类风湿关节炎经验	杨林江,娄玉铃	风湿病与关节炎	2022,11(8):32-35.
娄多峰教授痹病发展机制——"正虚痰瘀,相致为患,交结难解"探析	王玉清,张华东,陈锐,等	风湿病与关节炎	2022,11(9):30-31,47.
娄多峰教授治疗类风湿关节炎顾护脾胃的经验	李云龙,冯文杰,马艳云	风湿病与关节炎	2022,11(11):41-44.
应用娄多峰教授虚邪瘀理论治疗风痹验案1例	李云龙	风湿病与关节炎	2023,12(2):31-33.
运用娄多峰教授经验方强脊宁二号汤治疗肾虚血瘀证强直性脊柱炎体会	杨英,王颂歌	风湿病与关节炎	2023,12(5):27-29.
娄多峰教授风湿病临床实践与教育教学的意义及启示	卜俊成,高磊,娄丁元,等	风湿病与关节炎	2024,13(4):33-37,41.
娄多峰教授风湿病用药精粹	李满意	风湿病与关节炎	2024,13(4):38-41.
基于娄多峰教授"虚邪瘀"理论的风湿骨病理论体系的探讨	周淑娟,刘保恒,张子扬,等	风湿病与关节炎	2024,13(4):42-45.
应用娄多峰教授"虚邪瘀"理论治疗银屑病关节炎验案1例	曹星星,苗喜云,王华琛,等	风湿病与关节炎	2024,13(10):36-38,75.

娄多峰著作一览表

著作名称	出版社名称	主要作者	时间
痹证治验	河南科学技术出版社	娄多峰	1983年
中国痹病大全	中国科学技术出版社	娄玉铃主编,娄多峰主审	1993年
娄多峰论治痹病精华	天津科技翻译出版公司	娄多峰口述,娄高峰、娄玉铃、娄万峰整理	1994年
中国风湿病学	人民卫生出版社	娄多峰名誉主编,娄玉铃主编	2001年
风湿病诊断治疗学	郑州大学出版社	娄多峰名誉主编,娄玉铃主编	2003年

著作名称	出版社名称	主要作者	时间
娄多峰痹证治验	中国医药科技出版社	娄多峰	2013 年
中华痹病大全	中国医药科技出版社	娄多峰,娄玉钤,李满意	2019 年

娄多峰课题研究一览表

项目名称	受何级表彰奖励	评定部门	主要完成单位	主要完成人	完成时间
中医中药治疗痹(顽)证的研究	河南省科学技术进步奖三等奖	河南省人民政府	河南中医学院	娄多峰,林平,娄玉钤,等	1985 年 12 月
痹苦乃停和痹隆清安治疗顽痹	全国(部级)中医药重大科技成果奖乙级奖	国家中医管理局	河南中医学院	娄多峰,林平,娄玉钤,等	1986 年 12 月
中医中药治疗顽痹(类风湿性关节炎)的临床研究	河南省医药卫生科技成果奖三等奖	河南省卫生厅	河南中医学院	娄多峰,林平,娄玉钤,等	1986 年 12 月
"消伤痛"擦剂治疗急性软组织损伤	河南省医药卫生科技成果奖四等奖	河南省卫生厅	河南中医学院	娄多峰,林平,刘雅敏,娄玉钤	1986 年 12 月
痹病的流行病学调查分析报告	河南省中医药科学技术进步奖三等奖	河南省中医管理局	河南中医学院	娄玉钤,娄多峰,等	1992 年 12 月
基于"虚邪瘀"理论的风湿病学科体系建立及相关研究	2011 年度中华中医药学会科学技术奖二等奖	中华中医药学会	河南风湿病医院河南中医学院	娄玉钤,娄高峰,娄多峰,等	2012 年 1 月